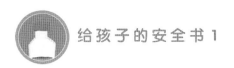
健康饮食身体好

季 悠 何宜妍 主编

季 悠 著　何宜妍 绘

U0332842

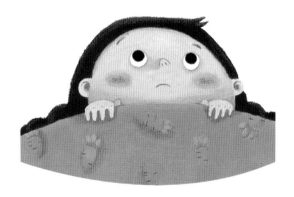

九州出版社
JIUZHOUPRESS

图书在版编目（CIP）数据

健康饮食身体好 / 季悠著；何宜妍绘 . -- 北京 ：
九州出版社，2019.11
（给孩子的安全书 / 季悠，何宜妍主编）
ISBN 978-7-5108-8483-2

Ⅰ．①健… Ⅱ．①季… ②何… Ⅲ．①饮食卫生－儿
童读物 Ⅳ．① R155-49

中国版本图书馆 CIP 数据核字 (2019) 第 273286 号

给孩子的安全书

作　　者　季　悠　何宜妍　主编
出版发行　九州出版社
地　　址　北京市西城区阜外大街甲 35 号（100037）
发行电话　（010）68992190/3/5/6
网　　址　www.jiuzhoupress.com
电子信箱　jiuzhou@jiuzhoupress.com
印　　刷　小森印刷（北京）有限公司
开　　本　740 毫米 ×920 毫米　16 开
印　　张　31.25
字　　数　600 千字
版　　次　2020 年 5 月第 1 版
印　　次　2020 年 5 月第 1 次印刷
书　　号　ISBN 978-7-5108-8483-2
定　　价　240.00 元（全十二册）

亲爱的家长朋友：

　　你们好！

　　从孩子们诞生的那一天开始，作为家长的我们就处于各种担忧之中了，而其中最多的是对于各种安全事故的忧虑。生活中，我们常常可以听到很多叮嘱、提醒甚至大声而焦急的呼喊。与其这样，不如让我们从生活中的每一个环节入手，系统地教育孩子吧。同时我们更应该充分重视孩子自我安全意识的培养，教会孩子机智应对各种可能发生的危险。教给孩子自我保护的良好方法，才是其一生安全的保障。

　　这套丛书，在叙述形式上新颖亲切。结合日常生活实际，从孩子喜爱的各种小故事开始，引导孩子思考，并学会保护自己的方法；其所包含的内容全面有序。家庭、社会、交通、游戏，等等，几乎涵盖了生活中可能遇到的各种情况，并进行了详细的分析，这不仅对孩子，对我们成人也是一次安全知识的学习与扩展；在教育理念上，体现了孩子的心理特点和先进的教育思想，在阅读过程中，我们常常会因书中人物的想法而会心一笑，仿佛那就是我们身边的孩子，让人爱不释手。以此进行亲子阅读，一定会既有趣又有益。

　　作为一名学前教育工作者，我真诚地希望家长、老师们能带着孩子们一起读读这套丛书，为孩子们创造一个更加安全的生活环境。因为让每个孩子都快乐、健康地成长，是我们共同的心愿！

北京市艺术教育研究会理事
北京空军育翔蓝天幼儿园园长　　许丽萍

为孩子树立"健康饮食"的好榜样

这个世界充满了美食的诱惑。不论走到哪里，我们总能看到美味的零食、糖果、路边小吃或是汉堡薯条。面对这些令人眼花缭乱的丰富美食，孩子们总是吵着嚷着要"一吃为快"。而身为父母的我们，也就不得不一而再、再而三地叮咛嘱咐"这个不能吃""那个不能买"……

于是，每一次带着孩子出门都成了父母的"担惊受怕之旅"。

"要是我的小宝贝吃了这些垃圾食品生病了可怎么办？""这孩子只爱吃发胖的食物，如何是好？""他不会又在外面悄悄乱吃那些路边摊了吧？""这东西吃下去会不会拉肚子？"……这样那样的担心总是让父母们苦恼不堪。

本书通过有趣的故事，给孩子们介绍了各种食品的成分以及哪些成分对身体有害。读完本书，孩子们就会明白为什么说糖果里的色素不好、为什么汉堡包不能多吃、为什么不卫生的食品会引起食物中毒、为什么会食物过敏以及怎样吃东西才不会生病等。相信通过阅读本书，孩子们一定会对食品安全有更正确的理解，并学会自主选择健康的食物。

学会选择健康食品是每个孩子乃至每一位成年人都必须掌握的基本生活技能。从检查食品的保质期、添加剂、原产地和认证商标，到选择用健康食材进行烹饪，使全家人更健康，这些都要求我们对健康食品有充分的了解。各位父母不妨扪心自问，当你们对着孩子说"不许吃垃圾食品""不许喝碳酸饮料"的时候，自己是否做到了呢？如果没有，那就请从现在开始改正。只有父母树立起了注重健康饮食的好榜样，孩子们才会自然而然地养成选择健康食品的好习惯。

最后，希望孩子们能在读完本书后多多关注食品安全，并通过自己的判断选择健康的食品！

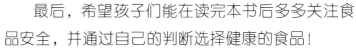
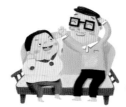

食品安全顾问　吴英

选择健康食物，就是选择健康的未来和人生

孩子的饮食可谓是广大父母最关心的问题。让孩子吃得健康、吃得美味、吃得开心是每一位父母的最大心愿。可惜要实现这一心愿并非易事。要是孩子顿顿都在家里吃饭倒还好，毕竟自己亲手做的饭菜又卫生又营养。可孩子总不能一辈子都在家里吃饭吧？万一自己悄悄在外面吃了什么不健康的食物怎么办？要是挑食厌食、光吃零食又该怎么办……唉，身为父母总是有操不完的心。

而且，除了卫生和营养问题之外，孩子的饮食还有更多需要操心的。比如，过度肥胖的孩子要怎么吃才能瘦下来？怎样才能避免孩子食物过敏？加工食品上那些看不懂的添加剂会不会对孩子身体有害？进口农产品到底安不安全……如此这般，父母的担忧何时了？

本书通过与食品健康有关的八个小故事，为孩子们讲述了关于食品添加剂、肥胖症、垃圾食品、食物过敏的各种知识以及由食物引发的意外等。相信读完本书之后，孩子们定会明白平时不允许吃的种种食物究竟对身体有多大的危害，并学会自觉拒绝不健康的食品。

事实上，偶尔允许孩子吃一些含有添加剂的食物或街边小吃并不会导致什么生命危险。添加剂和垃圾食品对人体的危害究竟有多大至今尚无明确定论。所以，与其草木皆兵地封杀一切不健康的食品，倒不如多多关注孩子的一日三餐营养是否均衡、搭配是否健康。

不少人认为孩子吃什么应该完全由父母决定。但笔者相信，孩子也应该从小树立起健康饮食的观念，明白自己吃了些什么，又应该多吃些什么。相信孩子们在父母的引导下读完此书后，一定会明白"选择健康食物，就是选择健康的未来和人生"这个道理。

最后，希望本书能够让广大父母少一分操心，多一分安心。

少儿安全教育学者　徐域

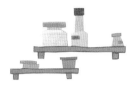

目录

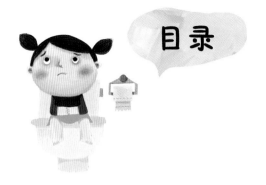

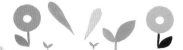

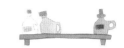

 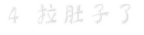
附录

选择健康食品必须了解的知识

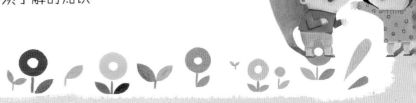

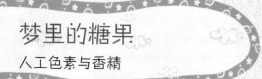

梦里的糖果
人工色素与香精

今天，丽丽和妈妈一起来逛超市。

刚走进门，她就被货架上那一排
五颜六色的水果棒棒糖吸引了！

只见那大大的棒棒糖每一个都那么好看、那么可爱！

有草莓味的，有葡萄味的，有香蕉味的……

丽丽情不自禁地把鼻子凑了上去。

"哇，好甜好甜的味道呀。"

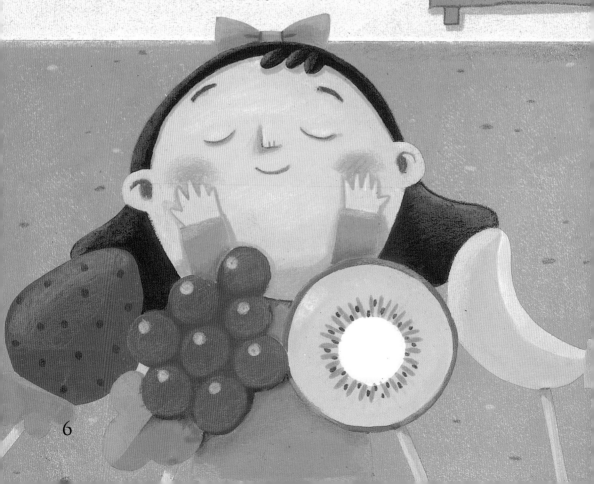

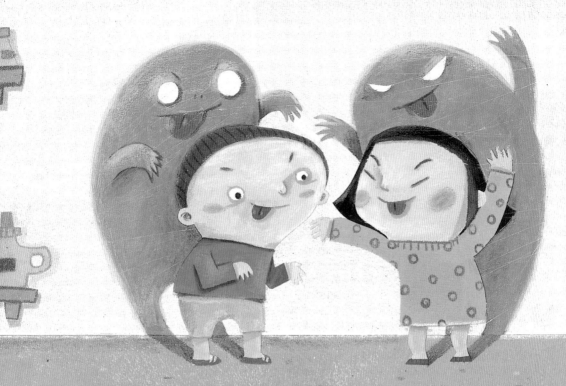

就在丽丽被棒棒糖深深吸引的时候，
旁边两个刚吃完棒棒糖的小朋友在玩游戏。
刚吃了草莓棒棒糖的小朋友一边伸出红红的舌头，
一边大喊："哈哈，我是红舌头的大怪物！"
刚吃完葡萄味棒棒糖的孩子也不甘示弱，
一边伸出变紫的舌头一边高声说道：
"看好了，我是可怕的吸血鬼德拉库拉！"

父母问，孩子答

读到这里的时候，可以问问孩子：为什么这两个玩游戏的小朋友会有红舌头和紫舌头呢？听完孩子的回答后，不要立刻判断答案是否正确，继续读故事，让孩子自己去思考和判断。

"妈妈，我也想要棒棒糖，给我买一个好不好？"
丽丽对着妈妈撒娇地说。

"不行呀，丽丽。你忘了你上次喝了草莓牛奶整个脸都变红啦？"

"草莓牛奶是草莓牛奶，棒棒糖是棒棒糖嘛。"

"都一样，里面都添加了对人体有害的人工色素，不能吃！"

"哎呀，妈妈，我就吃一个最小的，好不好嘛？"
丽丽可怜巴巴地说。

"唉，服了你了！那就给你买一个最小的吧。"

于是，丽丽开心地选了一个最小的橘子味棒棒糖。

她刚把糖放进嘴里，就感觉到一股浓浓的香甜橘子味弥漫开来。

哇，这感觉真是要多美有多美！

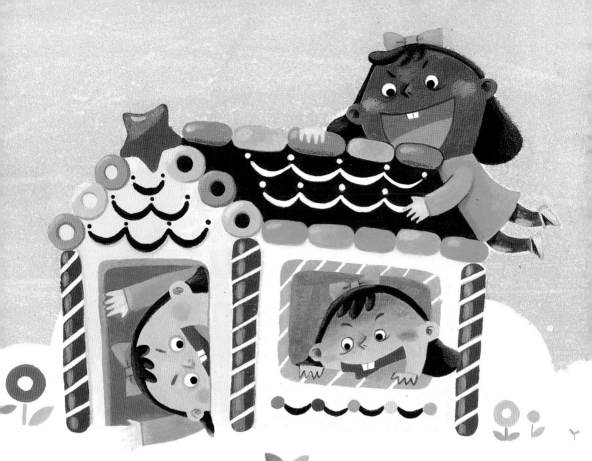

那天晚上，丽丽做了个梦。

梦里，她来到了一个糖果世界。

"哇，前面有一个糖果屋。"

丽丽兴奋地奔向这座花花绿绿的糖果屋。

她兴奋地把糖果屋的大门、窗户、墙壁上的糖果全都吃光了。

可是，她很快就觉察到不对劲了。

她先是觉得全身痒痒的，接着有更奇怪的事发生了！

她的全身都开始变色了！

脸变成了红色，手变成了黄色，腿变成了蓝色……

就这样，丽丽变成了一个五颜六色的大怪物。

"天啊，我不要！"

随着一声惊叫，丽丽吓醒了。

"啊，原来是个梦！"

她急忙掀开被子，来到镜子前。

谢天谢地，她并没有真的变成五颜六色的大怪物，

只不过脸上起了几颗红红的小点。

"唉，我只不过吃了那么小一个棒棒糖就起小红点了，

要是真的吃下梦里那么多糖，还不知道会怎么样呢！"

想到这里，丽丽不禁打了一个冷战。

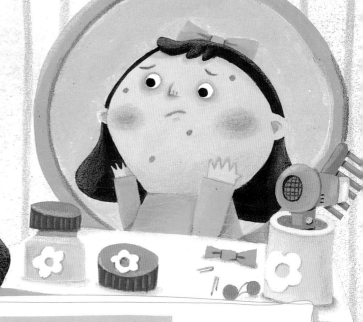

和爸爸妈妈一起学习

• **和孩子一起做香蕉牛奶，并和外面卖的香蕉牛奶进行比较。**
  将 50 克香蕉和 200 毫升牛奶一起放进搅拌机中，榨汁。
  将做好的香蕉牛奶和外面买的香蕉牛奶分别装在两个透明玻璃杯中。
  比较两种香蕉牛奶的味道、香气和颜色。
  讨论为什么这两种奶的味道、香气和颜色会不同。

糖果的颜色来自人工色素

人工色素由多种化学材料混合而成，它可以让糖果呈现出花花绿绿的漂亮颜色。人工色素还被广泛应用于染制布料和丝绸。大量摄入人工色素对我们的身体非常有害。

尽量少吃人工色素

食用人工色素后，有害物质会一点一点堆积在我们的体内，引起皮肤过敏、皮肤炎症、呕吐、湿疹、哮喘等，还会给心脏和肝造成负担。

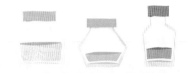

香蕉牛奶中含有香蕉味的香精

冰淇淋、饮料、糖果、口香糖、点心等，它们之所以会散发出让人流口水的诱人香味，就是因为添加了香精。香精和色素一样，是由多种化学材料混合制成的，对身体有害。另外，香精还很容易引起过敏反应。

零食不能多吃

零食包括糖果、饼干、冰淇淋、碳酸饮料等，这些食物之所以看上去五彩缤纷，闻起来香气诱人，全都是因为里面添加了大量有害的人工色素和香精。只有改掉爱吃零食的坏毛病，才能拥有健康的身体。

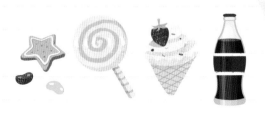

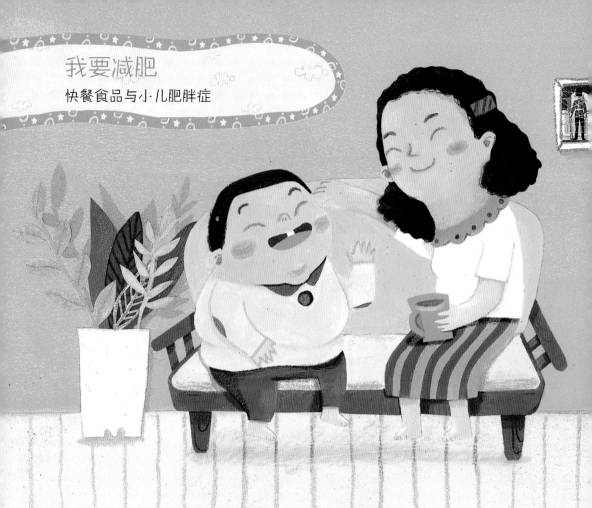

我要减肥
快餐食品与小儿肥胖症

"妈妈，我从今天开始再也不吃汉堡包了。
我还要在日记里把每天吃的东西记下来。"
听到东东的话，妈妈高兴极了。
"东东，你是说真的吗？那你可要说到做到哦！"
东东特别爱吃汉堡包，所以被人取了个外号叫"汉堡包杀手"。
那么，他为什么突然决定不吃汉堡包了呢？
原来，几天前东东去医院看病，医生警告他再不减肥就要生病了，
尤其叮嘱他不能再吃那么多汉堡包了。

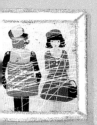
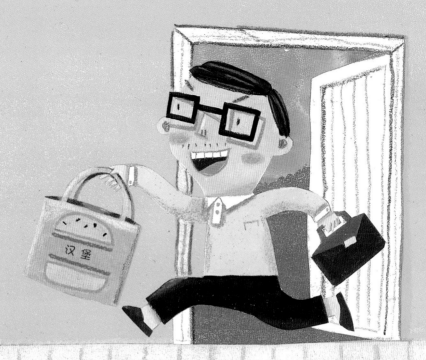

就在东东和妈妈说话的时候，舅舅来了。
舅舅一进门就笑嘻嘻地对东东说：
"汉堡包杀手，我给你买了你最爱的汉堡包！"
听到这话，东东忍不住闻了闻汉堡包的香味儿。
哇，这味道真让人口水直流呀！
"唉，我要不要今天再最后吃一次呢？
我要不要从明天再开始减肥呢？"
东东苦恼极了。

父母问，孩子答

　　读到这里的时候，可以问问孩子：当舅舅买来的汉堡包摆在眼前时，东东应该怎么做呢？听完孩子的回答后，不要立刻判断答案是否正确，继续读故事，让孩子自己去思考和判断。

想来想去，东东终于做了决定。

"舅舅，我正在减肥呢。医生说我再不减肥就会影响健康了！

汉堡包吃了会发胖，所以我现在不能再吃啦。"

"哇，想不到你开始减肥啦！我之前还给你买了那么多长胖的东西，真是太对不起你了！下次我一定给你买又健康又不会发胖的水果来！"

"太好啦！"

东东和舅舅击掌，做了个约定。

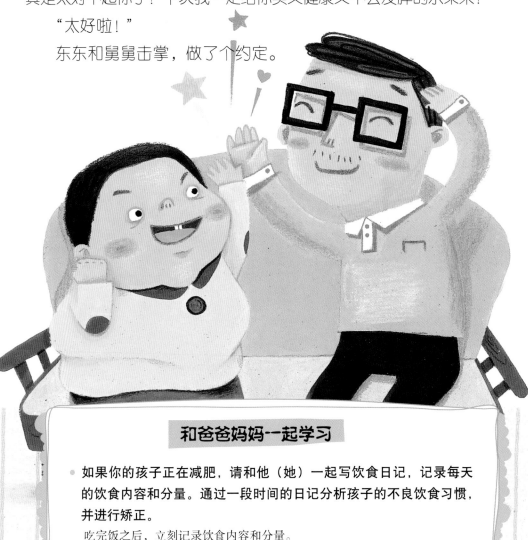

和爸爸妈妈一起学习

● 如果你的孩子正在减肥，请和他（她）一起写饮食日记，记录每天的饮食内容和分量。通过一段时间的日记分析孩子的不良饮食习惯，并进行矫正。

　　吃完饭之后，立刻记录饮食内容和分量。

　　查找相应食物的卡路里，记录下来。

　　计算每天吃的卡路里总量。

快餐食品做起来快，吃起来快，胖起来更快

快餐食品具有高热量、低营养的特点。如果长期食用快餐食品，体重会明显升高，身体反而会变得很不健康。快餐食品是少儿肥胖症的罪魁祸首之一，小朋友应该尽量少吃。

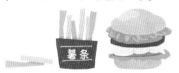

避免过度肥胖

儿童肥胖会引发多种健康问题。首先，儿童时期肥胖的人长大之后也很容易继续肥胖。其次，儿童肥胖还会引起糖尿病、高血压等成人病，让孩子饱受折磨。最后，肥胖的孩子行动迟缓、运动能力差，很容易变得自卑。

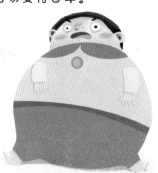

甜食有害健康

除了快餐食品以外，水果糖、棒棒糖、果冻、冰淇淋、巧克力、碳酸饮料、甜甜圈、饼干、薯片、蛋糕等食品也是属于高热量、低营养的食品。奶酪、水果罐头、比萨饼等食物虽然营养丰富，但热量也相当高，容易导致发胖。总之，甜食最好不要多吃。

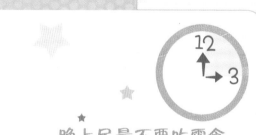

晚上尽量不要吃零食

睡觉之前三个小时尽量不要吃东西。因为晚上我们的身体几乎不会消耗什么热量，吃进去的东西很容易囤积成脂肪。

丹丹睡不着了

碳酸饮料

丹丹和小志正在公园里玩"警察捉小偷"的游戏。
"等一下，我有点渴了。"
说完这话，小志跑回家拿来一瓶可乐。
他咕噜咕噜地喝了几大口后，把剩下的给丹丹。
"丹丹，你也喝吧。"
于是，丹丹也咕噜咕噜地喝了好几口。

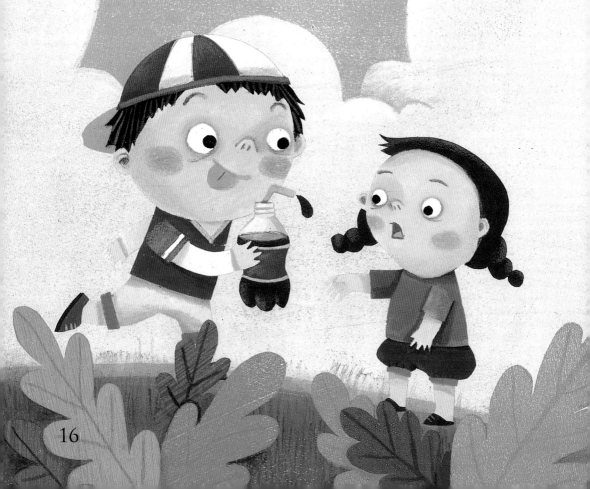

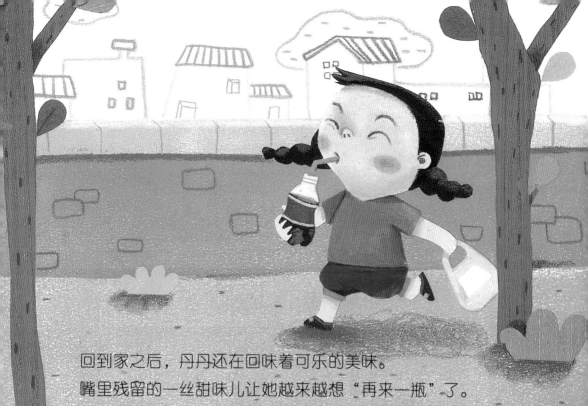

回到家之后，丹丹还在回味着可乐的美味。

嘴里残留的一丝甜味儿让她越来越想"再来一瓶"了。

这时，妈妈的话打断了丹丹的思路。

"丹丹，你去帮妈妈买块豆腐回来。

剩下的钱你自己买点喜欢吃的吧。"

"好的，我十分钟就回来！""对了，不许买甜食啊！"

妈妈的话还没说完，丹丹就跑出门了。

她一蹦一跳地来到超市，买了一块豆腐，又买了一瓶可乐。

虽然她听到妈妈说"不许买甜食"，

但一想到可乐的美味，她就把什么都抛在脑后了。

父母问，孩子答

读到这里的时候，可以问问孩子：妈妈为什么不许丹丹买甜食呢？听完孩子的回答后，不要立刻判断答案是否正确，继续读故事，让孩子自己去思考和判断。

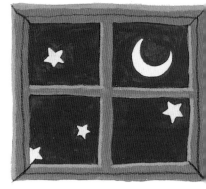

不知不觉，到了睡觉的时候。

可是丹丹怎么也睡不着。

她躺在被窝里，睁着大大的眼睛望着天花板。

"唉，怎么今天就睡不着了呢？"

丹丹躺在床上翻来覆去。

"唉，周公爷爷，你怎么还不来接我呢？你快来呀！"

就这样，丹丹一直到很晚才睡着。

第二天，她一直到太阳晒屁股了才醒过来。

她不断打着哈欠，吃了一点也不"早"的"早饭"，

然后，没精打采地朝小区游乐园走去。

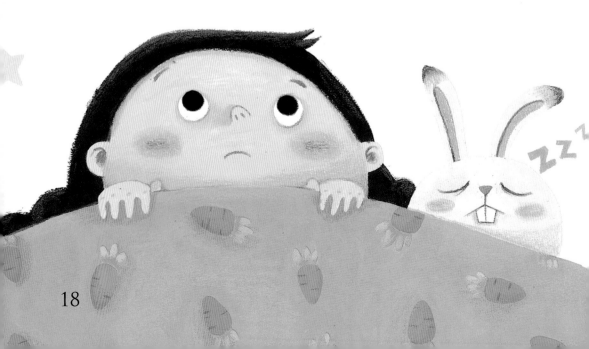

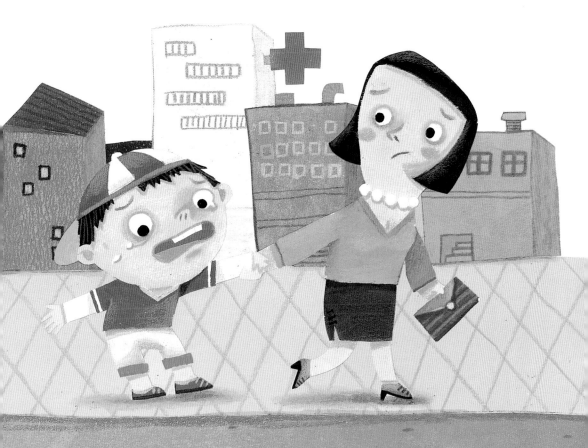

她刚到游乐园，就听到了小志的声音。
"哎哟，我不要去！妈妈，我不要去嘛！"
只见小志正哭丧着脸被妈妈拖着走呢。
丹丹赶快跑上前去，说道：
"阿姨您好！小志这是怎么啦？"
小志委屈地说：
"丹丹，妈妈要带我去好可怕的地方！"

小志妈妈叹了口气。

"丹丹，小志长了好多蛀牙，我正要带他去牙科医院呢。
我跟他说过很多次，喝完可乐之后一定要刷牙，他就是不听！"
听到小志妈妈的话，丹丹吓了一大跳。
"喝可乐会长蛀牙？
那我晚上睡不着觉会不会也是可乐喝多了呢？"
这下，丹丹再也不觉得可乐有多好喝了。

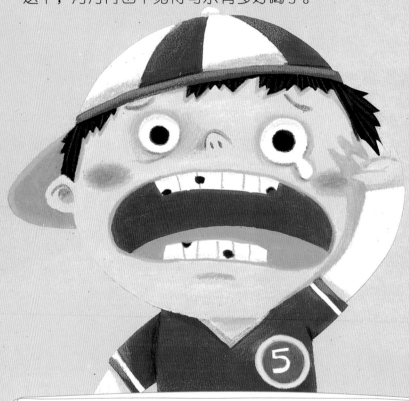

和爸爸妈妈一起学习

• 给孩子解释碳酸饮料为什么对牙齿不好，并一起做实验。

将可乐、苏打水、白开水、牛奶分别放在四个透明的玻璃杯中。

再往每个杯子里放一个鸡蛋壳。

三到四天后，查看四个杯子里的鸡蛋壳分别发生了怎样的变化。

碳酸饮料喝多了会发胖

碳酸饮料不仅会伤害牙齿，还会使我们的身体囤积过多的脂肪。因此，要养成健康的饮食习惯，碳酸饮料最好少喝，平时多喝白开水。

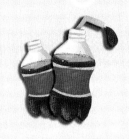

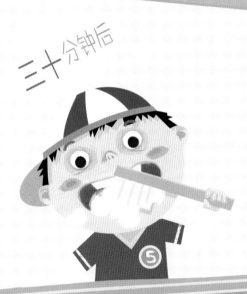

三十分钟后

用吸管喝碳酸饮料，三十分钟之后再刷牙

碳酸饮料中的酸性成分会腐蚀我们的牙齿。所以，在喝碳酸饮料的时候一定要用吸管，喝完之后还要用清水漱口。为了保护牙齿健康，还应该在喝完之后三十分钟刷一次牙。注意不是喝完之后立刻刷牙哦。

喝太多碳酸饮料会导致失眠

碳酸饮料、巧克力奶、可可茶、咖啡等饮料中都含有一种名叫"咖啡因"的成分。过量食用咖啡因会导致失眠、心跳加快、性格急躁等。长期饮用含咖啡因的饮料还会引起中毒，并让人产生持续想喝的上瘾症状。能量饮料和维他命饮料中也可能含有咖啡因，所以同样不能多喝哦。

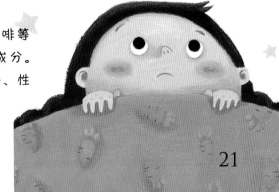

21

拉肚子了
廉价零食与食物中毒

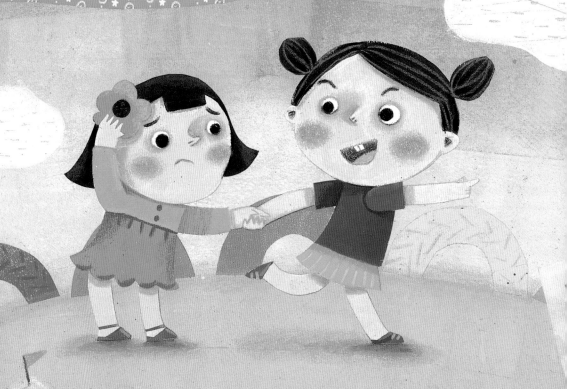

然然和苏拉是住在同一个小区的好伙伴。

她们每天一起在小区游乐园玩耍，一起去幼儿园上学。

有一天，她们一起走在放学回家的路上。

"苏拉，我今天拿到零花钱啦。我们去小卖部买零食吃吧！"

听到这话，苏拉有些犹豫。

"妈妈说不能在小卖部买零食呀。"

"没事的，是我买又不是你买，你只负责吃就好啦。"

只见小卖部的柜台里摆满了各式各样的零食。

有形状各异的巧克力，有五彩缤纷的水果糖，还有泡泡糖……

最后，然然选了一包鱿鱼丝。两人吃着鱿鱼丝，朝游乐园走去。

"我在小卖部买了好多零食吃，从没生过病。你看，你不也没事吗？"

听到然然的话，苏拉点了点头。

"嗯，不过听说隔壁班的可可吃了之后肚子疼，还进医院了呢。"

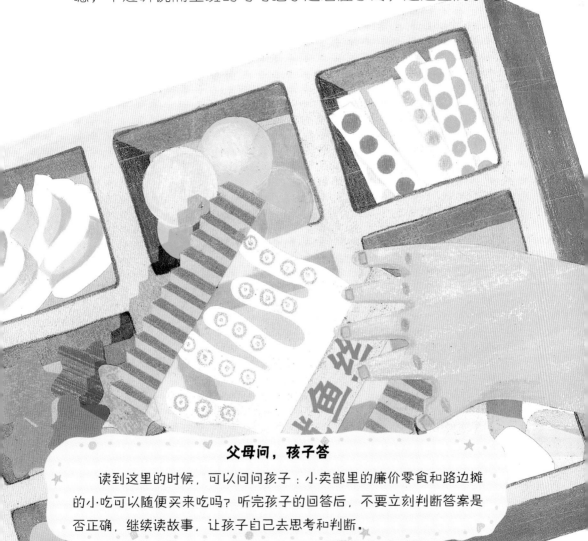

父母问，孩子答

　　读到这里的时候，可以问问孩子：小卖部里的廉价零食和路边摊的小吃可以随便买来吃吗？听完孩子的回答后，不要立刻判断答案是否正确，继续读故事，让孩子自己去思考和判断。

到了晚上，然然突然觉得肚子疼起来。

"哎呀，我的肚子好疼……"

然然捂着肚子，进进出出厕所三四次。

等肚子稍微舒服一些了，然然开始担心苏拉了。

"不知道她现在怎么样呢？不会也像我一样拉肚子了吧？"

想到这儿，然然不禁摇了摇头。

"唉，廉价零食果然是吃不得啊。"

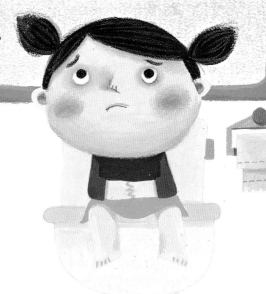

和爸爸妈妈一起学习

• 从小卖部买些廉价零食回来，与孩子一起查看包装上的"原料和配料表"，并就以下问题展开对话：

　　这些成分为什么对身体不好？

　　为什么这些食物都是不卫生的？

　　为什么它们保质期都很长？

廉价零食通常都很不卫生

廉价零食大部分都是在卫生条件很差的作坊里制作出来的，吃了很容易中毒或拉肚子。

小心食物中毒

如果吃了变质食物、有毒食物或是含有大量非法使用添加剂的食物，就容易出现食物中毒。食物中毒的症状有呕吐、腹泻、发烧、腹痛等。

你是否也有吃了廉价零食后肚子疼的经历

根据调查，吃过廉价零食的孩子中20%都在当天出现了腹痛、头痛、全身发痒、出疹子、腹泻等症状。还有一些孩子出现莫名其妙地烦躁、无法集中注意力学习等症状。想一想，你是否也有过这样的经历？

廉价零食虽然很便宜，却会让我们的身体付出昂贵代价

廉价零食之所以价格低廉，是因为大量采用了低价原料和非法使用添加剂。虽然偶尔吃一次两次不会有什么大问题，但长期大量食用绝对会给身体造成巨大伤害。

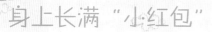

身上长满"小红包"

食物过敏

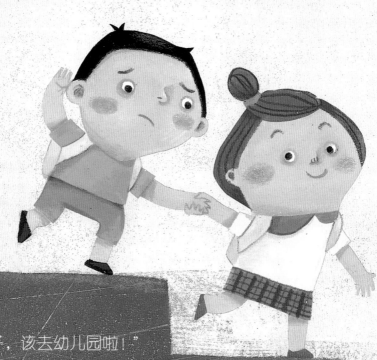

"包子，该去幼儿园啦！"

小贤给住在楼下的东宇起了个绰号叫"包子"。

因为东宇经常皮肤过敏，身上总是长满了"小红包"。

听到小贤又在叫自己的绰号，东宇可不乐意了。

"小贤，你不要老叫我'包子'好不好。"

小贤一点儿也不把这话放在心上，继续拉着东宇的手说：

"包子，再不走快点我们就要迟到啦。"

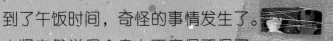

到了午饭时间，奇怪的事情发生了。

小贤突然觉得全身上下痒得不得了。

他扭动着身子，挠完这里挠那里。"老师，我觉得好痒。"

老师听到这话，吓了一跳，赶紧跑了过来。

"哎呀，这是怎么回事？"

只见小贤的身上到处都是"小红包"。

这时，东宇大声地说：

"小贤皮肤过敏了，得赶快去医院！"

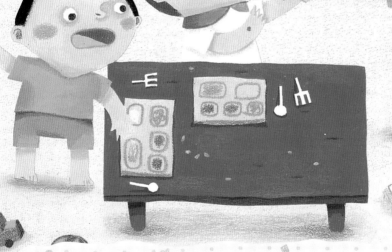

父母问，孩子答

    读到这里的时候，可以问问孩子：如果你突然觉得身上很痒，还出现许多疹子，应该怎么做呢？听完孩子的回答后，不要立刻判断答案是否正确，继续读故事，让孩子自己去思考和判断。

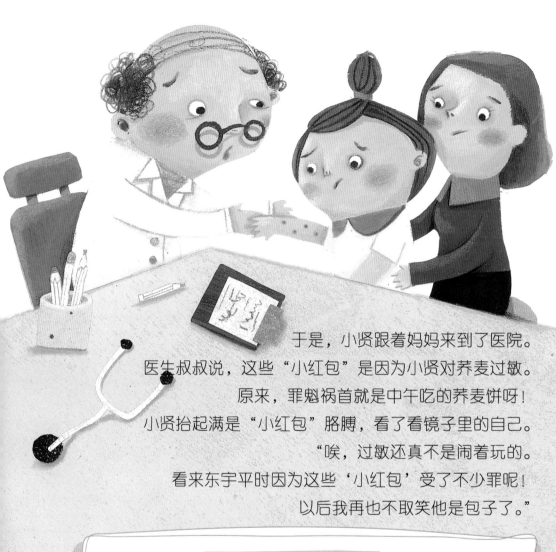

于是，小贤跟着妈妈来到了医院。

医生叔叔说，这些"小红包"是因为小贤对荞麦过敏。

原来，罪魁祸首就是中午吃的荞麦饼呀！

小贤抬起满是"小红包"胳膊，看了看镜子里的自己。

"唉，过敏还真不是闹着玩的。

看来东宇平时因为这些'小红包'受了不少罪呢！

以后我再也不取笑他是包子了。"

和爸爸妈妈一起学习

- 告诉孩子他（她）对哪些食物过敏。
- 在告诉他（她）的时候，尽量不要让他（她）感觉到"不能吃那些食物是很遗憾、很可惜的事"。
  （建议表达方式：医生说你对牛奶过敏，所以你不能吃含有牛奶的食物。为了你自己的身体健康，就忍一忍吧。）
- 提醒孩子和朋友一起玩或是参加生日派对的时候，尤其要注意不能吃那些会过敏的食物。

28

哪些食物容易引起过敏

小孩子很容易对牛奶、鸡蛋、大豆等食物过敏。花生等坚果类食物、水果、海鲜、猪肉、谷物等也有可能引起过敏。如果因为吃了某种食物而出现红疹、全身难受的症状，就说明对那种食物过敏，以后不能再吃了。

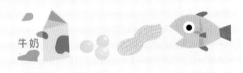

牛奶

买零食和饮料时一定要看清楚成分表

吃东西之前要先看成分表里是否有会引起过敏的物质。如果有的食物成分标注不明，那就干脆不要吃。总之，买零食和饮料的时候一定要先确认成分，以防食物过敏。

告诉幼儿园、托儿所和学校的老师，孩子对哪些食物过敏

如果孩子有食物过敏，应该事先告诉幼儿园、托儿所和学校的老师。这样，才能避免孩子在无意间吃下过敏食物的状况发生。

如果出现严重过敏反应，要立刻拨打120

过敏反应特别严重时，会出现手掌发痒、呼吸困难等症状。如果这种症状一直持续，就可能会有生命危险。因此，一旦发现过敏反应严重，就要立刻拨打120急救电话或尽快到医院接受治疗。

120 救护车

29

以后不再吃果冻比赛了

食物引发的意外

由美和淑美是一对双胞胎姐妹，
她们最喜欢玩的就是"比谁快"的游戏了。
比如，谁扎头发扎得快、
谁读书读得快、谁做算术题更快……
今天，她们又想到新的玩法了。
"淑美，我们来比谁吃果冻吃得快吧！"
由美拿出两个果冻杯，兴奋地说道。
听到姐姐的"宣战"，淑美自信心十足地回答道：
"放心吧，这次一定是我赢！"

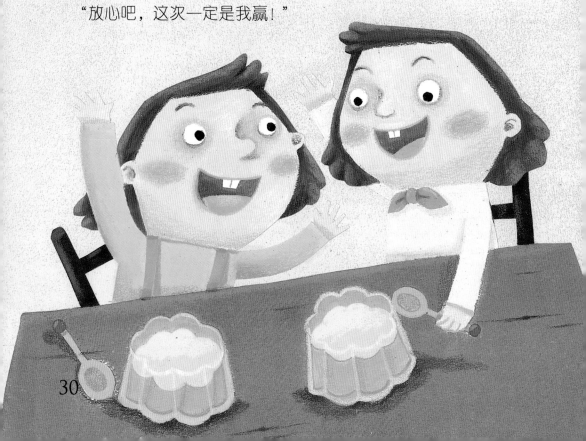

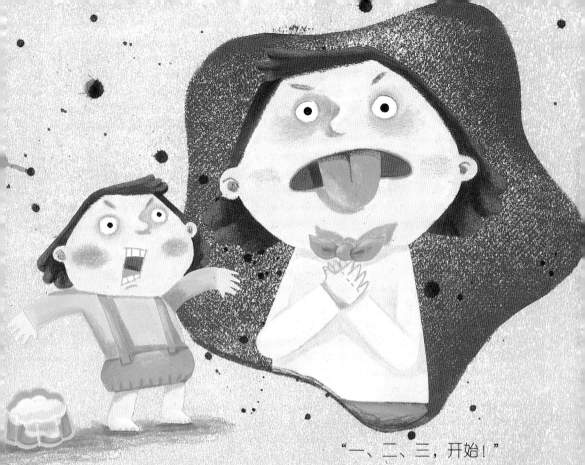

"一、二、三，开始！"

说完，由美和淑美就开始了"吃果冻比赛"。

她们拿着大大的勺子，不断将大块大块的果冻往嘴里塞。

这时，意想不到的事情发生了。

淑美突然放下果冻杯，急急地按住了自己的喉咙。

"淑美，你怎么啦？"

只见淑美的表情越来越难受。

父母问，孩子答

读到这里的时候，可以问问孩子：怎样吃东西才不会噎着呢？听完孩子的回答后，不要立刻判断答案是否正确，继续读故事，让孩子自己去思考和判断。

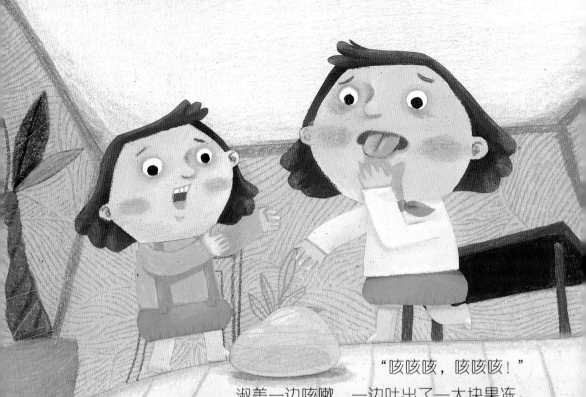

"咳咳咳，咳咳咳！"

淑美一边咳嗽，一边吐出了一大块果冻。

原来，她刚才吃果冻吃得太急，一下子噎住了！

由美紧张地将淑美搂在了怀里。

"妹妹，对不起！都怪我！实在不该比谁吃得快……"

"姐姐，以后我们别再比这个啦。"

"当然了！以后绝对不比了！"

和爸爸妈妈一起学习

- 告诉孩子如何在突然生病或发生意外时，拨打 120 急救电话，并和孩子一起练习：

  模拟给 120 打急救电话。

  告诉接线员正确的地址和附近的标志性建筑。

  清楚地说明紧急状况。

  120 可能会回拨电话，所以在挂电话之后不要再打别的电话。

一起来了解食道和气管

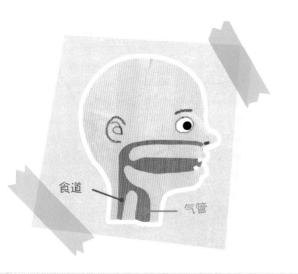

食道

气管

　　我们的脖子上有两条通道，分别是食道和气管。食道是食物进入身体的通道，下面连接着胃。气管是空气进入身体的通道，下面连接着肺。气管平时是打开的，在吞咽食物的时候则会自动关闭，以防止食物或水进入。如果食物一不小心进入了气管而不是食道，就会使气管堵塞，造成无法呼吸的危险。

吃东西时必须注意的事

　　首先，喝滚烫的汤或热饮时不能喝得太快，否则会烫伤嘴。最好是先用嘴小心地吹一吹，等凉一些了再喝。其次，不能在行驶的车辆中吃东西，否则可能会噎着。另外，叉子和筷子等比较尖的餐具只能用来吃饭，不能用来打闹，否则可能会戳伤自己或别人。

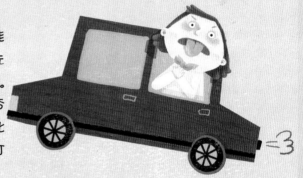

吃东西要细嚼慢咽

　　吃东西的时候狼吞虎咽是最容易噎着的，严重时还得进医院。所以，我们一定要养成吃东西细嚼慢咽的好习惯，尤其是在吃年糕、软糖、果冻等容易噎着的糯软食物时。

不发霉的面包

防腐剂

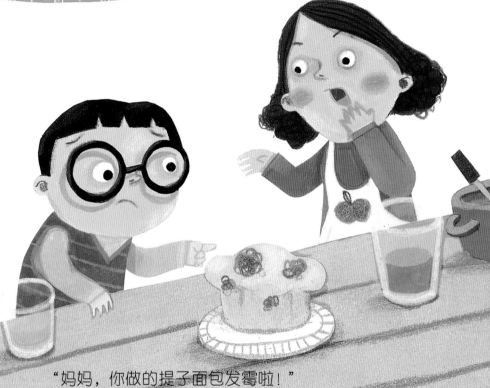

"妈妈，你做的提子面包发霉啦！"
听到大海的话，妈妈大吃一惊。
"哎呀，还真是！我才做了不到三天，怎么就发霉了呢？
真可惜，只能扔掉了。"
大海在一旁幸灾乐祸地说：
"啧啧，你看那些霉点多恶心呀！"
"恶心什么！我做的面包没放防腐剂所以才会发霉！
你以为外面那些不会发霉的面包就好呀？
里面不知道有多少防腐剂呢！"

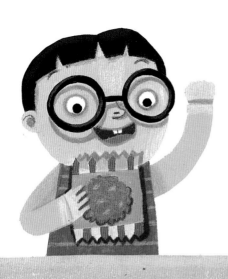

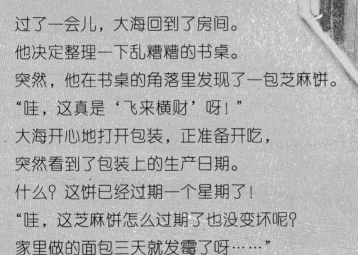

过了一会儿，大海回到了房间。

他决定整理一下乱糟糟的书桌。

突然，他在书桌的角落里发现了一包芝麻饼。

"哇，这真是'飞来横财'呀！"

大海开心地打开包装，正准备开吃，

突然看到了包装上的生产日期。

什么？这饼已经过期一个星期了！

"哇，这芝麻饼怎么过期了也没变坏呢？

家里做的面包三天就发霉了呀……"

父母问，孩子答

　　读到这里的时候，可以问问孩子：已经过了保质期，但看上去没什么异样的食物还能吃吗？听完孩子的回答后，不要立刻判断答案是否正确，继续读故事，让孩子自己去思考和判断。

35

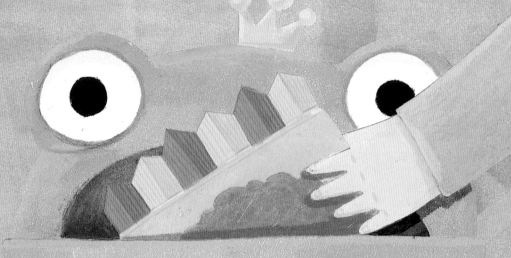

大海仔细地端详着芝麻饼，心想：
"它之所以这么久都不坏，
一定是放了很多防腐剂的缘故吧？
要是这些防腐剂和芝麻饼一起进入我的
身体……"
大海越想越觉得可怕，
赶紧把过期的芝麻饼丢进了垃圾桶。

和爸爸妈妈一起学习

- 和孩子一起比较家里做的面包和超市里卖的面包有什么区别。

  准备好两种面包，放在室温环境下。

  每天在固定的时间观察两个面包的颜色、味道，并仔细查看是否发霉。

  比较两种面包保质期的差异。

  根据比较的结果展开关于防腐剂的讨论。

添加防腐剂是为了
让食物保存更长时间

防腐剂是一种食品添加剂，作用是让食物可以保存更长的时间。在自然环境下，很快会腐坏的食物中一旦添加了防腐剂，就可以长时间不变质。工厂里生产的三明治、红豆饼、火腿肠等加工食品大部分都添加了防腐剂。

食物变质会发霉

食物如果变质，就会发霉或散发异味。如果发现食物变色或变臭了，就一定要向妈妈确认是否还能继续吃。

妈妈做的点心
才是最好的

大部分的加工食品中都含有防腐剂。因此，我们应该少吃加工食品，多吃蔬菜、水果等新鲜健康的食物。比起外面买回来的零食，妈妈亲手做的点心才是最好的。

少吃快餐店或
连锁面包店的东西

快餐店、连锁面包店的食物原材料都是由工厂生产再输送到全国各地的。这些原材料中大多含有防腐剂，所以由它们制作而成的食物虽然看上去新鲜，实际上却和满是添加剂的加工食品没什么区别。我们应该尽量少吃这些店里的食品。

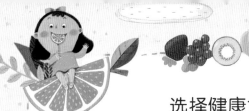

选择健康食品必须了解的知识

◆ 有机食品和绿色食品标志

有机产品

有机产品（Organic product)是根据有机农业原则和有机产品生产方式及标准生产、加工出来的，并通过合法的有机产品认证机构认证并颁发证书的一切农产品。

有机食品

有机食品是指来自于有机农业生产体系，根据国际有机农业生产要求和相应的标准生产加工、并通过独立的有机食品认证机构认证的一切农副产品，包括粮食、蔬菜、水果、奶制品、禽畜产品、水产品、调料等。

无公害
农产品

无公害农产品是指产地环境、生产过程和产品质量符合国家有关标准和规范的要求，经认证合格获得认证证书并允许使用无公害农产品标志的优质农产品及其加工制品。

绿色食品

绿色食品在中国是对具有无污染的安全、优质、营养类食品的总称。是指按特定生产方式生产，并经国家有关的专门机构认定，准许使用绿色食品标志的无污染、无公害、安全、优质、营养型的食品。

辐照食品

辐照食品指的是利用辐照加工帮助保存食物。辐照能杀死食品中的昆虫以及它们的卵及幼虫，消除危害全球人类健康的食源性疾病，使食物更安全，延长食品的货架期。

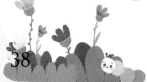

下面是各种食品安全认证商标。如果某种食品有认证商标，就说明它是安全而值得信赖的。所以在购买食品之前，请先认准是否有认证商标。

HACCP【有害物质检测合格食品】

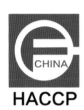

HACCP是一种控制食品安全危害的预防性体系，用来使食品安全危害风险降低到最小或可以接受的水平，预测和防止在食品生产过程中出现影响食品安全的危害，防患于未然，降低产品损耗。因此，有此标示的食品比一般的食品更卫生、更安全。我们经常可以在肉类、豆腐、冰淇淋、奶酪、牛奶等食品上看到这个标示。

GAP【中国良好农业规范认证】

凡是有GAP标示的农产品，从生产到收割到包装的整个过程都受到了严格的监管，并已确认食品中不含农药、重金属、微生物等对身体有害的物质。

GMP【良好作业规范】

凡是有此标示的食品，从原料、人员、设施设备、生产过程、包装运输、质量控制等方面是按国家有关法规达到卫生质量要求的。

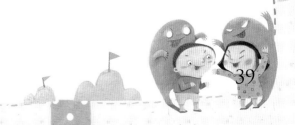

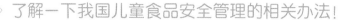

◆ 了解一下我国儿童食品安全管理的相关办法！

孩子的周围总是充满了各种有害食品的威胁。从对身体有害的垃圾食品到高热量、低营养的快餐食品，从钠含量过高的方便食品到不卫生的街边小吃……为了让孩子们拥有更安全的饮食环境，我国食品药品监管总局特别颁布了儿童食品和校园及其周边食品安全整治工作的通知。

儿童食品安全保护区域【绿色食品区域】制定·管理

各地要结合本地实际，以校园及其周边 200 米范围为重点区域，以主要面向学生经营食品的食品（杂）店、餐饮服务单位等儿童食品经营单位为重点场所，加大监督检查和执法力度，集中部署开展专项整治行动。

儿童食品经营主体资格

要对校园及其周边食品经营者逐户进行执法检查，全面核查食品经营者主体证照，认真检查食品经营主体食品经营条件，坚决取缔查处无证无照食品经营户，清理或规范不符合食品经营条件标准和相关要求的食品经营者，做到不留死角、不存盲区。

儿童食品管理法

要对食品经营者的食品销售、加工区域，以及食品和原料库房进行全面检查，认真清查过期食品、腐败变质食品、标签标识不规范食品以及召回、下架退市食品，并结合计划性食品安全监督抽检和风险监测重点加大对儿童消费量较大的膨化食品、休闲食品、方便食品、乳制品、肉制品、饮料、雪糕、糕点等食品的监督抽检和风险监测工作力度，对发现的过期食品、腐败变质食品、劣质食品、"两超一非"（即超范围、超限量使用食品添加剂和非法添加非食用物质）食品、标签标识不规范食品和经营者以及使用劣质原料加工、制作的食品和其经营者，要一追到底，坚持依法查处。

◆ 各种食品添加剂——教你读懂食品包装上的成分表！

注：红色字体的是天然添加剂，其他的是化学合成添加剂。（只要是合理使用的食品添加剂，均是安全的。）

防腐剂
作用是防止微生物滋生和食物腐败。

★亚硫酸钠、次亚硫酸钠、无水亚硫酸、焦亚硫酸钾、焦亚硫酸钠、安息香酸、安息香

酸钠、山梨酸、山梨酸钾、脱氢醋酸钠、羟苯乙酯、对羟基甲苯酸甲酯、丙酸、丙酸钙、丙酸钠、鱼精蛋白、ε-聚赖氨酸、葡萄柚籽提取物等。

抗氧化剂
作用是防止食品氧化、变色、变味及生成有害物质。

★ 亚硫酸钠、次亚硫酸钠二氧化硫、焦亚硫酸钾、焦亚硫酸钠、EDTA·Ca2Na、EDTA·2Na、异抗坏血酸、异抗坏血酸钠、二丁基羟基甲苯、dl-α-生育酚、丁基羟基茴香醚、没食子酸、L-抗坏血酸、L-抗坏血酸钠、L-抗坏血酸硬脂酸酯、抗坏血酸棕榈酸酯、米糠萃取物、儿茶素、槲皮素、酶改性芸香苷、酶解苹果萃取物、芝麻籽油非皂化物、茶叶提取物、d-α-生育酚、d-生育酚【混合型】、阿魏酸、葡萄籽萃取物、桔皮苷、凤仙花萃取物、芦丁等。

增味剂
作用是增加甜味。有的增味剂的甜味是白糖的几百倍。

★ 糖精钠、安赛蜜、三氯蔗糖、阿斯巴甜、木糖醇、D-山梨糖醇、甘草酸二钠、甘草萃取物、D-木糖、甜菊苷、酶改质甜菊糖甙、L-山梨糖、蕃茄苷、D-核糖等。

香味剂
作用是强化食品的香味,让人闻着就流口水。

★ MSG【谷氨酸钠】、肌苷酸二钠、鸟苷酸二钠、琥珀酸等。

着色剂
作用让食品有颜色。

★ β-胡萝卜素、三氧化二铁、食用色素着色剂2号、着色剂3号、着色剂40号、着色剂102号、黄色剂4号、黄色剂5号、绿色剂3号、青色剂1号、青色剂2号、二氧化钛、水溶性胭脂、铁叶绿酸钠、铜叶绿酸钠、叶绿素铜、胭脂红色素、姜黄色素、磷虾色素、可可色素、柿子色素、喇蛄色素、焦糖色素、栀子蓝色素、栀子红色素、栀子黄色素、紫山芋色素、叶绿素、玉米色素、胭脂虫萃取色素、藻蓝色素、洋葱色素、罗望子色素、红辣椒萃取色素、番茄色素、胡萝卜素、甜菜红、法夫酵母色素、葡萄皮萃取色素、美洲山核桃色素、红曲黄色素、红曲红色素、胭脂树橙提取物、红花红色素、红花黄色素、万寿菊提取物、虫胶红等。

酸味剂
作用是让食物吃起来更酸。

★ 柠檬酸、柠檬酸钾、柠檬酸三钠、葡萄糖酸、葡萄糖酸内酯、葡萄糖酸钾、葡萄糖酸钠、己二酸、琥珀酸、琥珀酸二钠、草酸、草酸钠、DL-酒石酸、L-酒石酸、DL-酒石酸钠、L-酒石酸钠、L-酒石酸氢钾、二氧化碳、乳酸、乳酸钠、富马酸、富马酸一钠、DL-苹果酸、DL-苹果酸钠、磷酸盐、衣康酸、植酸等。

发色剂
作用是让食品的颜色更鲜艳。

★ 亚硝酸钠、硝酸钠、硝酸钾等。

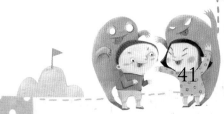

本书所提倡的是在儿童食品中尽量少的使用添加剂、防腐剂、香精等。但在国家规定的合理范围内使用这些也是安全的。我们更期待的是父母能够亲自给孩子们做一些食品。这样不仅保障了孩子的饮食安全，同时也增加了亲子关系。

讲究卫生少生病

季 悠 何宜妍 主编

季 悠 著 何宜妍 绘

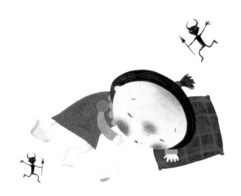

九州出版社
JIUZHOUPRESS

图书在版编目（CIP）数据

讲究卫生少生病 / 季悠著 ；何宜妍绘 . -- 北京 ：
九州出版社， 2019.11
  （给孩子的安全书 / 季悠，何宜妍主编）
  ISBN 978-7-5108-8483-2

  Ⅰ . ①讲… Ⅱ . ①季… ②何… Ⅲ . ①卫生保健－儿
童读物 Ⅳ . ① R179-49

中国版本图书馆 CIP 数据核字（2019）第 273323 号

亲爱的家长朋友：

　　你们好！

　　从孩子们诞生的那一天开始，作为家长的我们就处于各种担忧之中了，而其中最多的是对于各种安全事故的忧虑。生活中，我们常常可以听到很多叮嘱、提醒甚至大声而焦急的呼喊。与其这样，不如让我们从生活中的每一个环节入手，系统地教育孩子吧。同时我们更应该充分重视孩子自我安全意识的培养，教会孩子机智应对各种可能发生的危险。教给孩子自我保护的良好方法，才是其一生安全的保障。

　　这套丛书，在叙述形式上新颖亲切。结合日常生活实际，从孩子喜爱的各种小故事开始，引导孩子思考，并学会保护自己的方法；其所包含的内容全面有序。家庭、社会、交通、游戏，等等，几乎涵盖了生活中可能遇到的各种情况，并进行了详细的分析，这不仅对孩子，对我们成人也是一次安全知识的学习与扩展；在教育理念上，体现了孩子的心理特点和先进的教育思想，在阅读过程中，我们常常会因书中人物的想法而会心一笑，仿佛那就是我们身边的孩子，让人爱不释手。以此进行亲子阅读，一定会既有趣又有益。

　　作为一名学前教育工作者，我真诚地希望家长、老师们能带着孩子们一起读读这套丛书，为孩子们创造一个更加安全的生活环境。因为让每个孩子都快乐、健康地成长，是我们共同的心愿！

北京市艺术教育研究会理事
北京空军育翔蓝天幼儿园园长　　许丽萍

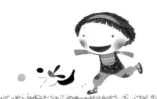

让每个孩子都身心健康地成长

让孩子远离病痛、健康成长是天下父母的共同心愿。但现实生活中，每个孩子在成长过程中都难免遭受或轻或重的病痛困扰。从感冒到吃坏东西导致的肠胃炎，再到药物服用不当引起的身体不适……孩子的每一次病痛都让父母操心不已。看到原本活泼爱笑的孩子因为病痛而无精打采，父母心中的痛真是难以言喻。因此，教会孩子远离各种细菌和病毒就成了摆在父母面前的重要一课。

首先，我们必须认清一个事实，那就是要想让孩子和一切病菌隔绝是不可能的事。所以，如何增强孩子的身体机能，提高他们自身的免疫力以抵抗病魔才是我们最应该考虑的事。同时，作为父母还应该时刻关注孩子健康状况，做到及早发现病情、及时送院治疗。

本书旨在引导孩子们养成良好的卫生习惯，并学会如何预防疾病。在阅读本书的过程中，父母应该尽量陪在一旁，多给孩子强调养成良好卫生习惯的重要性，并引导他们将书本上的知识运用到生活中。另外，书中介绍的各种疾病的判断、处理方法还可以帮助各位家长和孩子及早发现病情，及时进行医治。相信读完本书之后，孩子们一定会对各种儿童疾病有更充分的了解，并能自觉发现身体的异常状况，及时告诉家长。

最后，也希望本书能让各位父母更了解儿童疾病，更懂得如何保护孩子的身体健康，让他们快快乐乐地成长。

童书编辑　崔允

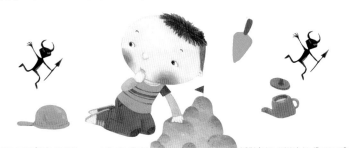

提早预防和正确治疗，让孩子更健康

每一位父母都希望子女能够健健康康地成长，可惜有时事与愿违：有的孩子饱受病毒性感冒的折磨；有的孩子因为与宠物亲密接触而感染细菌；也有的孩子因为错把药当糖吃而进了医院；还有吃坏东西拉肚子的、不爱刷牙长蛀牙的、不好好洗手而感染病菌的、一不小心就过敏的……

上述疾病在成年人身上也时有发生，但对于免疫力低下的孩子而言，它们的杀伤力就更大了。有时候孩子前一秒钟还生龙活虎，下一秒钟就被病魔牢牢缠住。

面对日常生活中无处不在的病菌，我们真的束手无策吗？当然不是了。面对病菌，我们可以有所作为。首先，我们应该多花精力教会孩子如何预防生病。其次，如果孩子已经生病了，我们要及时正确地进行处理。要知道，不正确的处理方法可能会使孩子的病情进一步恶化。最后，身为父母应该随时注意给孩子树立榜样，让孩子在潜移默化中养成良好的卫生习惯。

本书通过八个有趣的小故事介绍了孩子们容易患上的各种疾病和相关卫生问题。虽然故事内容简短，但父母可以通过每个故事后面的"父母问，孩子答"环节与孩子展开互动，了解孩子的真实想法，并参与"和爸爸妈妈一起学习"环节，以寓教于乐的方式让孩子掌握各种疾病的预防和卫生知识。

最后，希望各位孩子能通过本书学会如何拥有更健康的身体。祝愿天下孩子快乐成长，让祖国的明天更加美好！

少儿安全教育学者 徐域

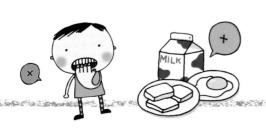

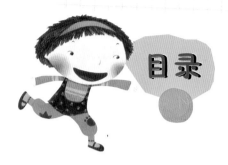

目录

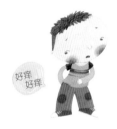
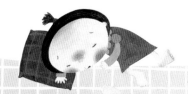

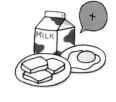
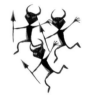
附录

远离感冒, 防范于未然
疫苗接种原来是这么回事
正确的洗手方法

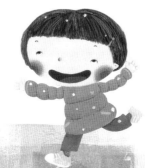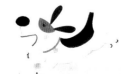

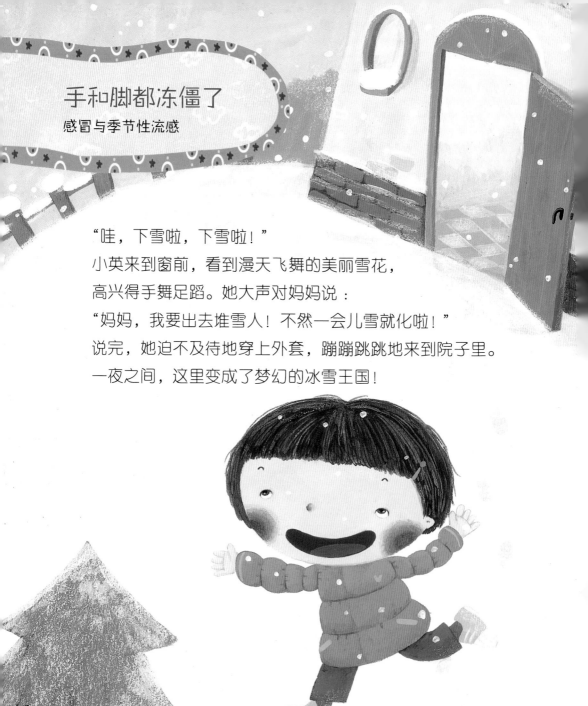

手和脚都冻僵了

感冒与季节性流感

"哇，下雪啦，下雪啦！"
小英来到窗前，看到漫天飞舞的美丽雪花，
高兴得手舞足蹈。她大声对妈妈说：
"妈妈，我要出去堆雪人！不然一会儿雪就化啦！"
说完，她迫不及待地穿上外套，蹦蹦跳跳地来到院子里。
一夜之间，这里变成了梦幻的冰雪王国！

小英兴致勃勃地堆了一座小雪山，
然后又堆了一个可爱的雪人。
完成这个杰作之后，她一屁股坐在雪地上，
又干劲十足地做了一个"挥着翅膀的雪天使"。
"哎哟，我的手好冷，脚也好冷啊！"
原来，小英刚才光顾着玩雪，把自己的手脚都冻僵了。
"对了，我好像忘了带什么东西出来！"
想到这儿，小英飞快地跑回了家。

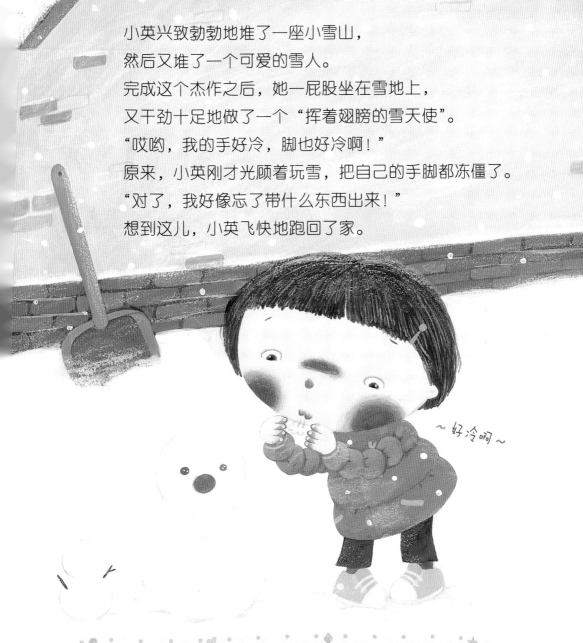

~好冷啊~

父母问，孩子答

读到这里的时候，可以问问孩子：你觉得小英回家是为了拿什么东西呢？在天气寒冷的时候出门，必须带的东西是什么？听完孩子的回答后，不要立刻判断答案是否正确，继续读故事，让孩子自己去思考和判断。

"妈妈，我要我的棉手套，还有我的雪地靴！"

听到这话，妈妈赶紧从衣柜里拿出了棉手套，又从鞋柜里取出了暖和的雪地靴。

最后，妈妈还找出一条又暖和又漂亮的大围巾，系在小英的脖子上。

"哇，我们的小英变成因纽特人啦！"

"是呀，这样我就一点儿也不冷了。"

好暖

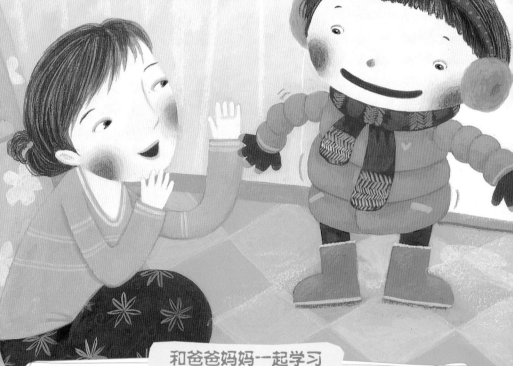

和爸爸妈妈一起学习

- 请从家里找出下雪天要穿的衣服和出门必备的东西。
- 请从家里找出下雨天要穿的衣服和出门必备的东西。
- 天气冷了就容易打喷嚏。要记住，打喷嚏的时候不要直接用手捂嘴，因为这样嘴里的细菌就会留在手上，继而传染给其他人。所以，打喷嚏的时候最好用纸巾或手帕捂嘴，如果没有这些东西，用手臂内侧的袖子代替也是可以的。

时刻注意保暖

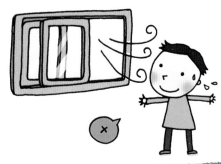

　　我们的身体如果不够暖和，就很容易感冒。感冒并不是只发生在寒冷的冬天。夏天空调开得太冷，或是运动之后大量出汗又不及时擦干，都容易患上感冒。总之，我们要时刻注意保持身体的适当温度才能远离感冒的困扰。

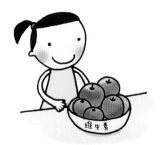

多吃新鲜的蔬菜水果

　　如果我们的身体营养不够，也会容易得感冒。新鲜的蔬菜水果中含有丰富的维生素，可以帮助我们远离感冒。

去人多的地方要戴口罩

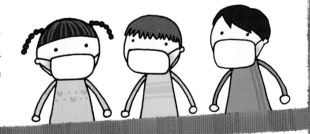

　　感冒和季节性流感很容易通过空气传染。所以，我们到人多的地方去一定要戴口罩，以防空气中的细菌和病毒进入身体。

感冒了要多喝水

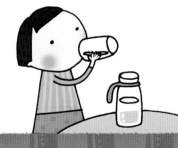

　　感冒了一定要多喝白开水。因为水不仅可以化痰，还能帮助我们的身体战胜细菌和病毒。

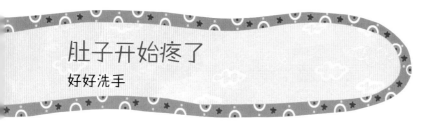

肚子开始疼了

好好洗手

志宇有一个外号叫"病歪歪"。

因为他平时总是病歪歪的，一副没精打采的样子。

志宇还有一个坏习惯，

那就是喜欢吃手。

他犯困的时候吃，不高兴的时候吃，无聊的时候也一个劲儿地吃。

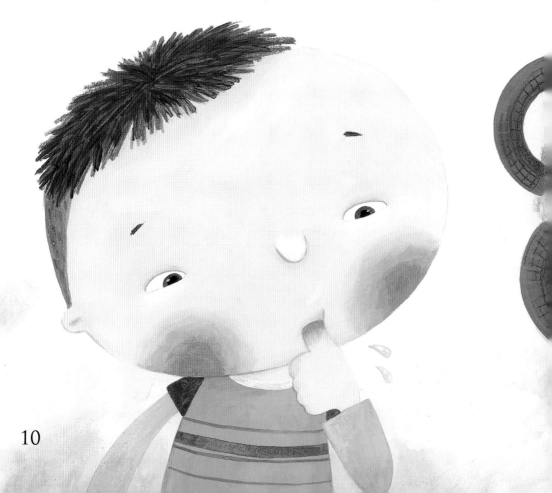

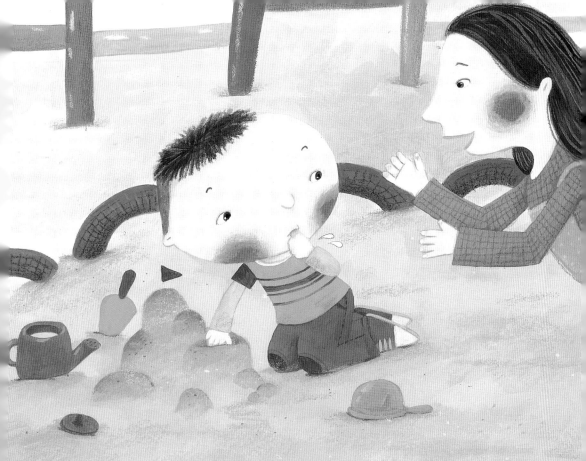

有一天，志宇来到小区的游乐园。

"哇，我要玩我最喜欢的堆沙游戏啦！"

他一会儿堆一个面包，一会儿又建一座城堡，玩得可开心了。

可是，很快妈妈就来接他回家了。

"唉，我还想多玩一会儿呢……"

志宇一边说着，一边又把大拇指放进了嘴里！

父母问，孩子答

　　读到这里的时候，可以问问孩子：像志宇这样把脏兮兮的手指放进嘴里，会发生什么事情呢？听完孩子的回答后，不要立刻判断答案是否正确，继续读故事，让孩子自己去思考和判断。

11

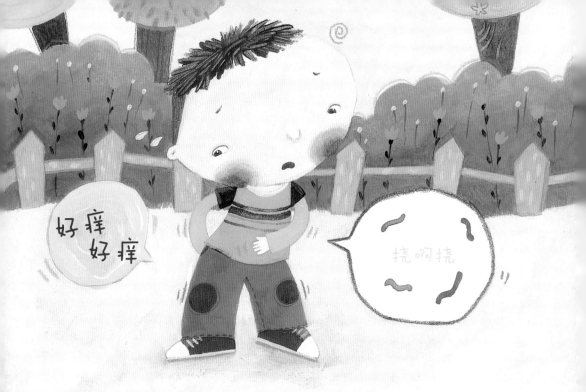

回家的路上，志宇一个劲儿地挠屁股。

"哎哟，怎么我的屁股老是痒痒的，肚子也开始疼了。"

说着说着，他的脸色也开始变得苍白。

看到志宇这个样子，妈妈无可奈何地说：

"唉，你身体里肯定又长寄生虫了。"

等等，寄生虫是什么？难道是一种昆虫吗？

和爸爸妈妈一起学习

- 每天，我们都会用手去接触各种各样的东西，所以手很容易沾上细菌，而洗手则可以帮助我们赶走这些细菌。快和妈妈一起仔仔细细地把手洗干净吧！（请参考第 40 页 "正确的洗手方法"。）

摸完泥沙后一定要洗手

公园或游乐园里的泥沙里藏有很多看不见的寄生虫卵，把寄生虫卵吃进肚子里，虫卵就会进一步发育成熟成为寄生虫。如果身体里有了寄生虫，我们就会经常觉得肚子痛、全身无力，自然也就没办法健健康康地成长了。所以，玩耍后一定要记得把手洗干净哦！

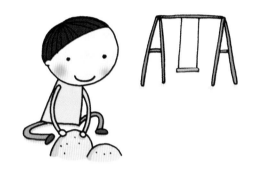

上完厕所一定要洗手

厕所里藏着成千上万的细菌，所以我们在大小便之后一定要好好把手洗干净。洗手时要先用肥皂搓出丰富的泡沫，再仔细清洗。

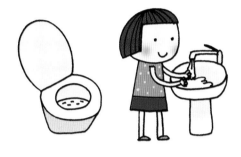

勤剪手指甲，
让细菌没有藏身之处

手指甲太长，细菌就会钻进指甲缝里。如果再将这样满是细菌的手指放进嘴里，细菌就会进入我们的身体。所以，我们一定要勤剪指甲，并坚决改掉"吃手指"的坏习惯。

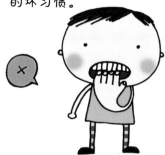

吃饭之前一定要洗手

我们接触的任何东西上都有细菌，所以我们的手上也总是沾有细菌。每次吃东西之前，都应该把手洗干净，否则细菌就会和食物一起进入我们的身体。

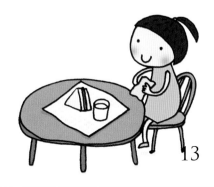

13

摸完乌龟要洗手

宠物身上的细菌

"小福，小安，快来吃早餐啦！"
小福和小安是两只可爱的小乌龟，
它们是允儿最心爱的宠物。
"真乖，你们吃得好干净！"
允儿一边说，一边把手伸进鱼缸，轻轻地摸了摸小乌龟的
龟壳。

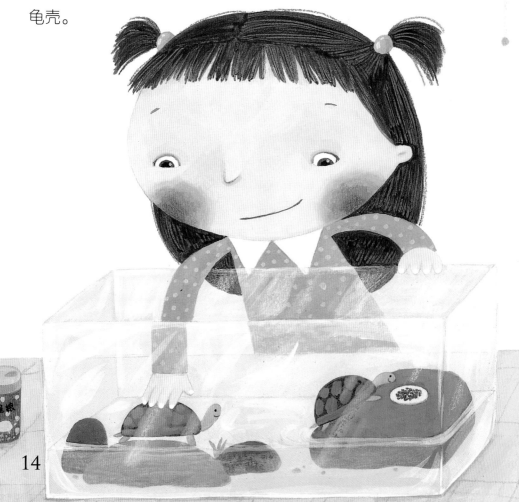

14

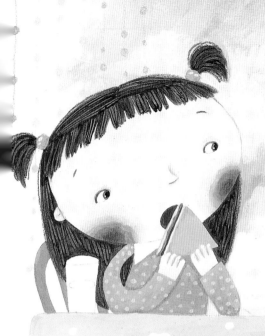
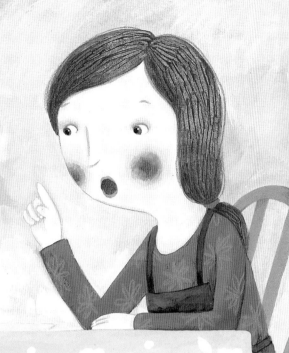

"允儿，快过来吃点心！"

听到妈妈的话，允儿开心地跑到了餐桌前。

"今天的点心是三明治，快吃吧！"

妈妈做的三明治总是那么美味，允儿一看到就流口水了。

她迫不及待地拿起一块三明治，正要往嘴里塞，

却听到妈妈说：

"等一等！允儿，你忘记摸完小乌龟之后一定要做的事是什么了吗？"

"一定要做的事？那是什么？"

父母问，孩子答

　　读到这里的时候，可以问问孩子：摸完动物之后一定要做的事情是什么？听完孩子的回答后，不要立刻判断答案是否正确，继续读故事，让孩子自己去思考和判断。

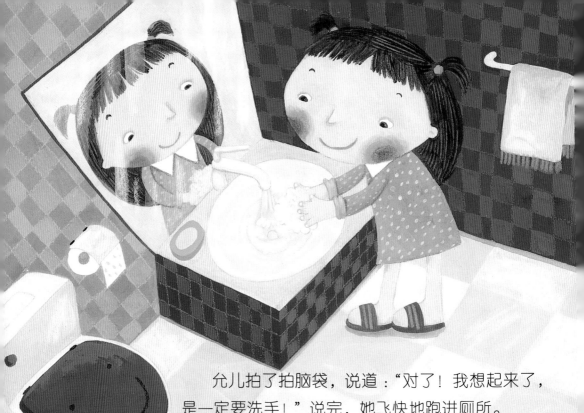

　　允儿拍了拍脑袋，说道："对了！我想起来了，是一定要洗手！"说完，她飞快地跑进厕所。

　　她把香皂擦在手上，搓出好多好多泡沫，仔仔细细地把手洗干净了。

　　然后，允儿把干干净净的双手摆到妈妈面前。

　　"嗯，洗得真干净。检查通过！"

　　"太好啦，我可以吃妈妈做的爱心三明治啦！"

和爸爸妈妈一起学习

- **和孩子一起为鱼缸换水。换水时要注意以下几点：**

　　一定要戴一次性手套或橡胶手套，用专用的打捞网或漏勺把鱼缸里的宠物移出。

　　将鱼缸洗净擦干，换上干净的水。

　　重新把宠物放回鱼缸，然后立刻洗手。

不要直接用手触摸乌龟、寄居蟹之类的宠物

带甲壳的动物身上都有一种名叫"沙门氏菌"的病菌。如果沙门氏菌进入我们的身体，就会导致肚子痛、腹泻。所以，一般情况下我们不能用手去摸甲壳动物，如果摸了就一定要立刻洗手。另外，甲壳动物生活的水中也含有病菌，所以我们不要接触这种水，更不能喝。

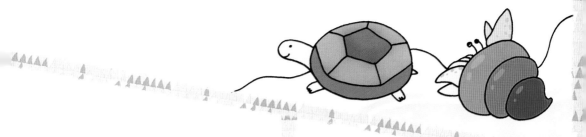

小心猫狗的粪便

公园的草坪或花丛里经常会有猫狗的粪便。如果我们在草坪上随便乱坐，或是乱摘花花草草，就很容易接触到猫狗粪便，让附在上面的病菌进入身体，引起发烧等症状。如果病菌进入眼睛，还可能会导致失明。所以，如果家中养有小猫小狗，应该每隔三个月给它们吃一次驱虫剂，以消灭病菌。

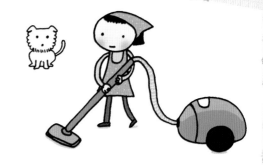

小心有毛的动物

猫、狗、兔子等有毛的动物身上很容易长跳蚤和螨虫。跳蚤和螨虫会导致皮肤发痒甚至皮肤病。因此，如果家中养有毛茸茸的动物，应该经常给它们洗澡，并认真做好房间清洁。

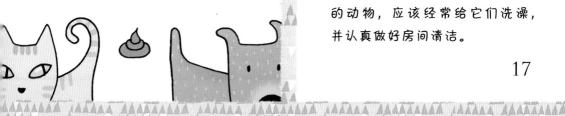

"医生看病"游戏
乱吃药的后果

"小南，我们来玩'医生看病'的游戏吧！"

小迪一边说，一边把玩具听诊器挂在脖子上。

"这次我是医生，你是病人。"

说完，小迪有模有样地按了按妹妹小南的肚子，又摸了摸她的额头。

"哟，你发烧啦！快让我看看你的喉咙！

来，把嘴张大一点。啊——"

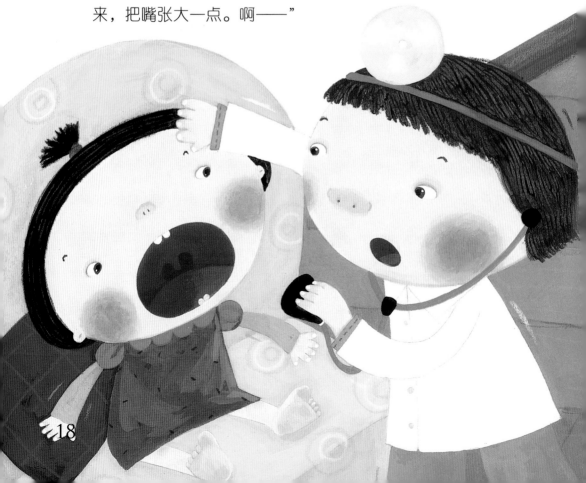

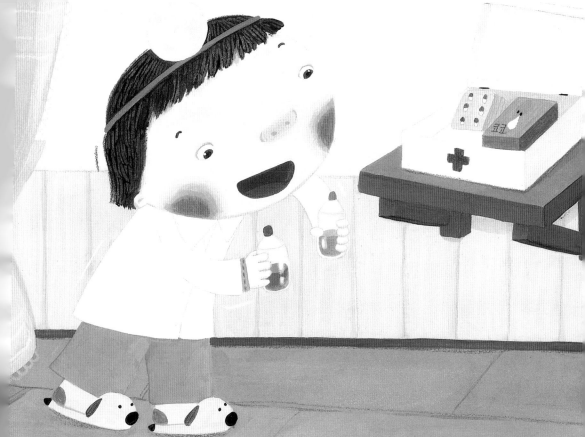

"好，检查做完了，这些药拿去吃吧。"说完，小迪翻出玩具药箱。

"咦，这里面的糖果去哪儿了？

我不是专门放了一些糖果在这儿玩游戏用的吗？"

这时，小迪看到了搁板上真正的药箱。

他打开药箱，发现里面正好有一些自己之前吃过的药。

"哇，这不是上次吃的草莓药吗？哟，还有葡萄药呢。"

说着，小迪就拿出这些药，递给小南。

"你记住了，肚子痛的时候就吃草莓药，发烧的时候就吃葡萄药。"

父母问，孩子答

　　读到这里的时候，可以问问孩子：玩"医生看病"的游戏时，可以拿真正的药来吃吗？听完孩子的回答后，不要立刻判断答案是否正确，继续读故事，让孩子自己去思考和判断。

19

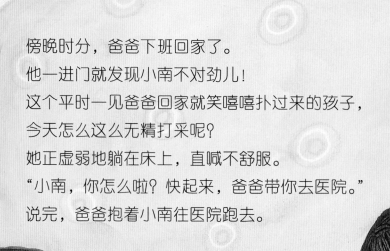

傍晚时分，爸爸下班回家了。

他一进门就发现小南不对劲儿！

这个平时一见爸爸回家就笑嘻嘻扑过来的孩子，

今天怎么这么无精打采呢？

她正虚弱地躺在床上，直喊不舒服。

"小南，你怎么啦？快起来，爸爸带你去医院。"

说完，爸爸抱着小南往医院跑去。

和爸爸妈妈一起学习

● **打开药箱，给孩子讲一讲关于药物的知识。**

教孩子区分哪些是大人吃的药，哪些是儿童吃的药。

告诉孩子每种药都应该在什么情况下吃。

告诉孩子药勺和药杯上标示的数字是什么意思。

和孩子一起找出过期的药并扔掉。

生病的时候才可以吃药

我们只有生病的时候才需要吃药，没病的时候吃药反而会生病。所以，我们一定要先弄清楚自己是不是生病了，是哪里生病了，再选择合适的药来吃。

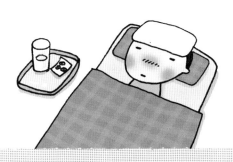

抗疲劳饮料和维他命饮料不能当糖水喝

有人觉得抗疲劳饮料和维他命饮料味道不错，就经常拿来当糖水喝。事实上，这些饮料对小孩子非但没有什么益处，还会导致失眠、尿频、营养流失等症状。

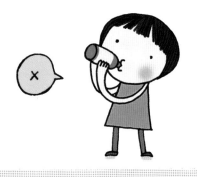

糖果型营养品也是药

有一些儿童营养品专门做成糖果的样子和味道，以减少小朋友对药物的抗拒感。因此，不少小朋友错把这些营养品当糖吃，一吃就停不下来。事实上，这些营养品从严格意义上来说也是药，如果不按规定量服用，同样会影响身体健康。

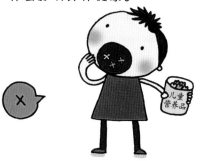

儿童营养品

好东西吃多了并不益于身体健康

营养品可以为我们补充一些无法通过饮食获取的营养成分，使我们的身体更加健康。但是，光吃营养品而不好好吃饭，是无法拥有健康体魄的。不仅如此，营养品吃得太多反而会增加身体负担。

好好吃饭最重要！

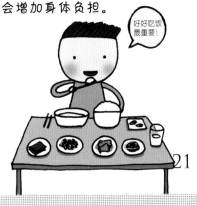

21

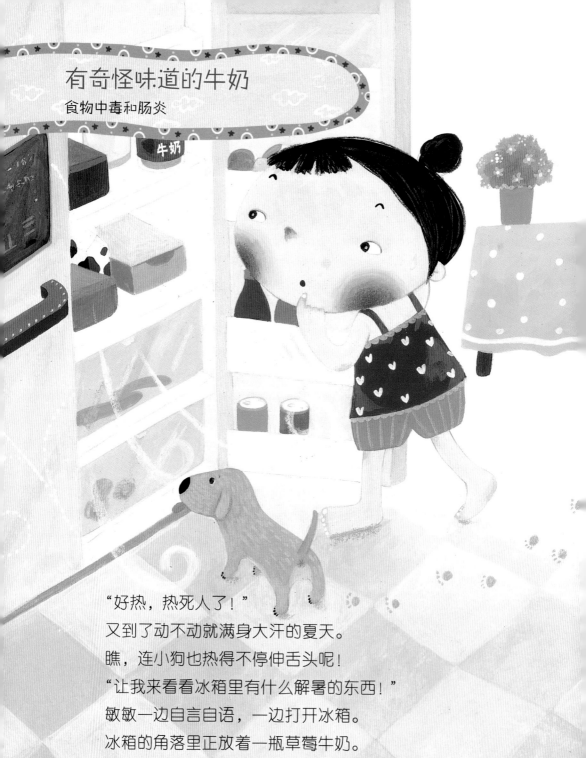

有奇怪味道的牛奶

食物中毒和肠炎

"好热，热死人了！"
又到了动不动就满身大汗的夏天。
瞧，连小狗也热得不停伸舌头呢！
"让我来看看冰箱里有什么解暑的东西！"
敏敏一边自言自语，一边打开冰箱。
冰箱的角落里正放着一瓶草莓牛奶。

22

"哇，我最爱喝的草莓牛奶！"

拿着冰冰凉的牛奶，敏敏感觉自己全身都变清凉了。

她立刻打开瓶盖，大口大口地喝起来。

可是，很快她就皱起了眉头，并把刚喝进去的牛奶吐了出来。

"咦，这牛奶的味道怎么这么奇怪？"

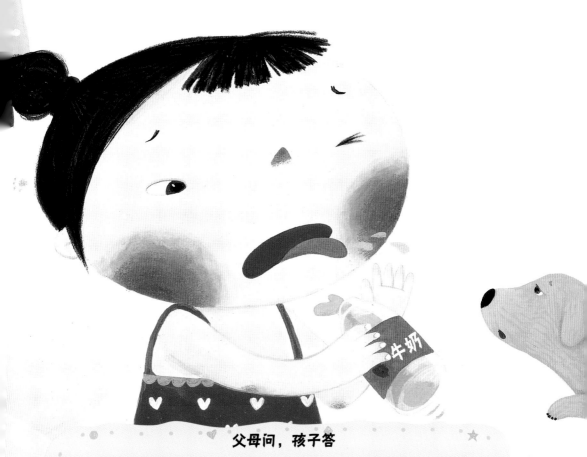

父母问，孩子答

　　读到这里的时候，你可以问问孩子：为什么敏敏把牛奶吐出来了呢？听完孩子的回答后，不要立刻判断答案是否正确，继续读故事，让孩子自己去思考和判断。

23

敏敏丢下牛奶瓶，赶紧跑进厕所。

她抓起牙刷，仔仔细细地刷了牙，又漱了口。

可是到了晚饭时间，敏敏还是感觉到了不舒服。

"妈妈，我觉得肚子好难受，头也晕晕的。哎呀，我要吐了！"

说完，她跑进厕所，

"呜哇！呜哇！"

这下，敏敏总算把早上喝的牛奶全都吐出来啦。

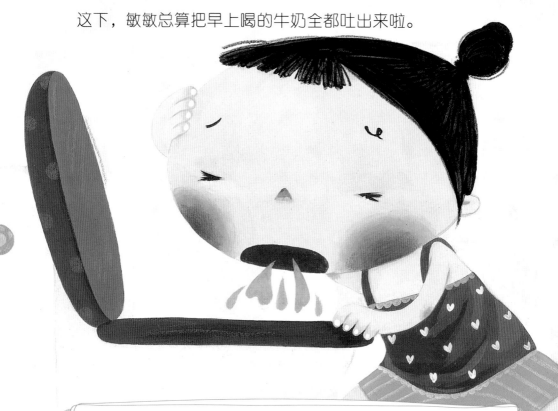

和爸爸妈妈一起学习

- 找出牛奶瓶上的生产日期和保质期。
- 保质期比较长的食物有哪些？
- 保质期比较短的食物有哪些？
- 和爸爸妈妈一起清理冰箱，把过期的食物找出来扔掉。

24

天气越热，越要小心食物中毒

天气越热，食物就越容易变质。有的食物表面看起来没什么异样，实际上已经长满病菌，食用后会导致食物中毒。因此，我们一定要尽量把食物放进冰箱，就算放进冰箱了也要尽快吃完。

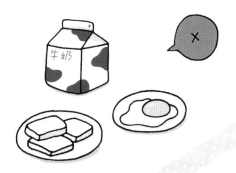

尽量吃熟食

鱼类、贝类是特别容易变质的食物，如果生吃就更容易生病。总之，所有食物都最好煮熟之后再吃，水也要喝烧开的，这样才能有效预防食物中毒。

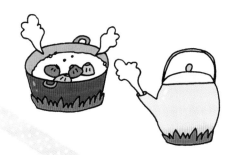

群体性食物中毒

群体性食物中毒就是指大家同时吃下变质的食物，一起出现食物中毒的症状。幼儿园、托儿所都是容易发生群体性食物中毒的地方。所以，平时在幼儿园和托儿所吃饭的小朋友们尤其要注意，如果你周围有人食物中毒了，而你自己也有类似的症状，那就一定要赶快去医院看病。

25

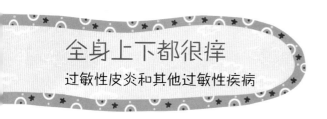

全身上下都很痒
过敏性皮炎和其他过敏性疾病

今天是一个风和日丽的日子。

小宇正准备高高兴兴地去参加学校组织的郊游，

可是，这会儿却因为一盒便当跟妈妈闹起了脾气。

"讨厌，我不要带这个去！"

小宇一边说，一边生气地将小书包扔在地上。

"我要巧克力、水果糖、牛奶糖！"

看到小宇这个样子，妈妈脸上露出了为难的表情。

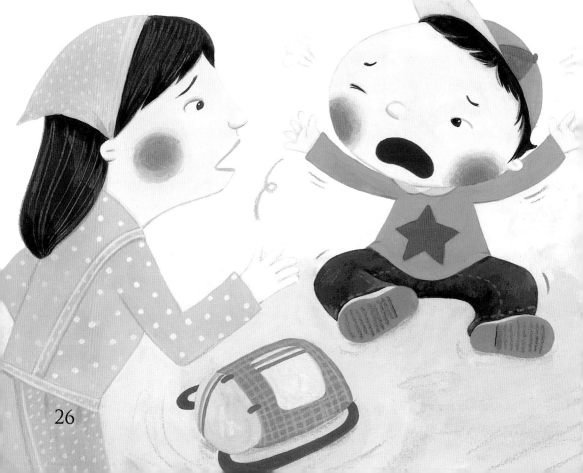

让我们来看看妈妈为小宇准备的便当里都有些什么吧！
有圆圆的蔬菜饭团，还有亮晶晶的葡萄和小西红柿；
有兔子形状的苹果片，还有香甜诱人的桔子；
有金黄酥脆的油炸锅巴，还有松软可口的白蒸糕。
可是如此精美可口的便当，小宇居然不喜欢！

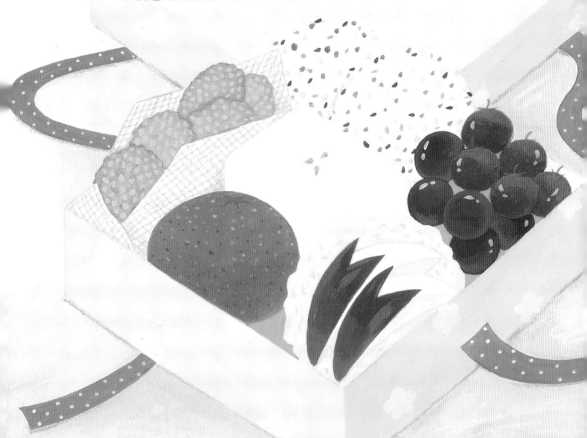

父母问，孩子答

读到这里的时候，你可以问问孩子：小宇为什么不喜欢吃妈妈做的便当呢？听完孩子的回答后，不要立刻判断答案是否正确，继续读故事，让孩子自己去思考和判断。

最后，小宇不情愿地带着妈妈做的便当去郊游了。

一路上，他还在不停地嘟嘟囔囔：

"我要吃水果糖、巧克力、牛奶糖，我还要喝汽水……"

到了目的地，小朋友们纷纷拿出各自的便当。

看到有人带了巧克力和糖果，小宇高兴极了。

可是，刚吃了几口巧克力，小宇就开始觉得不对劲了。

他左抓抓、右挠挠，觉得全身上下都痒得不得了。

"啊，痒死我了！"

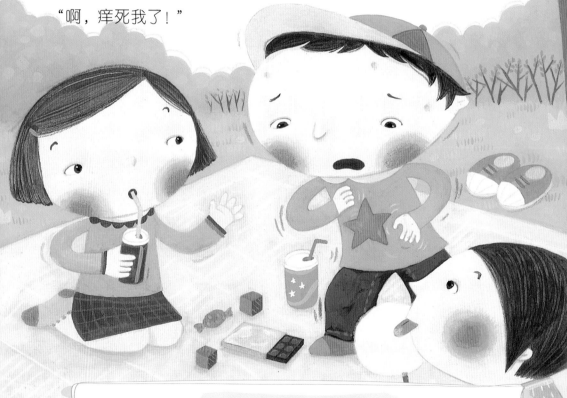

和爸爸妈妈一起学习

- 选择健康的食材，和孩子一起做爱心便当。（比如：紫菜饭团、年糕、面包圈、炒饭等。）

过敏性皮炎的饮食禁忌

含有白砂糖、焦糖等的食品添加剂或色素容易引起皮肤过敏。因此，有过敏性皮炎的孩子最好不要吃这些食物，否则很容易出现皮肤瘙痒、起疹子等症状。另外，鸡蛋和乳制品也会导致皮肤过敏。要想远离过敏，就要多吃新鲜蔬菜、水果和不含添加剂的食物。

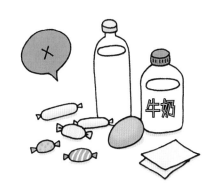

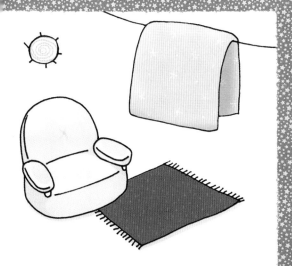

小心家中的尘螨

尘螨是螨虫的一种，喜欢生活在床铺、地毯和沙发等地方。它们不仅会导致皮肤过敏，还容易引发过敏性哮喘和鼻炎。所以，我们应该经常对家里的床单被褥进行消毒，并且尽量避免使用地毯。

注意皮肤的洁净滋润

皮肤越洁净滋润，就越不容易生病。要保持皮肤的洁净滋润，一是不要用过热的水洗澡，二是不要有事没事乱挠乱抓。此外，流汗之后要马上洗澡，再抹上滋润的身体乳液。

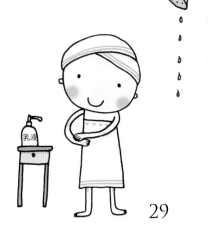

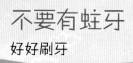

不要有蛀牙
好好刷牙

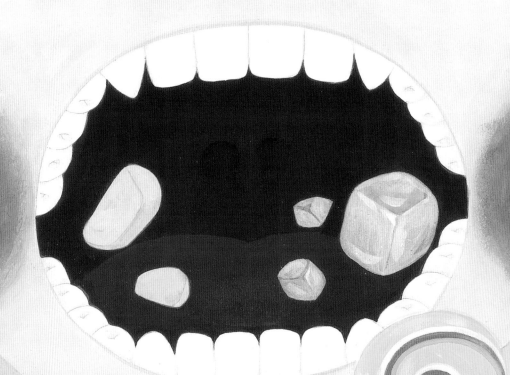

大家现在看到的是智勇的嘴巴。

前面几颗是小巧可爱的门牙，两边的是坚硬结实的臼齿。

就是这张小嘴巴，消灭了许许多多酸酸甜甜的糖果。

就是这张小嘴巴，消灭了许许多多冰冰凉凉的雪糕。

总之，所有的食物来到这张小嘴巴里，

都会被"嘎吱嘎吱"地咬个粉碎。

30

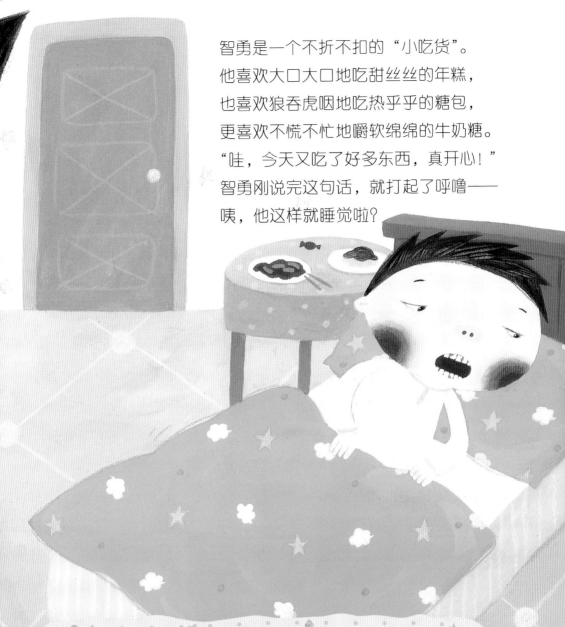

智勇是一个不折不扣的"小吃货"。
他喜欢大口大口地吃甜丝丝的年糕，
也喜欢狼吞虎咽地吃热乎乎的糖包，
更喜欢不慌不忙地嚼软绵绵的牛奶糖。
"哇，今天又吃了好多东西，真开心！"
智勇刚说完这句话，就打起了呼噜——
咦，他这样就睡觉啦？

父母问，孩子答

　　读到这里的时候，你可以问问孩子：智勇睡觉之前应该做什么？
他没做会产生什么样的后果呢？听完孩子的回答后，不要立刻判断答
案是否正确，继续读故事，让孩子自己去思考和判断。

夜深了，智勇睡得香香的，甜甜的。

"救命啊！救命啊！细菌大军攻进来了！"

突然，智勇嘴里的牙齿们大喊起来。

"哈哈哈，这里到处都是我们爱吃的食物残渣！伙伴们，冲啊！"

细菌们猖狂地在智勇嘴里上蹿下跳。

"啊，如果情况继续恶化，我们很快就会全都变成蛀牙的！智勇，快醒醒，快起来救救我们呀！"

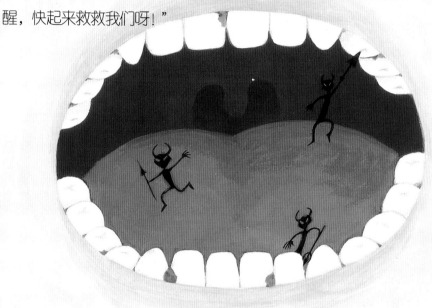

和爸爸妈妈一起学习

- **跟妈妈学习怎样正确地刷牙：**

  刷门牙的时候，要以上下打圈的方式一颗一颗仔细地刷。

  刷臼齿的时候，要先用牙刷横着刷顶面，再仔仔细细地刷外侧。

  接着，把每一颗牙齿的背面刷干净。

  然后，把牙齿和牙床连接的地方仔仔细细地刷干净。

  最后，舌头也要轻轻地刷一刷。

牢记 "4-3-3" 原则

"4" 代表每天要刷牙 4 次，分别是在早饭后、午饭后、晚饭后和睡觉前。第一个 "3" 代表饭后 3 分钟内必须刷牙，第二个 "3" 代表每次刷牙都要仔仔细细地刷足 3 分钟。牢记 "4-3-3" 原则可以更好地保护牙齿。

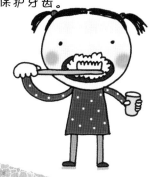

牙刷上也有细菌

牙刷上的残留水分很容易滋生细菌。刷完牙之后，应该将牙刷也仔细清洗干净，再用力甩干。要注意，给牙刷套上盖子或是把牙刷放进塑料盒里都是很不卫生的做法。另外，最好经常把牙刷放在盐水里浸泡消毒。

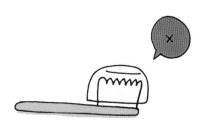

有利于牙齿健康的食物

能让我们的牙齿更健康的食物有：黄瓜、苹果、西红柿、胡萝卜、豆角、凤尾鱼、牛奶、鲜鱼等。蔬菜水果可以让我们的牙齿更干净，鲜鱼、牛奶、豆类则可以让我们的牙齿更坚固。

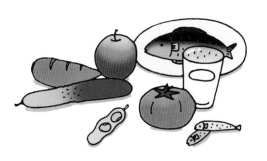

这些食物对牙齿有害

容易粘牙的食物最伤害牙齿，因为它们会使细菌更容易粘在牙齿上，破坏我们的口腔健康。另外，糖分高的食物对牙齿也不好。所以，喝完汽水以及吃完水果糖、牛奶糖、巧克力、冰淇淋后一定要记得刷牙。

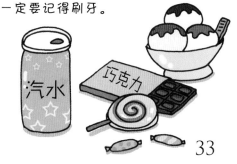

该去打健康针了
疫苗接种

"欢欢，快过来！"
听到阿秀的呼唤，小狗欢欢兴高采烈地跑过来。
"我们来玩球吧！我把球扔出去，你捡回来！"
阿秀一边说一边把球远远地抛了出去。
于是，欢欢跟着球一溜烟儿地跑了。

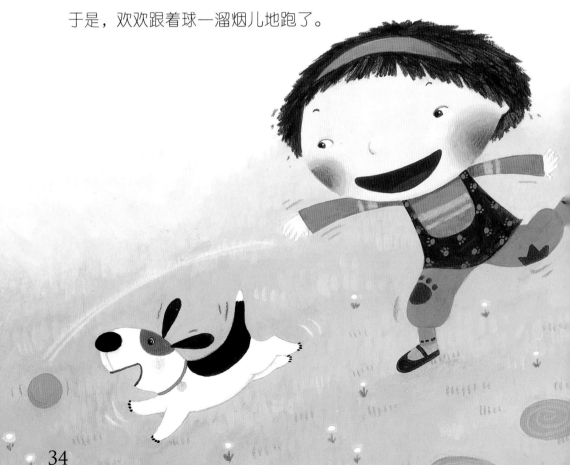

34

正当阿秀和欢欢玩得高兴时，妈妈说话了：

"阿秀，我们该带欢欢去动物医院了。"

"动物医院？欢欢没有生病呀。您看，它刚才跑得多开心！"

阿秀一边说一边紧张地把欢欢搂在怀里。

妈妈微笑着回答：

"别紧张，你去了就知道了。对了，等会儿你也得去一趟儿童医院呢。"

阿秀更加摸不着头脑了，她疑惑地问道：

"我也要去医院？可我也没有生病呀！"

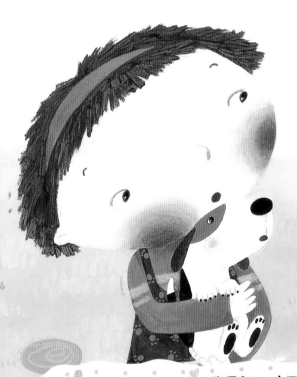

父母问，孩子答

　　读到这里的时候，你可以问问孩子：阿秀和欢欢为什么要去医院？听完孩子的回答后，不要立刻判断答案是否正确，继续读故事，让孩子自己去思考和判断。

阿秀带着欢欢来到动物医院。

只见兽医叔叔一边温柔地哄着欢欢，一边拿起大大的针头给欢欢打了一针。

给欢欢打完针之后，阿秀来到了儿童医院。

医生给阿秀做了一下检查，说道：

"阿秀，我们该去打'健康针'啦！"

咦，什么是健康针呢？

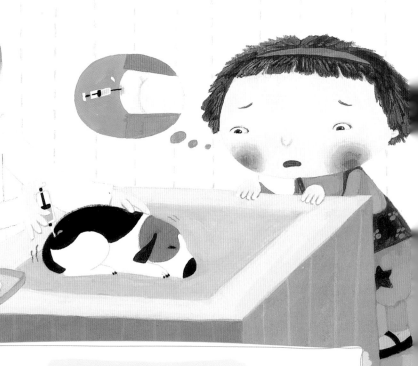

狗疫苗接种

肺炎　病毒性感冒

其他

恶丝虫

和爸爸妈妈一起学习

● 医院里有很多不同的科室，比如牙科、儿科、耳鼻喉科等。针对不同病症，我们要去的科室也不同。给孩子讲一讲医院的科室分类，然后提问，看看他是否记清楚了。

什么是疫苗接种

疫苗接种就是把无害的死病菌或从无害的死病菌中提取的物质以注射方式导入人体，使人体产生天然的防御能力，战胜病菌。也就是说，只要打过某种病的疫苗，我们患那种病的几率就会非常小了。

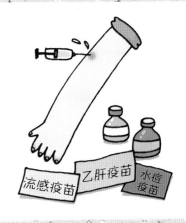

流感疫苗　　乙肝疫苗　　水痘疫苗

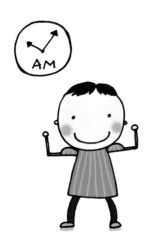

注射疫苗之前的注意事项

注射疫苗的过程也是将病菌导入身体的过程，所以我们必须首先保证自己的身体处于非常健康的状态。比如，正在发烧的人就不能去注射疫苗。另外，注射的前一天晚上最好认认真真地洗个澡。注射的时间最好是选在上午。注射完之后，如果出现轻微头痛或低烧的症状，一定要马上看医生。

注射疫苗之后的注意事项

注射疫苗后应该在医院休息 30 分钟左右，以便观察是否有异常症状。回家后也不能进行剧烈运动或过于兴奋，应该继续安静地休息。另外，注射后的当天不能洗澡，但要保持注射部位的清洁。如果出现发烧、身体不舒服的症状，要立刻去医院。

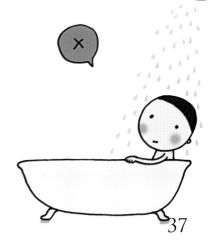

37

远离感冒，防范于未然

感冒是一种最常见的急性病。它通常是由病毒引起的鼻部、咽喉部等上呼吸道感染，主要症状有打喷嚏、鼻塞、流鼻涕、咽喉肿痛、咳嗽、低烧、头痛、肌肉酸痛等。

普通感冒症状较轻，一般 7～10 天可以自愈。但是，如果出现以下表现，则有可能是患上了其他更严重的疾病，应该立刻到医院接受检查。

- 症状持续时间较长或进行性加重。
- 感冒的同时有冒冷汗、打寒颤等症状。
- 发烧 39℃以上。
- 严重的头痛。
- 呼吸困难。
- 强烈的疲劳感。
- 持续性咳嗽。
- 腹痛、呕吐。
- (幼儿) 持续性啼哭。
- 耳朵发疼。

如何预防感冒

- 勤洗手，清除附着在手指上的感冒病毒。
- 不要用手去摸眼睛和嘴巴。
- 不要和其他人共享手帕等私人用品。
- 咳嗽的时候不要用手捂嘴，可以头部朝下向着地面咳。
- 儿童比成年人更容易受感冒病毒感染，所以在为孩子选择幼儿园的时候，应该多注意幼儿园的卫生条件是否达标、人数是否过多等。
- 如果身体缺乏营养，患感冒的几率就会增加。因此，平时应该注意饮食，从各种食物中摄取丰富的营养。
- 空气干燥的时候咳嗽会加重，一定要记得多喝水。

好暖和呀！

疫苗接种原来是这么回事

　　疫苗接种分为两种，一种是计划内疫苗，一种是计划外疫苗。

　　计划内疫苗：是国家规定纳入计划免疫，属于免费疫苗，是从宝宝出生后必须进行接种的。包括两个程序：一是全程足量的基础免疫，即在1周岁内完成的初次接种；二是以后的加强免疫，即根据疫苗的免疫持久性及人群的免疫水平和疾病流行情况适时地进行复种。这样才能巩固免疫效果，达到预防疾病的目的。

　　计划外疫苗：是自费疫苗，遵循自愿原则，常见的有甲肝疫苗、麻风腮疫苗(预防麻疹、风疹和腮腺炎的疫苗)、肺炎疫苗、b型流感嗜血杆菌(Hib)疫苗、口服轮状病毒疫苗、水痘疫苗、流感疫苗、狂犬病疫苗等。

年龄	疫苗名称	接种剂次
出生时	卡介苗 乙肝疫苗	第一剂 第一剂
1月	乙肝疫苗	第二剂
2月	脊髓灰质炎疫苗	第一剂
3月	脊髓灰质炎疫苗 百白破疫苗	第二剂 第一剂
4月	脊髓灰质炎疫苗 百白破疫苗	第三剂 第二剂
5月	百白破疫苗	第三剂
6月	乙肝疫苗 A群流脑疫苗	第三剂 第一剂
8月	麻风疫苗（麻疹疫苗） 乙脑减毒活疫苗（乙脑灭活疫苗）	第一剂 第一剂（第一、二剂，间隔7~10天）
9月	A群流脑疫苗	第二剂
18月	甲肝减毒活疫苗（甲肝灭活疫苗）	第一剂（第一剂）
1岁半~2岁	百白破疫苗 麻腮风疫苗（麻腮疫苗、麻疹疫苗）	第四剂 第二剂
2岁	乙脑减毒活疫苗（乙脑灭活疫苗）	第二剂（第三剂）
2岁~2岁半	甲肝灭活疫苗	第二剂
3岁	流脑A+C疫苗	第一剂
4岁	脊髓灰质炎疫苗	第四剂
6岁	乙脑灭活疫苗 流脑A+C疫苗 白破疫苗	第四剂 第二剂 第一剂

＊此表根据卫生部扩大国家免疫规划疫苗免疫程序制定，具体请咨询当地疾病预防控制中心。

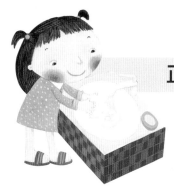

正确的洗手方法

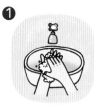 ❶ 用肥皂搓出泡沫。

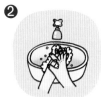 ❷ 指缝间揉搓。

 ❸ 揉搓手掌和手背。

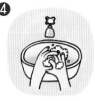 ❹ 揉搓虎口位置。

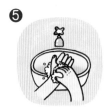 ❺ 清洗手指甲。

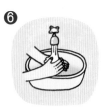 ❻ 用流动的水冲洗。

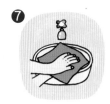 ❼ 用纸巾擦去水分。

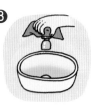 ❽ 用纸巾关掉水龙头。

＊如果没有纸巾，也可以用手帕。

40

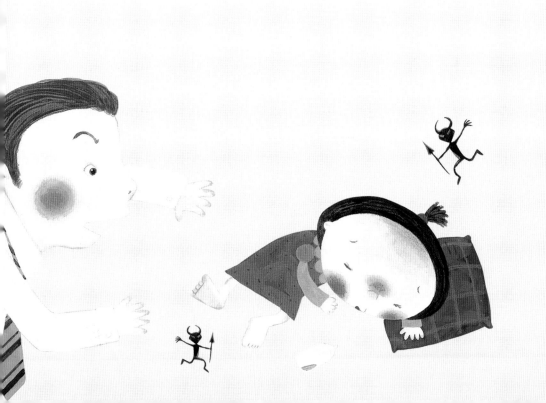

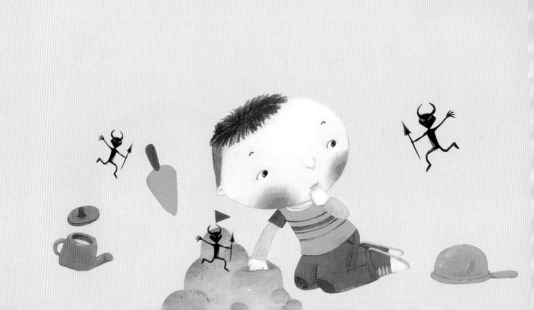

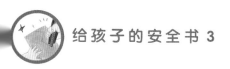
给孩子的安全书 3

意外发生懂急救

季 悠 何宜妍 主编

季 悠 著 何宜妍 绘

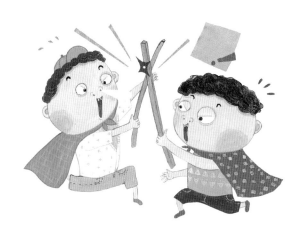

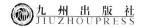
九州出版社
JIUZHOUPRESS

图书在版编目（CIP）数据

意外发生懂急救 / 季悠著；何宜妍绘 . -- 北京 ：
九州出版社， 2019.11
（给孩子的安全书 / 季悠，何宜妍主编）
ISBN 978-7-5108-8483-2

Ⅰ . ①意⋯ Ⅱ . ①季⋯ ②何⋯ Ⅲ . ①急救－儿童读
物 Ⅳ . ① R459.7-49

中国版本图书馆 CIP 数据核字（2019）第 273282 号

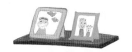

亲爱的家长朋友：

　　你们好！

　　从孩子们诞生的那一天开始，作为家长的我们就处于各种担忧之中了，而其中最多的是对于各种安全事故的忧虑。生活中，我们常常可以听到很多叮嘱、提醒甚至大声而焦急的呼喊。与其这样，不如让我们从生活中的每一个环节入手，系统地教育孩子吧。同时我们更应该充分重视孩子自我安全意识的培养，教会孩子机智应对各种可能发生的危险。教给孩子自我保护的良好方法，才是其一生安全的保障。

　　这套丛书，在叙述形式上新颖亲切。结合日常生活实际，从孩子喜爱的各种小故事开始，引导孩子思考，并学会保护自己的方法；其所包含的内容全面有序。家庭、社会、交通、游戏，等等，几乎涵盖了生活中可能遇到的各种情况，并进行了详细的分析，这不仅对孩子，对我们成人也是一次安全知识的学习与扩展；在教育理念上，体现了孩子的心理特点和先进的教育思想，在阅读过程中，我们常常会因书中人物的想法而会心一笑，仿佛那就是我们身边的孩子，让人爱不释手。以此进行亲子阅读，一定会既有趣又有益。

　　作为一名学前教育工作者，我真诚地希望家长、老师们能带着孩子们一起读读这套丛书，为孩子们创造一个更加安全的生活环境。因为让每个孩子都快乐、健康地成长，是我们共同的心愿！

北京市艺术教育研究会理事
北京空军育翔蓝天幼儿园园长　　许丽萍

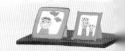

妈妈们必学的一课——应急救护

孩子们总是趁妈妈不注意的时候做出一些让人心惊肉跳的举动。比如跑到储物柜上跳来跳去，把地上的积木当点心吃，把滚烫的烧水壶打翻在地，把化妆台上花花绿绿的化妆品当糖果……但是这又有什么办法呢？好奇是孩子的天性，他们只有这样"勇敢的冒险"，才能一步步了解大千世界。

就这样，孩子们用"好奇心＋天真无邪"这技绝招拳酿成了家庭生活中各种大大小小的"灾难"，所以，也有人把孩子们称为"活炸弹"。这些做事从不考虑后果的"危险分子"不论走到哪里都有可能闯祸，的确是不折不扣的"炸弹"！

因此，妈妈们要想保护好这些随时可能发生意外的孩子，就必须懂得一套科学的应急救护方法。所谓应急救护，就是当有人突发疾病或意外受伤时，身边的人为帮助其脱离生命危险而采取的一系列临时治疗措施。虽然应急处理不能从根本上治愈病痛，却往往能在紧急时刻保住人的性命。已经有数不清的例子表明，危机关头时，正确的应急处理可以使危在旦夕的生命重新延续。

人的心跳和呼吸每停止一分钟，生存的可能性就会降低 10%。如果停止超过了 4 分钟，人的脑细胞就会开始死亡。因此，突发心脏骤停的病人越早抢救才有生还的可能。我们甚至可以毫不夸张地说，"正确的应急救护胜造七级浮屠"。

本书以轻松明了的方式介绍了孩子在日常生活中可能会遇到的各种紧急状况，并告诉孩子们如何进行正确的应急处理。除此之外，书中还介绍了一些供妈妈们学习的应急救护办法。如果你想让孩子和家人远离意外伤害，就赶快和孩子一起好好阅读本书吧！

最后，希望各位家长还须谨记，应急救护方法的学习固然重要，但如何在日常生活中避免意外发生才是更值得关注的。

编者 李吉

孩子发生意外时，我们不可能总在身边

每当看到自己的心肝宝贝因为受伤哭泣，父母总免不了不知所措。虽然平日里也或多或少学过一些应急救护知识，但真要派上用场的时候又不知道该如何动手了。最后看着孩子疼得哇哇大哭，才想起去医院这回事。唉，这样的场面就够让人胆战心惊了，要是孩子受伤时我们不在身边，岂不是更可怕？

事实上，我们确实不可能每次在孩子出现意外时都守护在一旁。虽然天下父母总是希望孩子平安无事，但大大小小的意外却总是免不了发生。

书中通过几个小故事讲述了孩子们在生活中可能会遇到的意外，并介绍了各种应急救护方法和相关知识。虽然孩子很难在危及性命的严重意外中独立完成救护工作，但至少读完本书之后，他们会知道在流鼻血、烫伤、眼睛进沙子、耳朵进虫子、手被割伤、木刺扎进皮肤、扭伤脚、乳牙脱落等情况下应该怎么办。相信实用性极强的本书一定能在上述意外发生时助孩子一臂之力。

另外，书中每个小故事后面都配有"别忘了，要这么做"环节。通过阅读这一环节的内容，孩子可以轻松地学会如何最有效地处理意外以及如何避免意外。各位家长陪孩子看完故事之后，也别忘了将此环节的内容仔仔细细地读给孩子听。

"小心点！"即使我们将这句话重复千遍万遍，也无法改变孩子们爱跳爱闹的天性。我们不可能为了安全而时刻绑住孩子的手脚，但至少我们可以多给孩子讲讲意外的危险性，让他们知道如何才能避免意外。相信孩子们也终将明白，父母不厌其烦的唠叨不过是因为爱得太深罢了。

儿童安全教育机构代表　许亿

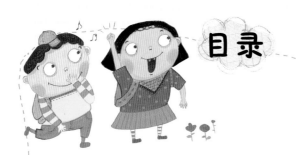

目录

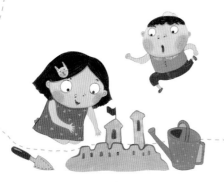

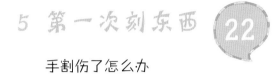
附录

写给爸爸妈妈的应急救护知识

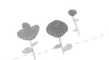
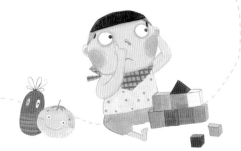

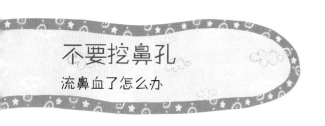

不要挖鼻孔
流鼻血了怎么办

"浩浩，你看这是什么！"
正在和浩浩一起玩积木的阳阳生气地说。
浩浩茫然地看着阳阳，问道："怎么啦？"
"你看你！又把鼻屎弄到积木上啦，真恶心！"
唉，原来浩浩又在玩积木的时候不自觉地挖鼻孔了。
听到阳阳的责备，浩浩羞愧地低下了头。

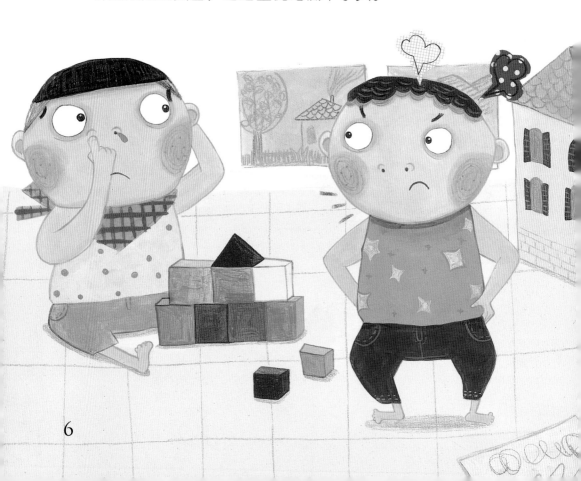

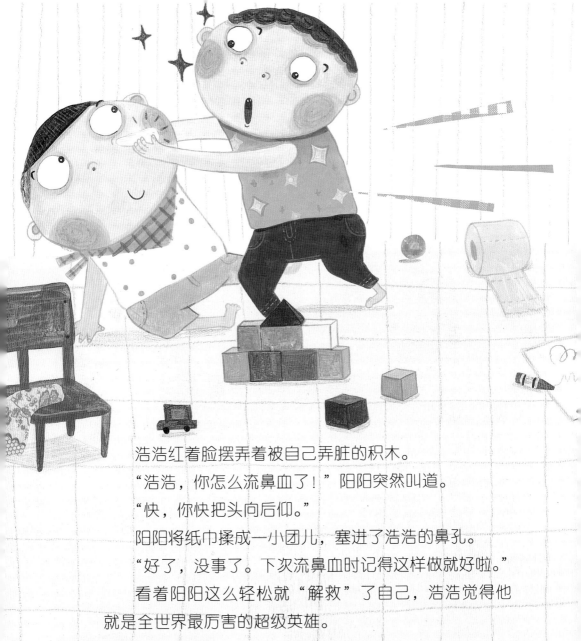

浩浩红着脸摆弄着被自己弄脏的积木。

"浩浩，你怎么流鼻血了！"阳阳突然叫道。

"快，你快把头向后仰。"

阳阳将纸巾揉成一小团儿，塞进了浩浩的鼻孔。

"好了，没事了。下次流鼻血时记得这样做就好啦。"

看着阳阳这么轻松就"解救"了自己，浩浩觉得他

就是全世界最厉害的超级英雄。

父母问，孩子答

读到这里的时候，可以问问孩子：为什么经常挖鼻孔不好？听
完孩子的回答后，不要立刻判断答案是否正确，继续读故事，让孩
子自己去思考和判断。

"老师，刚才浩浩流鼻血了，我已经帮他止血了。"
阳阳得意地说。
"哎呀，阳阳，这样可不行。
流鼻血的时候要把头低下来才可以，而且纸巾要放在鼻子的下面，
再用手指捏着鼻翼止血。"
听完老师的话，浩浩斜着眼睛瞅了阳阳一眼。
原来真正的超级英雄不是阳阳，而是老师呀！

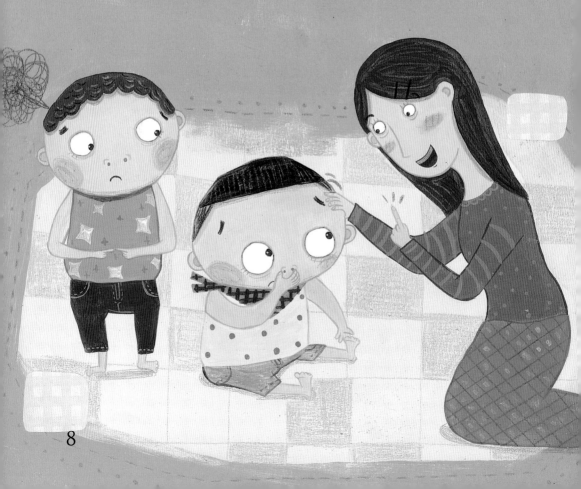

流鼻血的解决办法

- 马上解开衣领，注意不能擤鼻子。然后低下头，用手指按压鼻翼，再将冰凉的毛巾或冰块敷在前额或两眼之间，这样鼻子的血管会很快收缩，鼻血也就不会继续流了。

- 如果仍然不能止血，就用沾了凡士林的棉花球或纱布堵住鼻孔。凡士林可以缓解因溃烂红肿而引起的鼻腔皮肤出血，用力按压则可以加快止血。

- 如果上述方法均不能止血，就要立刻去医院。

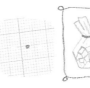

预防流鼻血，应该做到以下几点

- 不要挖鼻孔。鼻腔内部的皮肤很脆弱，手指伸进去很容易造成伤害。所以平时尽量不要挖鼻孔，就算是擤鼻子的时候也要轻一些，不能太过用力。
- 注意保持鼻腔湿润。在天气干燥的季节里，尤其要注意增加室内湿度，以防鼻腔黏膜过干。如果鼻腔严重干燥，内壁黏膜就会开裂，很容易导致流鼻血。另外，往鼻腔里喷一些生理盐水或睡觉前擦一些保湿软膏都可以有效地预防流鼻血。

挖鼻孔 禁止

- 不要和朋友打打闹闹。打闹的时候动作太大，很容易在无意间弄伤自己或对方的鼻子。
- 多吃富含维生素C的食物。维生素C可以使我们的血管更健康，血管健康了就不会那么容易破裂了。

维生素C

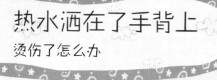

热水洒在了手背上

烫伤了怎么办

"妈妈，我放学回来啦。"

朵艺刚进家门，就开始叫妈妈。可妈妈却不在家。

朵艺心想：刚进来时，大门没有上锁，看来妈妈很快就会回来了。

于是，她放下书包坐到沙发上，安静地等妈妈回来。

过了一会儿，空荡荡的房间里突然传来了一阵细小的声音：咕噜咕噜，咕噜咕噜……

原来，是朵艺的肚子在叫唤了。

"唉，妈妈怎么还不回来呀？
我想喝巧克力奶了。"

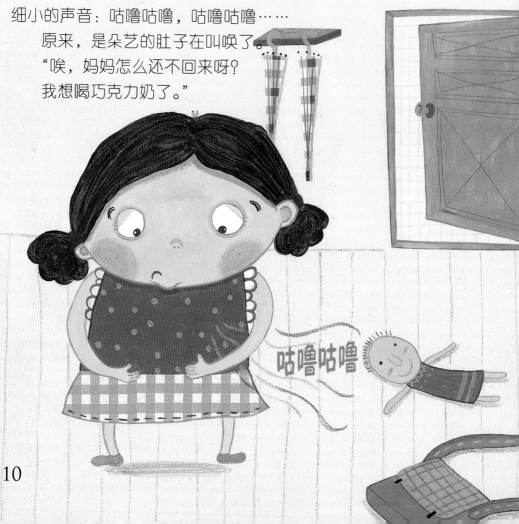

咕噜咕噜

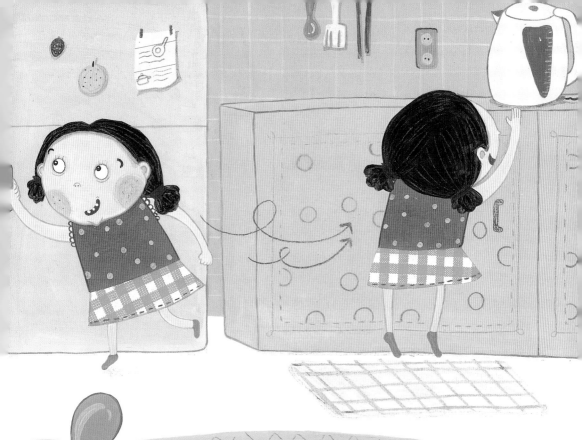

朵艺最喜欢的东西就是妈妈做的巧克力奶了。

"干脆我自己来做一次吧！"

朵艺突然萌生了这样的想法。

她开始回忆妈妈平时是怎么做巧克力奶的。

"先用电热水壶烧水，再把巧克力奶粉放进倒满热水的杯子里！"

说完，她来到厨房。

看到电热水壶摆在储物台上，巧克力奶粉在冰箱里。

父母问，孩子答

读到这里的时候，可以问问孩子：如果妈妈不在家，可以自己做东西吃吗？听完孩子的回答后，不要立刻判断答案是否正确，继续读故事，让孩子自己去思考和判断。

朵艺想伸手拿储物台上的热水壶，却发现自己够不着。

于是，她搬来一把椅子，爬了上去。

她先把热水壶里装满冷水，然后插好插头。

一会儿工夫，水就烧好了。

于是，朵艺又爬上椅子，拿起热水壶，准备把热水倒进杯子里。

突然，朵艺脚下的椅子晃了一下！

滚烫的热水就这样洒在了朵艺的手背上。

"啊！好烫啊！妈妈，你在哪儿？"

摸着又痛又红的手，朵艺哇哇大哭起来。

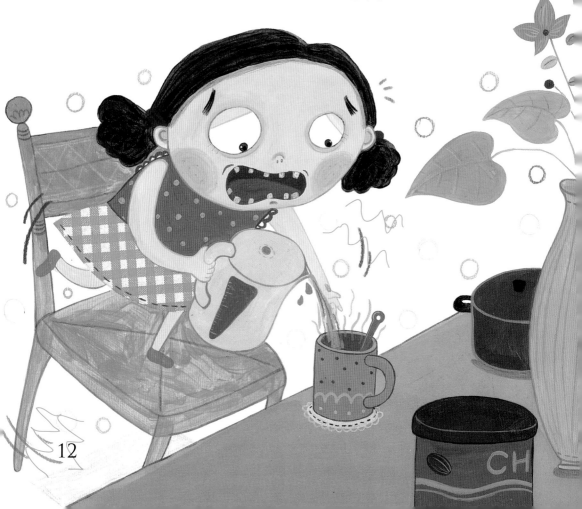

烫伤后的处理办法

- 尽快将烫伤的部位用凉水降温，再用流动水冲洗或浸泡伤口 20 分钟以上。

- 如果烫伤比较严重，试着剪开衣服，尽量不要用力脱衣服以免撕脱损伤的皮肤。

- 等伤口降温后，用纱布或绷带将伤口包扎起来。注意不要随便乱涂药膏，可能会导致细菌感染。当然，更不能用酱油、大酱、土豆片、烧酒、黄油等去涂抹伤口。如果伤口上长出了水泡，千万不要去刺破它，应该等它自行脱落。

- 如果情况危急立即带孩子去医院。

预防烫伤，注意以下几点

- 不要玩火。

- 喝水的时候先倒凉水，再倒沸水。洗澡之前，先用手确认水温。

- 吃滚烫的食物时，要安静地坐在座位上，一点一点地慢慢吃。

- 不要把滚烫的食物放在餐桌边缘，汤锅、平底锅的把手要放在远离人的位置。

- 阳光也可能导致灼伤，所以如果去紫外线强烈的地方，应该在出门前 30 分钟涂抹防晒霜。

危险！

13

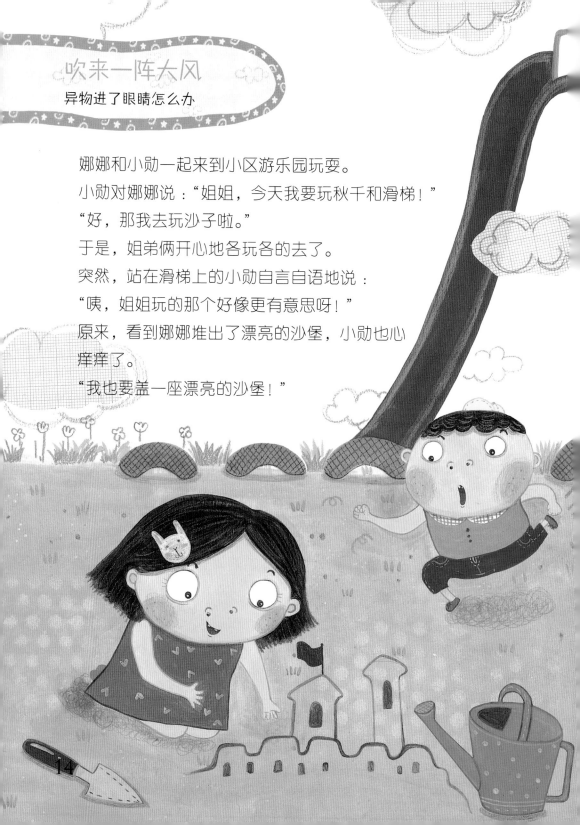

吹来一阵大风
异物进了眼睛怎么办

娜娜和小勋一起来到小区游乐园玩耍。

小勋对娜娜说："姐姐，今天我要玩秋千和滑梯！"

"好，那我去玩沙子啦。"

于是，姐弟俩开心地各玩各的去了。

突然，站在滑梯上的小勋自言自语地说：

"咦，姐姐玩的那个好像更有意思呀！"

原来，看到娜娜堆出了漂亮的沙堡，小勋也心痒痒了。

"我也要盖一座漂亮的沙堡！"

14

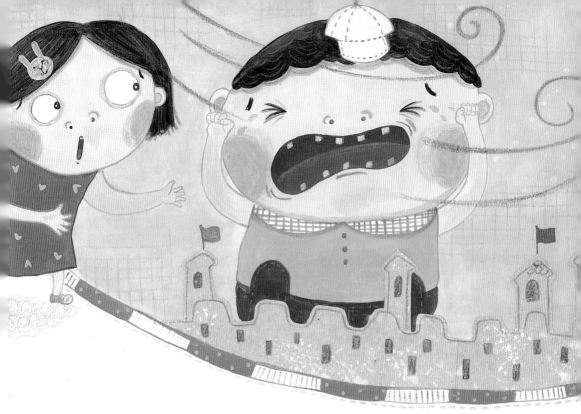

小勋来到娜娜身边，堆了一个高高的沙堡。

"姐姐，我这个是万里长城。你听说过万里长城吗？"

小勋想起几天前在幼儿园里学的新知识，忍不住开始炫耀起来。

"你那个哪里像万里长城呀？我看是条小泥鳅吧！哈哈哈哈！"

听到娜娜的话，小勋可生气了。他瞪着圆圆的眼睛大声地说：

"姐姐，你怎么能这样呢！"

小勋话还没说完，突然不知从哪里吹来了一阵大风。

他只觉得眼睛一阵刺痛，只好赶紧闭上了双眼。

父母问，孩子答

　　读到这里的时候，可以问问孩子：如果有异物进了眼睛，应该怎么做？听完孩子的回答后，不要立刻判断答案是否正确，继续读故事，让孩子自己去思考和判断。

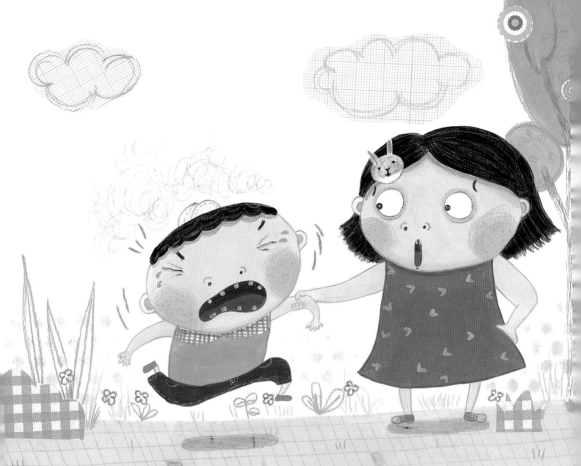

"姐姐，我觉得眼睛好难受。"
风吹过后，小勋揉着眼睛说。
"小勋，不能揉眼睛呀。"
娜娜赶紧抓住小勋的手。
"肯定是刚才的风把沙子吹进你的眼睛里去了。
你把眼睛闭起来，过一会儿就好了。"
于是，小勋照着姐姐的话做了。
"姐姐，我流眼泪了。嘿嘿，现在好像真的没事了！"
很快，小勋就把刚才不愉快的事儿忘得一干二净，
又开始乐呵呵地堆沙堡了。

别忘了，要这么做

异物进眼睛的处理办法

- 千万不要揉眼睛。应该先把手洗干净，再把下眼皮往下拉，对着镜子查看眼皮内侧是否有异物。

- 闭上眼睛，静静地等几分钟。一般来说，只要眼泪流出来了，就说明异物已经排出。你也可以将洗脸盆里放满干净的水，然后把脸泡在水中，眨几下眼睛，让异物顺着水漂出去。

- 如果洗完眼睛之后还是有异物感，就把眼皮翻开，用蘸水的棉花球或纱布轻轻擦拭一下。注意不要自己动手，一定要寻求爸爸妈妈的帮助。

化学物质进了眼睛怎么办

我们经常使用的洗涤剂、杀虫剂中都含有很多化学成分。如果这些东西进入眼睛，将会产生非常严重的后果，处理不好甚至会导致失明。

如果化学物质进了眼睛，千万不能用手去揉。应该尽快用流动的水反复冲洗，然后立即去医院。根据进入眼睛的化学物质的不同，治疗方法也各不相同。

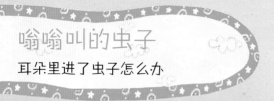

嗡嗡叫的虫子

耳朵里进了虫子怎么办

今天，敏敏和幼儿园的小朋友们一起去春游。

大家来到了花红柳绿的植物园。

"小朋友们，你们听到花儿、草儿向我们问好的声音了吗？"

走在弯弯曲曲的林间小路上，老师亲切地问大家。

但是，敏敏什么花儿、草儿的声音都听不到，

只听到自己的肚子在咕咕叫。

"老师，我饿了！"

敏敏大声地说。

"这样啊，那我们赶快开始野餐吧！"

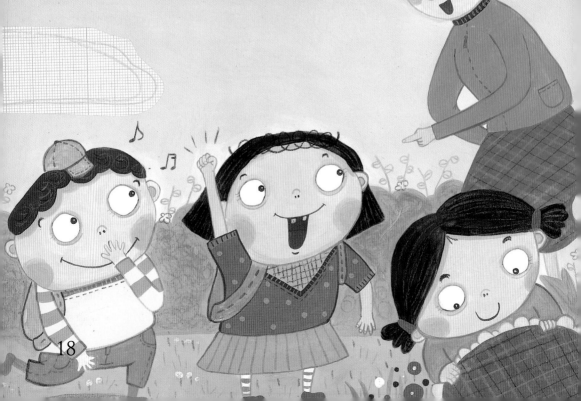

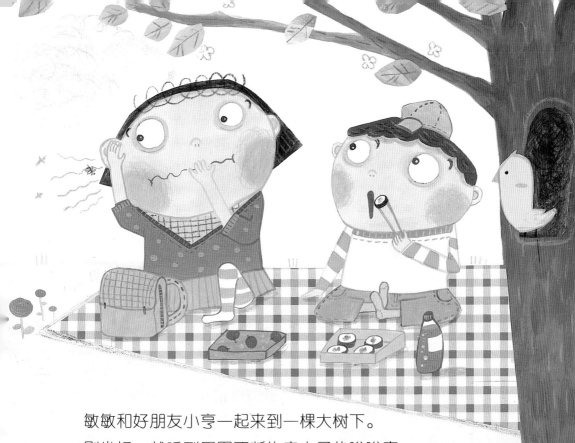

敏敏和好朋友小亨一起来到一棵大树下。

刚坐好，就听到周围不断传来虫子的嗡嗡声。

"小虫子，快走开！不许到这边来！"

小亨一边挥手赶着虫子，一边说道。

这时，敏敏突然捂着耳朵，哭丧着脸说：

"怎么办！好像有只虫子跑进我的耳朵了！它还在里面嗡嗡叫呢！"

哎呀，是哪里来的虫子这么冒失，竟然飞到人的耳朵里去！

父母问，孩子答

读到这里的时候，可以问问孩子：如果水或其他异物进入了耳朵，应该怎么做呢？听完孩子的回答后，不要立刻判断答案是否正确，继续读故事，让孩子自己去思考和判断。

"老师，敏敏的耳朵里进虫子了！我这就帮她取出来！"
小亨一边大喊，一边找来一根树枝。
"小亨，别乱来！"
老师急忙从别的地方跑过来。
她迅速地从背包里拿出一个小手电筒，将手电筒的光对准敏敏的耳朵。
果然，有一只小小的虫子从敏敏的耳朵里爬了出来。
"哇，多亏有老师呀！我得救了！这下可以吃饭喽！"
敏敏说完就开始大口大口地吃起饭来。

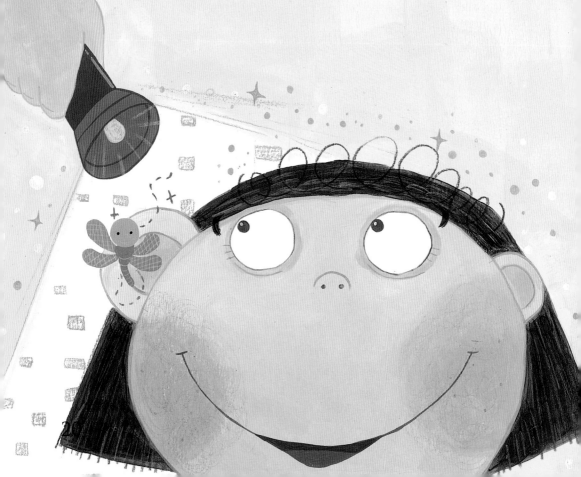

别忘了，要这么做

如果耳朵里进虫子了，应该这样处理

- 立刻把耳朵转向有光的地方，或将发光的手电筒对准耳朵，这样虫子就会被光线所吸引自动爬出来。

  - 如果小虫子或其他异物进入耳朵，还可以将婴儿护肤油加热至体温的温度，并滴一两滴在耳朵里，然后让耳朵朝着地面，这样虫子或异物就会自动随着油流出来。

    - 如果进入耳朵的是讨厌光线的蟑螂或其他体型比较大的虫子，就要立刻去医院，寻求医生的帮助。

如果耳朵里进水了，应该这样处理

- 耳朵朝着地面，单脚跳几下。
- 等水流出来之后，用热乎乎的石头捂一捂耳朵，或者用干净的棉球擦干。

如果其他异物进入耳朵，应该这么做

- 保持耳朵朝下，这样异物就会受重力影响自动掉落。
- 千万不要用手去挖，否则可能会让异物跑进耳朵里更深的地方。如果自己无法处理，就应该尽快到医院寻求医生的帮助。

21

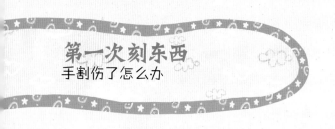

瑟儿放学回家了。

她一进门就兴冲冲地把花花绿绿的彩纸、蜡笔、水彩笔、胶水等一股脑儿地摆在了桌子上。

"妈妈，明天是小艺的生日，我准备给她做一张漂亮的公主贺卡。因为小艺最喜欢动画片里的莉莉公主啦。"

"好呀，要不要我帮你呀？"妈妈微笑着问道。

"不用啦，我自己可以的。"

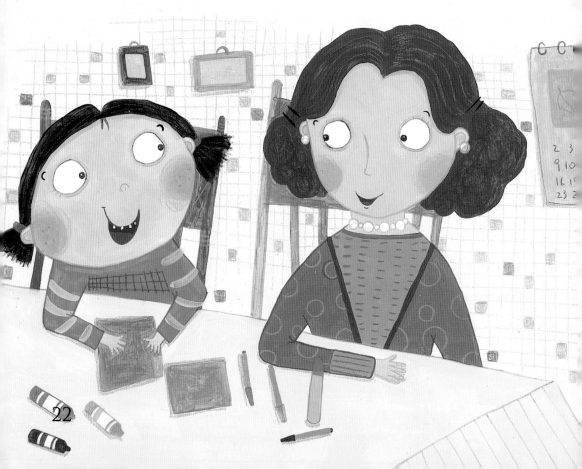

22

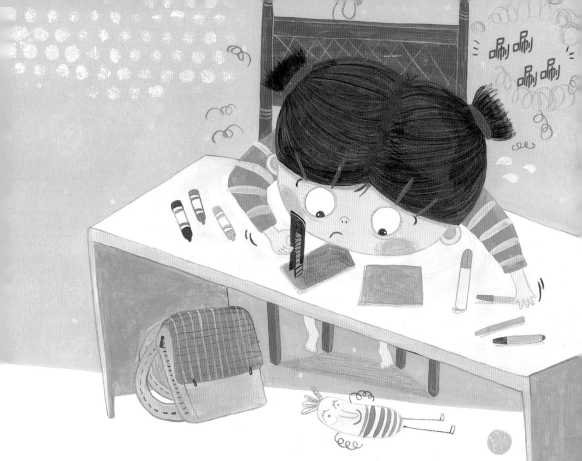

说完，瑟儿开始用心地画莉莉公主，并给公主涂上漂亮的颜色。

然后，她打算把公主剪下来，贴到彩色卡片纸上去。

可是，却怎么找也找不到剪刀。

这时，她看见笔筒里有一把裁纸刀。

"没有剪刀，我可以用裁纸刀呀！"

于是，瑟儿取出裁纸刀，开始小心地把莉莉公主刻下来。

父母问，孩子答

　　读到这里的时候，可以问问孩子：妈妈为什么问瑟儿需不需要帮忙呢？在什么情况下，瑟儿应该寻求妈妈的帮助呢？听完孩子的回答后，不要立刻判断答案是否正确，继续读故事，让孩子自己去思考和判断。

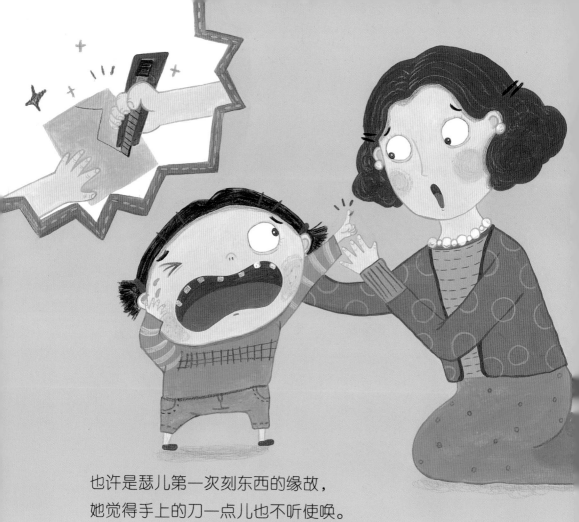

也许是瑟儿第一次刻东西的缘故，

她觉得手上的刀一点儿也不听使唤。

"错了，你这把小刀，应该往这边走！"

瑟儿努力地把刀朝着自己所想的方向拽。

突然，她一不小心割到了手。

"哇，好痛啊！妈妈，我的手受伤了！"

听到瑟儿的哭声，妈妈赶紧跑过来。

"哎呀，你要用刀应该找妈妈帮忙啊，傻孩子！"

妈妈心疼地说。

唉，可是不该发生的已经发生了，后悔也来不及了呀！

别忘了，要这么做

如果手割伤了，应该这样处理

- 用纱布或干净的布按压伤口约 5 分钟，直到止血。

- 止血之后，轻轻地清洗伤口，并涂上消毒药。

- 消毒之后，再涂上抗生素软膏，贴上创可贴。创可贴要记得每天更换。这样大约一周之后伤口就会愈合了。

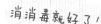

消消毒就好了！

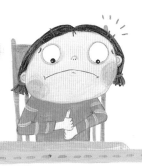

如果摔倒或划伤，应该这样处理

- 用肥皂把手洗干净。

- 用干净的水或盐水冲洗伤口。

- 擦干伤口上的水分，用消毒药水消毒后，再涂上一点抗生素软膏。

- 可以用干净的纱布或创可贴包住伤口，但睡觉的时候最好取下来。因为保持干燥通气更有利于伤口复原。

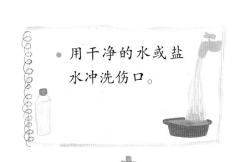

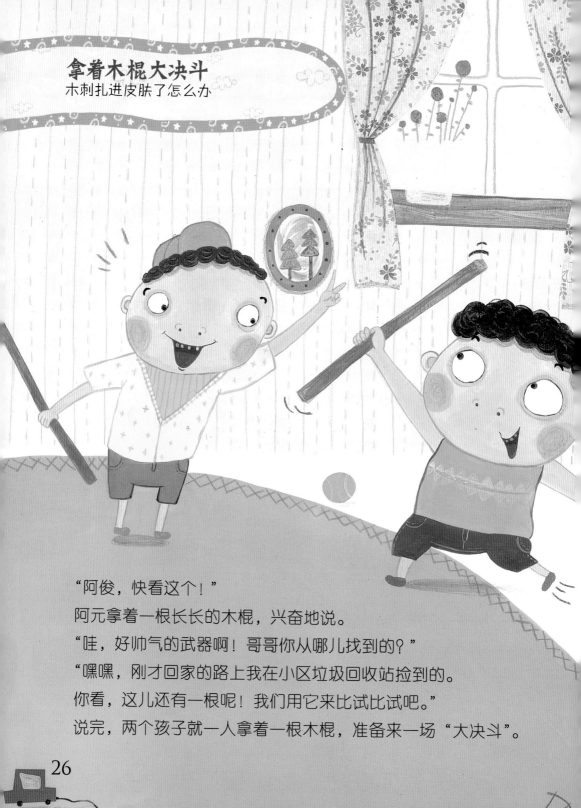

拿着木棍大决斗
木刺扎进皮肤了怎么办

"阿俊，快看这个！"
阿元拿着一根长长的木棍，兴奋地说。
"哇，好帅气的武器啊！哥哥你从哪儿找到的？"
"嘿嘿，刚才回家的路上我在小区垃圾回收站捡到的。
你看，这儿还有一根呢！我们用它来比试比试吧。"
说完，两个孩子就一人拿着一根木棍，准备来一场"大决斗"。

他们又不知从哪儿找来了一块红布和一块蓝布，分别披在身上，摇身一变，一个成了红骑士，一个成了蓝骑士！

"蓝骑士，看招！"

随着阿元的一声高喊，"决斗"开始了。

他们从卧室打到客厅，又从客厅打到阳台，始终没有分出胜负。

"哎哟！"

突然，阿俊停在原地不动了。

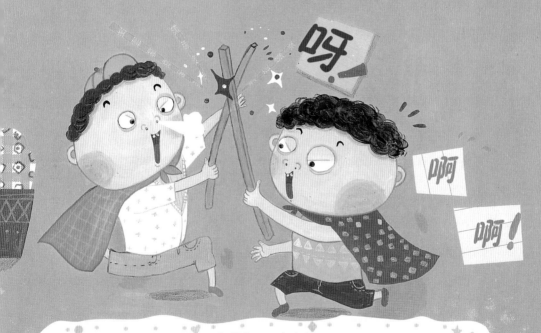

父母问，孩子答

读到这里的时候，可以问问孩子：丢在外面的东西可以随便带回家吗？听完孩子的回答后，不要立刻判断答案是否正确，继续读故事，让孩子自己去思考和判断。

27

"哥哥，好像有什么东西扎进我的手掌了。"
"我看看！哎呀，只不过是根木刺。
怎么，身为骑士你连这点痛都忍受不了吗？"
阿元看了一眼阿俊的手，不以为然地说。
"我当然可以忍受！"阿俊不服气地说。
于是，两个人又重新进入战斗状态。
可是，阿俊觉得手掌上的伤越来越疼、越来越疼……
现在，阿俊觉得这个"骑士决斗"的游戏一点儿也不好玩了。

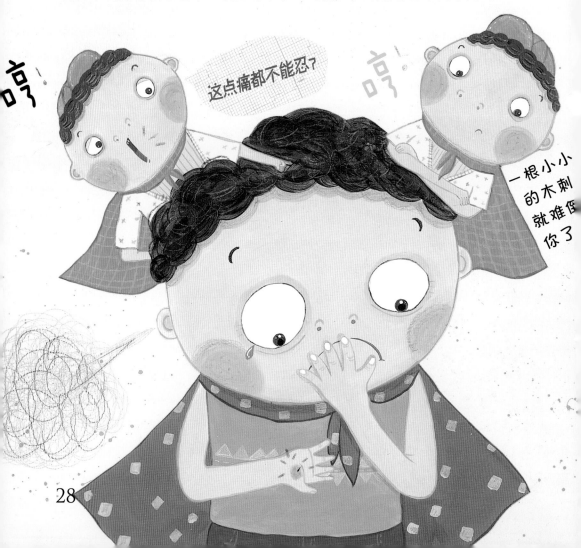

如果被木刺扎了，应该这样处理

- 将双手以及被木刺扎到的部位擦干净，然后站到光线充足的地方，这时，要仔细观察木刺是怎样刺入皮肤的。确定木刺的刺入方向之后，顺着这个方向可以比较容易地把木刺拔出来了。

- 如果用手指无法拔出木刺，可以改用镊子。一定要注意，使用镊子前要先用酒精擦拭，或是放在火上烤一会儿消毒。否则，有细菌的镊子接触到皮肤会导致皮肤感染。另外，使用火和酒精的时候，应该先征得父母的同意。

- 如果木刺扎得太深，用镊子都难以取出，就需要找一根消毒过的针轻轻将木刺从皮肤里挑出。这一步最好是请爸爸妈妈帮忙，如果爸爸妈妈不在家，就去附近的医院找医生帮忙。

预防被木刺扎到，注意以下几点

- 木制玩具或废旧木块上尖尖的木刺很可能刺伤皮肤，所以玩的时候一定要非常小心。

- 接触木块的时候一定要戴手套。

- 不要光脚在木板或木块上玩耍。

- 不要用手在木梯、木栏杆上摸来摸去，更不要把木板当滑梯坐。

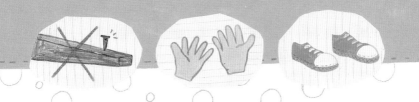

29

别从高的地方跳下来

脚扭伤了怎么办

今天，小原和小朋友们一起在小区游乐园里玩捉迷藏。

"这次该小原来找我们！"

于是，小原闭上眼睛，开始从 1 数到 10。

接下来，小朋友们赶紧找地方躲了起来。

"时间到！现在我要来抓你们啦。"

小原睁开眼睛，立刻朝滑梯顶上跑去。

因为他觉得动作最慢的阿仁肯定躲在那里。

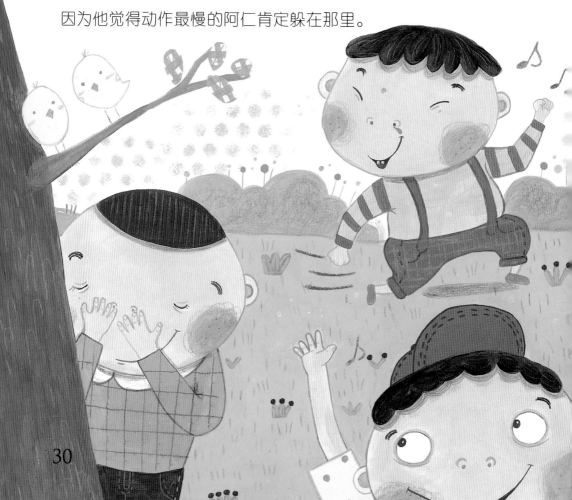

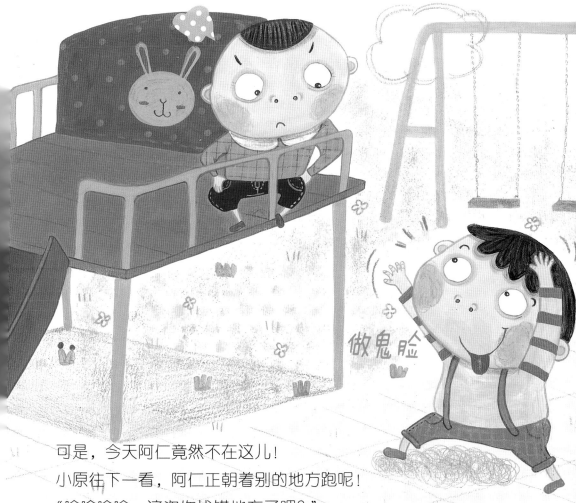

做鬼脸

可是，今天阿仁竟然不在这儿！

小原往下一看，阿仁正朝着别的地方跑呢！

"哈哈哈哈，这次你找错地方了吧？"

阿仁在滑梯下面得意洋洋地做了个鬼脸。

小原站在滑梯上，急得像热锅上的蚂蚁。

他朝滑梯底下看了看，心想：

反正也不是很高呀，干脆我跳下去算了！这样就能把阿仁抓个正着！

父母问，孩子答

读到这里的时候，可以问问孩子：从高的地方可以随便跳下来吗？听完孩子的回答后，不要立刻判断答案是否正确，继续读故事，让孩子自己去思考和判断。

"啊——"

只见小原从滑梯上猛地一跳，摔在了地上。

他一个劲儿地叫疼，直用手摸脚腕。

阿仁赶紧跑过来，紧张地问：

"你没事吧？干吗要从那么高的地方跳下来啊？"

"我还以为没多高呢！"

于是，捉迷藏游戏就这样提前结束了。

小原在阿仁的搀扶下一瘸一拐地走回了家。

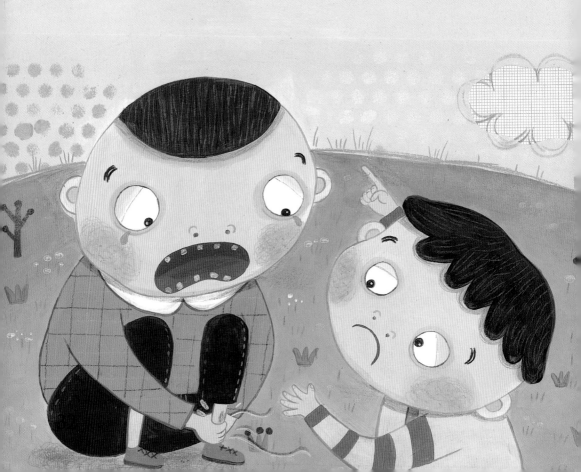

别忘了，要这么做

如果脚扭伤了，应该这样处理

- 不要急着站起来，先在原地静静休息一会儿，观察一下扭伤的部位。如果流血了，要用力按住伤口止血。
- 把扭伤的部位稍微抬起，试着轻微转动，弯曲。如果感觉不疼，再尝试站起来。
- 用毛巾冷敷扭伤部位，再用冰水浸泡伤处 20 ~ 30 分钟。
- 如果扭伤比较严重，就要用绷带将伤处包紧。绷带的作用是缓解伤处肿胀、防止伤势恶化。当然了，包得太紧也是不行的。

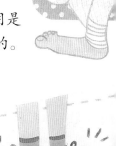

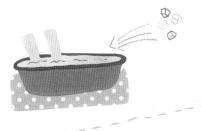

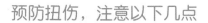

预防扭伤，注意以下几点

- 运动之前要做热身活动，运动之后要做整理运动。不要运动过量，也不要在身体不舒服的情况下坚持运动。
- 要穿尺码合适、舒服的运动鞋。鞋带一定要系紧，如果有扣带别忘了扣起来哦。
- 不要从高处跳跃，也不要在楼梯间赛跑或捉迷藏，更不要玩危险的游戏，时刻注意安全。

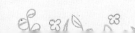

热狗里的牙齿

乳牙掉了怎么办

安娜托着腮帮子愁眉苦脸地坐在桌前。

她不停地用舌头顶着自己的前牙，

感觉牙齿摇摇晃晃的，好像马上就要掉下来。

"唉，怎么会这样呢？"安娜唉声叹气地说。

原来，她几天前就发现自己的前牙松了。

可是她怕爸爸妈妈知道了会带她去医院，就一直不敢说。

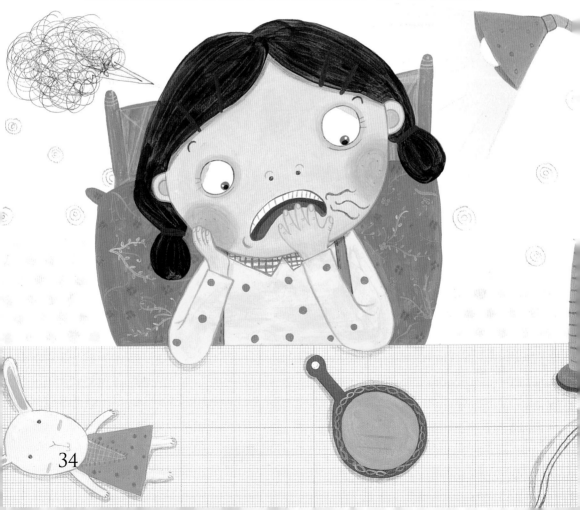

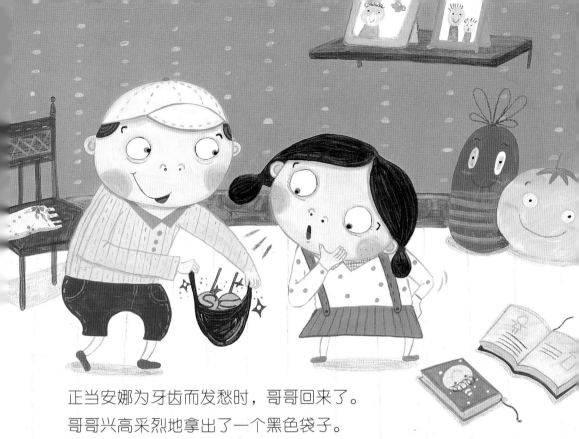

正当安娜为牙齿而发愁时，哥哥回来了。

哥哥兴高采烈地拿出了一个黑色袋子。

"安娜，我买了你最喜欢的热狗！

我想着要回来和你一起吃，就一路忍着呢！"

只见香喷喷的热狗从袋子里探出头来，好像正在说："安娜，你看到我还不流口水吗？哈哈！"

安娜正想拿热狗吃，突然又停住了。

她低下头默默地想：吃热狗会不会把那颗牙齿吃掉呀？

哎呀，管它呢，吃了再说吧！

父母问，孩子答

读到这里的时候，可以问问孩子：如果妈妈和老师都不在身边，你发现自己的牙齿突然掉了，应该怎么办呢？听完孩子的回答后，不要立刻判断答案是否正确，继续读故事，让孩子自己去思考和判断。

于是，安娜拿起一块热狗，大口大口地猛吃起来。

"嘎嘣！"

突然，安娜的嘴里传来一声奇怪的声音。

她被这声音吓了一跳，赶紧将嘴里的热狗吐了出来。

只见一颗沾着血的牙齿正躺在热狗里呢。

顿时，安娜感到嘴里涌出一股又腥又咸的味道，牙齿掉落的地方也开始疼起来。

"呜呜！怎么办啊？我的牙齿掉了！"

安娜用手捂住嘴，着急得都快哭了。

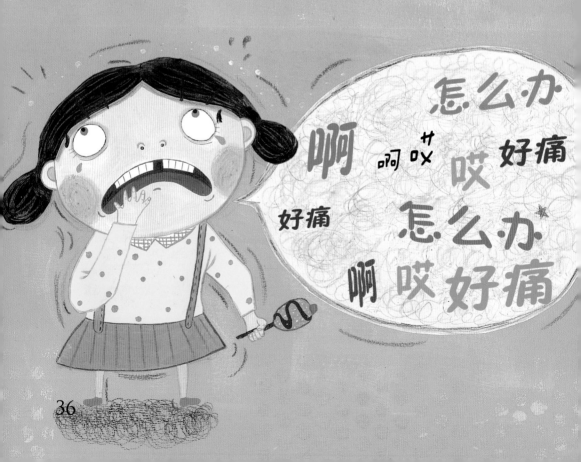

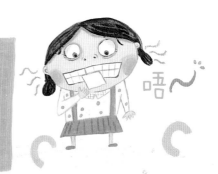

如果松动的乳牙掉了，应该这样处理

往嘴里塞一团干净的纱布，防止掉牙的部位继续流血。

如果固齿意外脱落，也不要惊慌

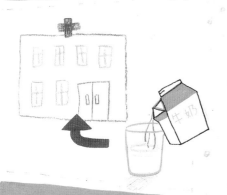

- 如果掉下来的牙齿脏了，就用盐水或牛奶将牙齿上的泥土、灰尘洗掉。注意千万不要碰牙齿的根部。

- 将牙齿放在水里或牛奶里，赶快到牙科医院。可千万不要把牙齿吞进肚子里去了。

- 如果掉落的牙齿无法再装回掉落的位置，就把它放进牛奶里带到牙科医院。如果没有牛奶，用口水将掉落的牙齿泡起来也行。

保护我们珍贵的牙齿

乳牙从出生后 6 个月开始生长，大约在六七岁的时候脱落，接着恒牙就会长出。恒牙脱落后不会再长，所以我们一定要好好保护。

- 运动或玩耍时，一定要注意安全，不要让牙齿受伤。

- 不要用力嚼冰块或硬糖等坚硬食物，不要用牙齿开汽水瓶盖，尽量少吃难嚼的食物。做到这几点才能保证牙齿健康。

- 每隔 6 个月应该到牙科做一次检查。

- 如果要吃零食，最好是选择水果而非甜食。牛奶、酸奶、奶酪等乳制品可以适当多吃，因为其中丰富的钙质可以让我们的牙齿更坚固。

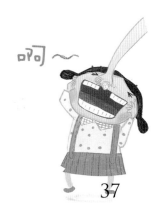

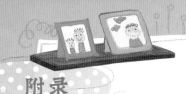

写给爸爸妈妈的应急救护知识

头部受伤

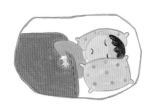

如果孩子头部受伤后只哭了一小会儿，很快就恢复活力，看上去和平时一样，那就不必过于担心。但是头部的伤情不容忽视，有可能过一阵还会恶化，所以受伤后48小时内一定要高度关注孩子的精神和身体状况变化。

- 保持身体固定不动，尤其是颈部。
- 用枕头或毯子垫在颈后，为防止呕吐物堵住气管，应保持稍微半躺的姿势。
- 如果头部流血，应该用纱布、绷带或是干净的布包扎伤口。
- 如果头部有肿块，应该用毛巾冷敷，并让孩子充分休息。
- 如果孩子出现呕吐、持续打盹、耳朵或鼻子流血的症状，一定要马上送医院。

骨折

在骨折部位尚未确定之前，不要移动孩子。如果孩子的骨折部位已经确定是臀部或大腿，也应该尽量保持不动。如果实在要移动，就要小心地抓住孩子的衣服，利用衣服的包裹性将孩子提起来。不要试图触碰骨折部位，更不能扭转。

腿骨骨折

① 将孩子轻轻地安放在可以平躺的地方，用手撑住膝盖和脚腕。
② 用夹板固定住受伤的腿。

手臂骨折

① 让孩子坐好，将受伤的手臂放在胸前，用没受伤的那只手作支撑。
② 用专用的撑板撑住受伤的手臂。
③ 用宽厚的绷带将手臂固定。

 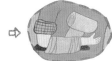

误食有毒物质

如果发现孩子误食了可能含毒素的物质，或者根本无法确定的时候，都应该按照已经误食了有毒物质来处理。

- 观察孩子的嘴部，看周围是否有灼伤痕迹。灼伤是已食用有毒物质的典型症状。
- 如果孩子意识仍清醒，注意不要用催吐的方法解毒。如果食用的有毒物质是酸性、挥发性物质或有毒清洗剂，应该让孩子大量喝水或牛奶。
- 如果孩子已经失去意识，应该立刻拨打急救电话，同时确认是否仍有呼吸。
- 如果孩子是无意识无呼吸者，考虑心脏骤停，应该给予心肺复苏（胸外按压＋人工呼吸）。
- 如果孩子呕吐，要让他保持侧卧姿势。

动物咬伤

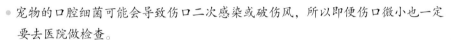

- 反复用流动的清水清洗伤口，涂抹消毒药。
- 用医用胶带或绷带将伤口包好。
- 宠物的口腔细菌可能会导致伤口二次感染或破伤风，所以即便伤口微小也一定要去医院做检查。
- 确定咬人的宠物是否打过狂犬疫苗。

落水

- 将孩子从水中救出后，首先查看意识、呼吸、脉搏是否正常。
- 清醒者，安慰陪伴，脱掉湿衣服，用干毛巾或干衣服裹住其身体，以防感冒。
- 昏迷者（对呼叫或拍肩无反应），如有呼吸（可见胸廓起伏），则让孩子保持侧卧位，防止呕吐物堵塞气道，密切观察呼吸，等待急救人员到达。
- 昏迷且无呼吸，考虑心脏骤停，必须立即给予人工呼吸＋胸外按压。儿童应首先给予人工呼吸 2 次，继之胸外按压 30 次。如此反复进行，直到急救人员到达。

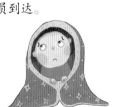

- 谨记，无论落水者被救上岸后处于什么状态，都不要按压腹部或倒背控水，应按以上建议分类救治。

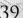

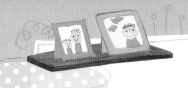

异物堵塞气管

立刻拨打急救电话。如果孩子意识清醒，可以说话、咳嗽，应该轻轻拍打孩子的背部，尽量让他把异物咳出来。如果孩子有意识但已经不能说话或咳嗽，并无法呼吸，应该采用海姆立克急救法。

海姆立克急救法

① 站在孩子身后，用手臂搅住孩子的腰。

② 一手握拳，注意拳眼要朝着孩子的腹部中央。

③ 另一只手握住握拳的手，用力将孩子的腹部朝背部方向冲击压迫。

④ 反复实施五次左右，直到孩子吐出异物或重新开始呼吸、咳嗽。

> 将拳头放在肚脐眼和剑突（两侧肋缘交汇处）之间，做动作的时候尽量向上，朝着孩子的头部方向。

如果孩子尚不满周岁

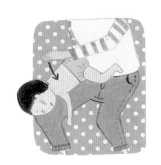

① 让孩子卧在膝盖上，用一只手紧紧抓住孩子，另一只手快速拍打孩子的背部 5 次，注意保持孩子的头部低于身体。

② 将孩子翻转过来，用一只手及手臂固定婴儿并置于大腿支撑，另一只手食指中指并拢，在胸部正中行按压冲击。

> 按压位置在孩子的胸部中央，即乳头连线中点。

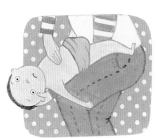

● 清醒者：先将患儿脸朝下，用拳根拍击患儿背部胛骨之间区域，连续 5 次。然后将患儿翻转头仍朝下，在两乳头中点处做 5 次胸外按压。如此反复直至异物冲出。

● 无反应者：则应立即做标准心肺复苏。

热性惊厥

痉挛（热性惊厥）多发生在发热后12小时内。多数为全身强直阵挛或阵挛性发作，少数为强直性发作或失张力发作，15%为一侧性或限局性发作。多数发作历时短暂，一次热程中仅有1次发作。

- 热性惊厥发作时，不要强力按压约束孩子、不要往孩子嘴里塞任何东西、不要喂水喂药，可头部垫厚毛巾，注意挪开周围锐器硬物及热水瓶等，以免损伤。
- 热性惊厥主要发生在体温突然上升之后，所以当务之急是降低体温。
- 物理降温：脱掉孩子的衣服，用温水浸湿毛巾后，擦拭孩子的胸部、背部、头部、颈部、手臂、腿部等，以降低体温。
- 药物降温：首选对乙酰氨基酚或布洛芬混悬液。但注意千万不能给孩子服用阿司匹林。因为这种药物可能会引发雷耶综合征，导致生命危险。

雷耶综合征：指受感冒病毒或水痘病毒感染的儿童、青少年在治疗后期出现脑压上升、脑功能障碍等症状，并导致突然性的严重呕吐和昏厥，进入高危状态。

绷带包扎法

绷带可以固定纱布并压迫血管，起到保护伤口和止血的作用。

- 用较大、较厚的纱布完全包裹住受伤部位，注意不能直接用绷带包扎伤口。
- 从离心脏较远的位置开始绑绷带。
- 如果不是以止血为目的，包扎的力度要轻一些。如果包得太紧，受伤部位会很疼，甚至肿起来。
- 从伤口往下一些的部位一直包扎到伤口以上。

在家里准备一个应急药箱

和孩子一起准备一个应急药箱，放在容易拿取的位置。（当然这个位置不能是孩子也够得着的地方。）另外，注意要每个月检查一次药箱，看里面是否有药物或工具已用完、是否有药物过期等。

常备药及常用医疗工具

消毒药（酒精及双氧水等）、抗生素软膏、炉甘石洗剂、液体清凉油和固体清凉油、凡士林软膏、解热镇痛药、儿童专用灌肠解热药、止泻药、便秘药、止咳药、抗组胺剂（过敏的时候吃）、消毒纱布、消毒绷带、一次性创可贴（一次性绷带）、创可贴、消毒棉球、消毒棉棒、化妆棉、剪刀、镊子、体温计、冰袋、消毒针、塑料袋（丢弃药瓶或医疗工具时使用）、一次性手套、纸杯、火柴、刮胡刀等。

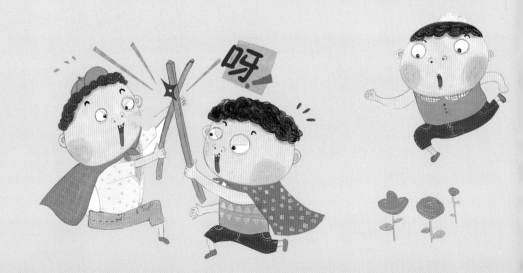

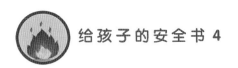

给孩子的安全书 4

安全在家无事故

季 悠 何宜妍 主编

季 悠 著 何宜妍 绘

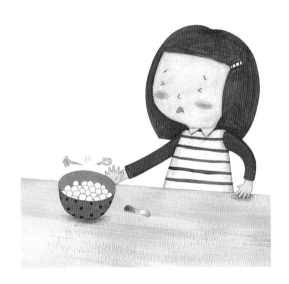

九州出版社
JIUZHOUPRESS

图书在版编目（CIP）数据

安全在家无事故 / 季悠著；何宜妍绘 . -- 北京 :
九州出版社，2019.11
（给孩子的安全书 / 季悠，何宜妍主编）
ISBN 978-7-5108-8483-2

Ⅰ . ①安… Ⅱ . ①季… ②何… Ⅲ . ①家庭安全—儿
童读物 Ⅳ . ① X956-49

中国版本图书馆 CIP 数据核字（2019）第 273285 号

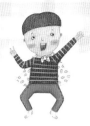

亲爱的家长朋友：

　　你们好！

　　从孩子们诞生的那一天开始，作为家长的我们就处于各种担忧之中了，而其中最多的是对于各种安全事故的忧虑。生活中，我们常常可以听到很多叮嘱、提醒甚至大声而焦急的呼喊。与其这样，不如让我们从生活中的每一个环节入手，系统地教育孩子吧。同时我们更应该充分重视孩子自我安全意识的培养，教会孩子机智应对各种可能发生的危险。教给孩子自我保护的良好方法，才是其一生安全的保障。

　　这套丛书，在叙述形式上新颖亲切。结合日常生活实际，从孩子喜爱的各种小故事开始，引导孩子思考，并学会保护自己的方法；其所包含的内容全面有序。家庭、社会、交通、游戏，等等，几乎涵盖了生活中可能遇到的各种情况，并进行了详细的分析，这不仅对孩子，对我们成人也是一次安全知识的学习与扩展；在教育理念上，体现了孩子的心理特点和先进的教育思想，在阅读过程中，我们常常会因书中人物的想法而会心一笑，仿佛那就是我们身边的孩子，让人爱不释手。以此进行亲子阅读，一定会既有趣又有益。

　　作为一名学前教育工作者，我真诚地希望家长、老师们能带着孩子们一起读读这套丛书，为孩子们创造一个更加安全的生活环境。因为让每个孩子都快乐、健康地成长，是我们共同的心愿！

北京市艺术教育研究会理事　**许丽萍**
北京空军育翔蓝天幼儿园园长

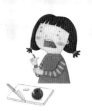

为孩子创造一个世界上最安全的家

孩子踏出家门的一瞬间，家长就开始担心了。在外面玩的时候会不会受伤？过马路会不会被车碰到？会不会被坏人骗？……需要担心的事情很多，说也说不完。当孩子安全回到家的时候，家长悬着的一颗心才能放下。

可是，即使在世界上最安全的家里，也可能发生很多事故。有些时候，家里甚至比外面还要危险。据统计，58% 的儿童事故是发生在家里的。电、煤气、家具、尖锐的工具、孩子的玩具、生活必需品等很多东西都有可能给孩子带来危险。

不仅如此，孩子发生事故，很多时候是一瞬间的事。如果不提前预知并排除危险因素的话，孩子随时都有可能发生危险。因此，绝对不能抱有侥幸心理，不可任由危险因素存在于生活中。

我是一个 6 岁孩子的母亲，读这本书的时候，我仔仔细细地把家里观察了一遍，家里含有危险因素的东西比想象中要多很多，现在想想都后怕。从读完这本书到现在，每看到家里的一样东西，我都会第一时间考虑这个东西会不会给孩子带来危险。

排除家中含有危险因素的物品，并不是一件很麻烦的事情。可以将这些东西放到孩子够不到的地方，或者调整一下物品放置的位置或方向，都是很好的办法。当然，提前告知孩子一些危险情况，也是非常有必要的。

请给孩子一个最安全的家。希望这本书可以帮助所有的爸爸妈妈为孩子创造一个世界上最温暖最安全的"家"。

一个孩子的母亲　李柔妧

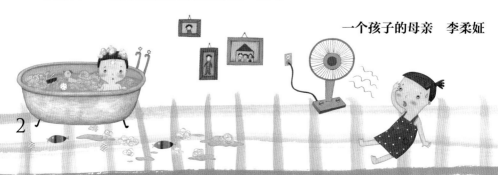

2

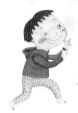

多用一份心，给孩子一个最安全的家

"家"在你的心中代表着什么？最温暖的地方？最安全的地方？

很多人都认为，家是最安全的地方。可是，你知道吗？调查结果显示，家其实是安全事故最多发的场所。住宅及住宅周围事故发生率为40.7%，学校为27.2%，而交通设施上的事故发生率则为9.1%。

家中发生的事故都有哪些呢？碰撞到家具发生的擦伤撞伤；从家具上掉落跌伤；热水、蒸汽、电、火等造成的烧伤烫伤；窒息事故；食物中毒等等。这些都是常见的家中危险因素造成的事故。

家中不同场所发生的事故类型也不同。卧室和客厅容易发生擦伤、撞伤、滑倒、跌落等事故；厨房中发生的有27.3%是烧伤烫伤事故；浴室中发生的有70.3%是滑倒摔伤事故；玄关中发生的有50%是被挤到或夹到事故；楼梯上发生的90.7%是跌落滑倒事故。

所以，在家中也要提前做好相应的防护措施。如果家中有小孩，就更要注意。孩子在家中发生事故，一定是家长的疏忽，家长应该负全部责任。

在这本书中，将家中可能发生的事故分成了8个类型。作者将危险情况用童话式场景展现出来，让家长帮助孩子轻松了解危险，并提前预防。每个章节后都有个游戏类板块，孩子可以和家长一同进行安全练习。家长多用一份心，便可以为孩子营造一个更加安全的成长环境。

希望这本书可以帮助所有家庭避免家庭中可能发生的危险，让我们的孩子健健康康地长大。

儿童安全教育机构代表　许亿

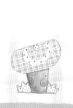
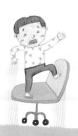
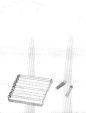

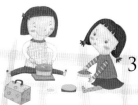

3

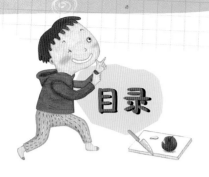

目录

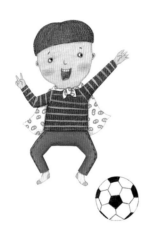

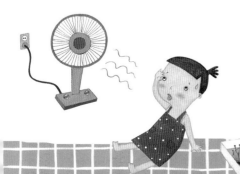
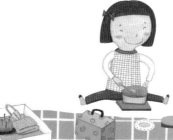
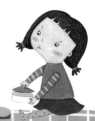

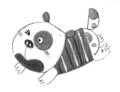

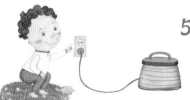

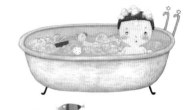

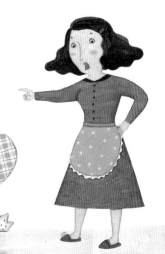

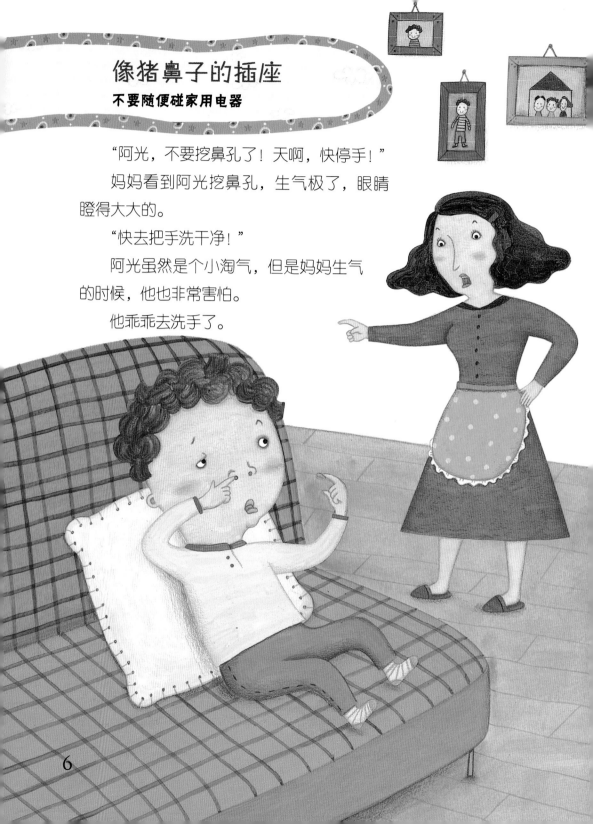

像猪鼻子的插座
不要随便碰家用电器

"阿光，不要挖鼻孔了！天啊，快停手！"

妈妈看到阿光挖鼻孔，生气极了，眼睛瞪得大大的。

"快去把手洗干净！"

阿光虽然是个小淘气，但是妈妈生气的时候，他也非常害怕。

他乖乖去洗手了。

6

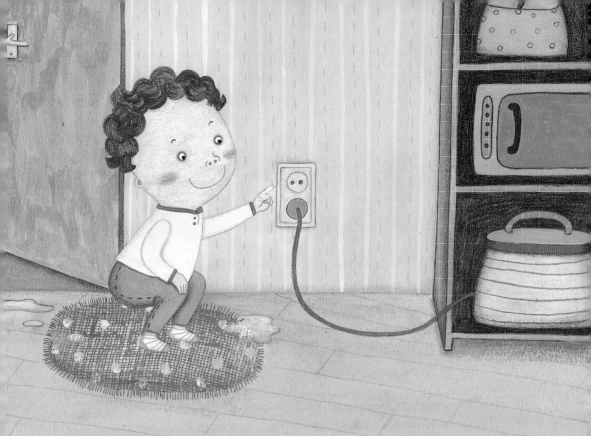

"好无聊哦，找点有趣的事情做吧。"

阿光左顾右盼起来。

突然他看到了墙上的电源插座。

这个插座长得真有趣，就像个猪鼻子。

"哇，好大一个鼻孔，让我来挖一挖。"

阿光将刚洗过还没擦干的手伸向了插座。

父母问，孩子答

    读到这里的时候，可以问问孩子，阿光将手指伸到插座孔里会发生什么危险。孩子回答后，先不要说出答案，继续读故事，让孩子自己思考。

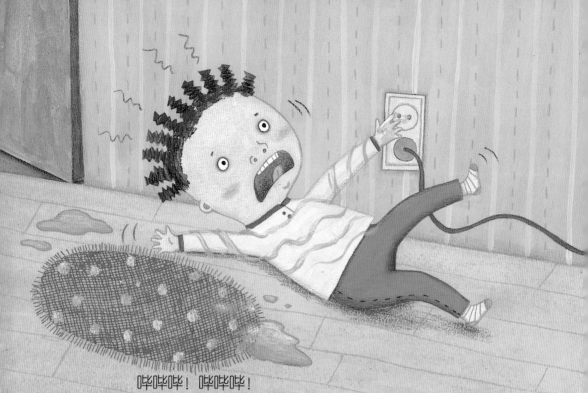

哔哔哔！哔哔哔！

电流从阿光的身体通过。阿光的头发全部竖起来了，手指火辣辣地疼。

听到阿光的惨叫，妈妈急忙跑过来，戴着干燥的橡胶手套将阿光的手指从插座里抽出来。

"阿光，电非常危险！如果不小心触电，全身会被烧成黑色，人会被电死的。"

从此以后，阿光再也不敢随便碰插座了。

和爸爸妈妈一起练习

- 爸爸妈妈找出家里的电器，给孩子演示正确的使用方法。
- 给孩子演示正确使用插座的方法，告诉孩子不能将手指伸入插座孔。
- 告诉孩子家中哪些东西不能随便碰，如果碰了会有什么后果。

  例如：告诉孩子电熨斗的电源开着的时候不能碰金属部分。可以通过情景剧来演示给孩子看，碰触后大叫"啊，好烫！"

湿手不要碰电器

水容易导电。手湿的时候如果用手碰触插座或者开着的电器，会有生命危险。因此在接触电器和开关时要擦干手。

不要随便碰触插座的插孔

插座的插孔里电压很高。不要随便用东西捅插座的插孔，这样做很可能引起火灾，带来危险。

家用电器不能随便碰

微波炉中如果放入金属，会有爆炸的危险。加湿器和电熨斗不能随便碰，会烫伤。不要钻进冰箱和洗衣机玩耍。

不能在一个插座上同时使用多个电器

不能在一个插座上插多个电器并同时使用，这样有可能引发火灾。

9

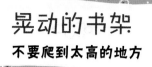

晃动的书架
不要爬到太高的地方

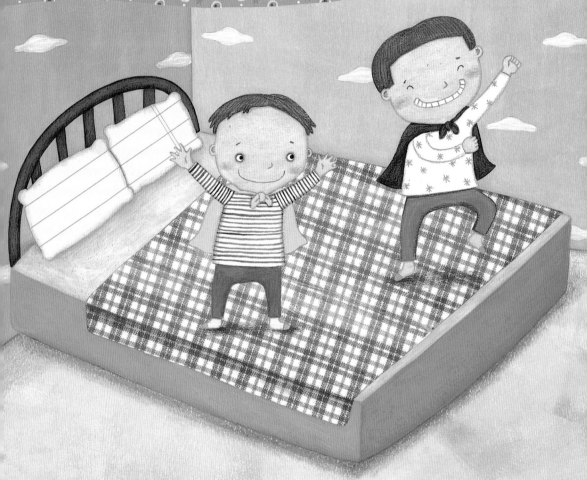

妈妈出门买菜的时候，大伟带着小朋友们玩起游戏来。

"我是超级英雄，没有事情可以难倒我！"

大伟和小明是这群孩子中的孩子王。

"老大，今天咱们玩点儿什么？"

一个"部下"问大伟。大伟左顾右盼之后，指着家里的

书架说："我们来看看谁敢从那个书架上跳下来吧。"

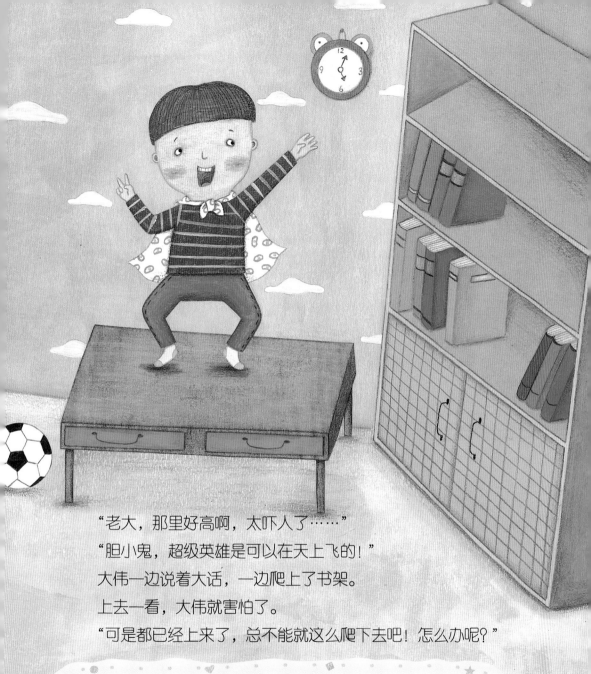

"老大，那里好高啊，太吓人了……"

"胆小鬼，超级英雄是可以在天上飞的！"

大伟一边说着大话，一边爬上了书架。

上去一看，大伟就害怕了。

"可是都已经上来了，总不能就这么爬下去吧！怎么办呢？"

父母问，孩子答

读到这里的时候，可以问问孩子，爬到太高的地方会有什么危险。孩子回答后，先不要说出答案，继续读故事，让孩子自己思考。

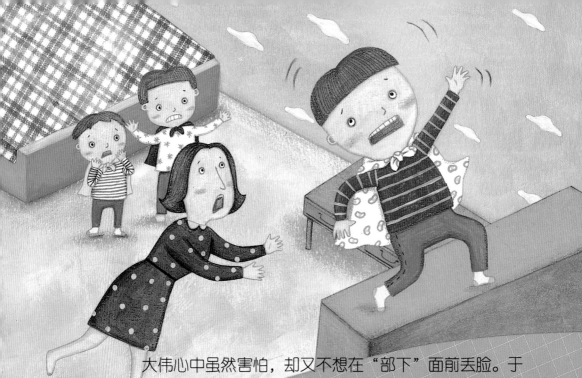

　　大伟心中虽然害怕，却又不想在"部下"面前丢脸。于是他一咬牙，就打算往下跳。

　　就在这时，书架突然晃动起来。大伟重心不稳，身体转了个方向，背朝地面跌落下来。

　　"啊啊啊！要掉下去啦！"

　　从市场买菜回来的妈妈看到这一幕，闪电一样冲过来，及时接住了大伟。

　　那一刻，在大伟心中，妈妈才是真正的超级英雄。

请个子高的大人帮忙

如果你的东西放在高处够不到，不要自己踩着椅子或者其他高的地方去够，这样很危险。尤其是那种有轮子的椅子，站在上面很容易摔下来。要拿高处的东西其实有个很简单的办法，就是请个子高的大人帮忙。

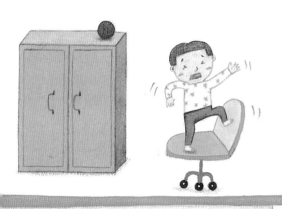

书架不是梯子

书架是用来放书的家具。爬到上面不但有跌落的危险，如果书架摇晃起来，还有可能被上面掉下来的书砸到，更严重的是，有可能整个书架倒下来压到身上，非常危险。

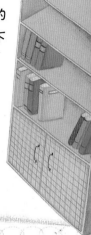

重的东西放下面，轻的东西放上面

放置东西的时候，重一些的书和玩具要放在家具的下面，轻一些的娃娃等物品可以放在稍微高一点的地方。这样，就算书架摇晃，东西掉下来砸到身上，也不会受到严重的伤害。

不要钻到家具里面玩耍

床底、衣柜里、桌子下面等很多地方都有较大的空隙。钻到里面，有可能被家具擦伤、刺伤，甚至有可能卡住出不来，所以不要钻到家具里面玩耍。

13

好大一只蝉
不要靠在窗前

"呼，热死啦！"

吹着电风扇，艳艳还是觉得热，汗珠一直滴答滴答往下落。

"可能是因为关着窗户才会这么热！"

艳艳跑去把阳台的窗户打开。这时，几声蝉鸣通过打开的窗户传进艳艳的耳朵。

定睛一看，原来窗外的大树上趴着一只蝉。

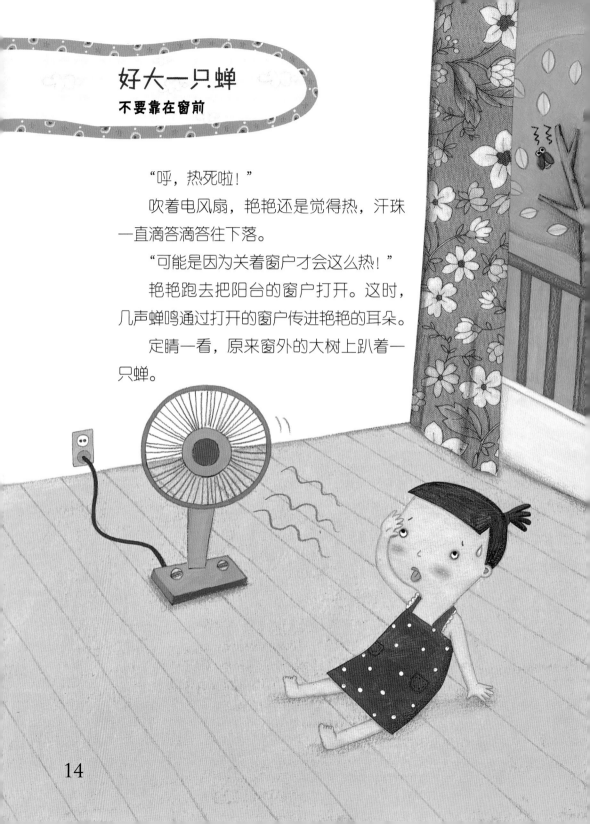

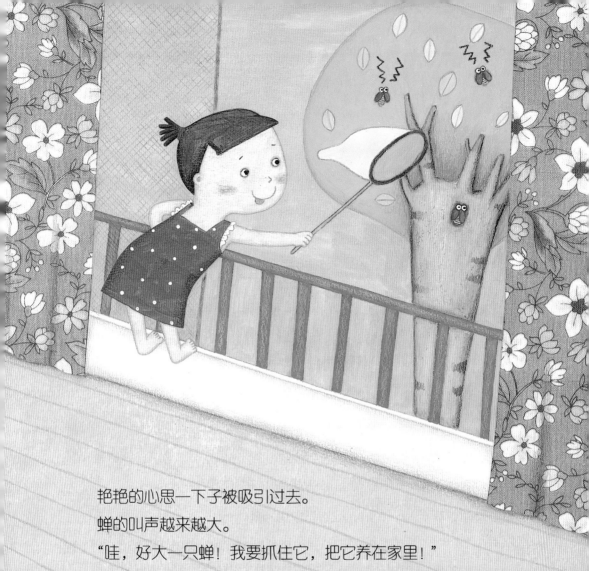

艳艳的心思一下子被吸引过去。

蝉的叫声越来越大。

"哇，好大一只蝉！我要抓住它，把它养在家里！"

艳艳找来捕蜻蜓的网，把身子探出窗户，使劲儿挥动着
手里的网去捕蝉。

父母问，孩子答

读到这里的时候，可以问问孩子，这样将身体探出窗外会有什
么危险。孩子回答后，先不要说出答案，继续读故事，让孩子自己
思考。

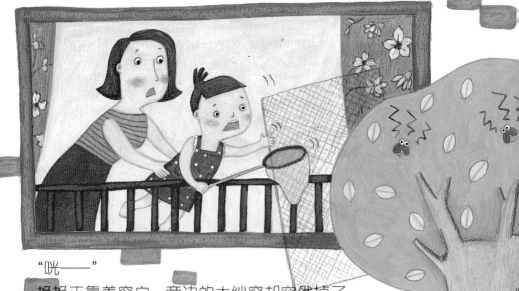

"咣——"

艳艳正靠着窗户，旁边的大纱窗却突然掉了下去。艳艳的身体失去重心，向窗外栽去。

"啊，妈妈！"

妈妈听到声音，急忙冲过来，一把拉住艳艳，将她抱在怀中。

"掉下去可怎么办！你如果掉下去，会像纱窗一样摔坏的！"

"妈妈，我再也不这样了。"

艳艳和妈妈拉钩，保证再也不靠着窗户做这么危险的动作了。

和爸爸妈妈一起练习

- 在窗户边设置一些插销之类的装置，让孩子自己无法打开窗户；阳台上要装保护栏杆，并让孩子们了解这些装置的用途。
- 和孩子一起将阳台上的椅子和花盆搬到安全的地方，让孩子有个"不安全区域"的概念。
- 百叶窗或窗帘的绳子有可能勒住孩子的脖子导致窒息，让孩子远离百叶窗或窗帘的绳子，避免受到伤害。
- 将一根筷子放到门口做关门动作，给孩子演示用力关门和轻轻关门的区别，让孩子养成轻轻关门的好习惯。

16

不要独自在阳台玩耍

孩子一个人在阳台或者敞开的窗前玩耍，很容易掉下去。所以尽量不要让孩子独自在阳台或窗前玩耍。也不要让孩子从阳台或窗户往下面扔东西，以免砸到下面的行人。

将身体探出栏杆外是非常危险的举动

将身体探出栏杆外或者窗外，很可能会掉下去或者被栏杆夹住。如果想看窗外的风景，站得离窗边稍微远一点也可以看到。

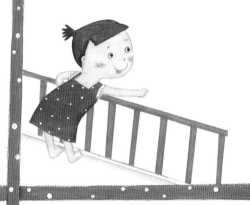

不要将儿童用物品放到阳台或者窗边

孩子在阳台或窗边踩着高处拿东西，如果滑落，会更加危险。所以不要将孩子用的东西放到阳台或窗边。

轻轻关门窗

用力关门的时候，如果夹到手指，可能会造成骨折。所以关门窗的时候要轻轻地关。

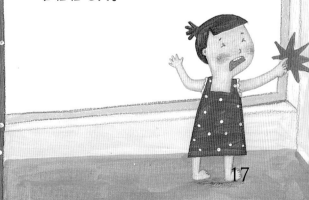

17

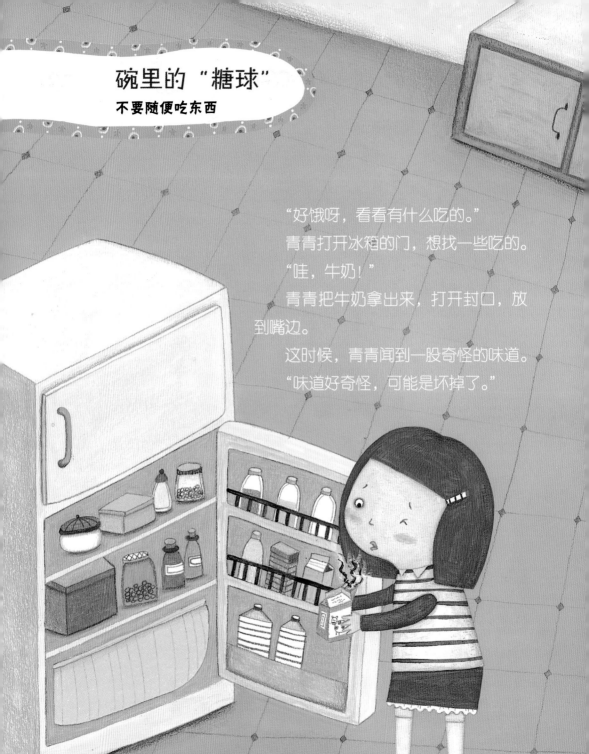

碗里的"糖球"
不要随便吃东西

"好饿呀，看看有什么吃的。"
青青打开冰箱的门，想找一些吃的。
"哇，牛奶！"
青青把牛奶拿出来，打开封口，放到嘴边。
这时候，青青闻到一股奇怪的味道。
"味道好奇怪，可能是坏掉了。"

18

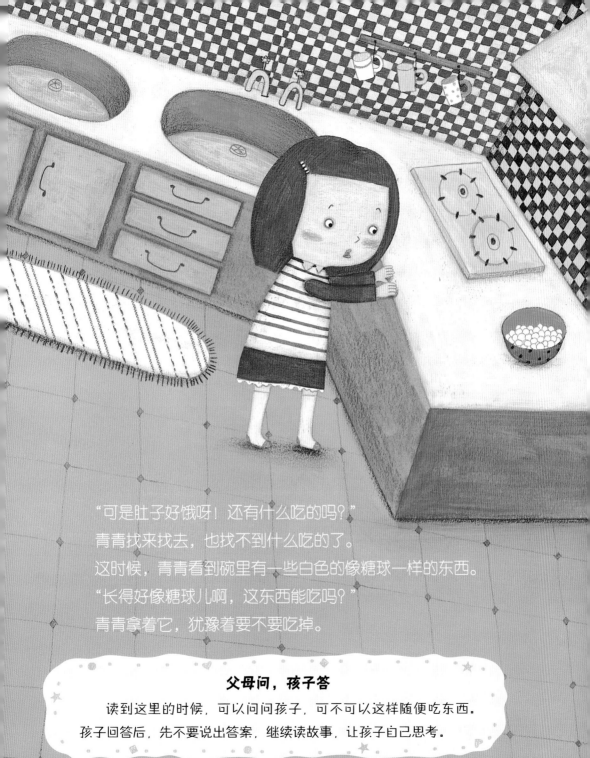

"可是肚子好饿呀！还有什么吃的吗？"
青青找来找去，也找不到什么吃的了。
这时候，青青看到碗里有一些白色的像糖球一样的东西。
"长得好像糖球儿啊，这东西能吃吗？"
青青拿着它，犹豫着要不要吃掉。

父母问，孩子答

  读到这里的时候，可以问问孩子，可不可以这样随便吃东西。
孩子回答后，先不要说出答案，继续读故事，让孩子自己思考。

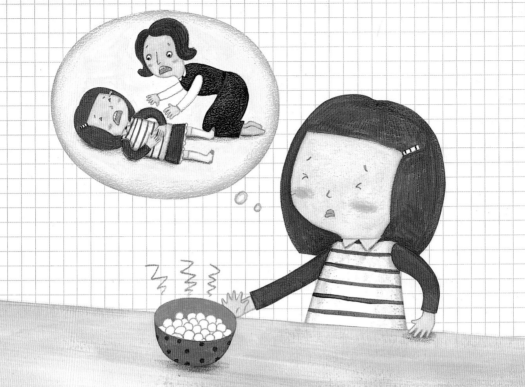

"先闻闻味道吧。没准像牛奶一样，也是坏掉的食物。"

青青把这些长得像糖球的东西放到鼻子前闻了闻。

"奇怪，不是糖果的味道？味道好像是妈妈放在衣柜里的药啊。"

青青顿时没有吃它的欲望了，她决定等妈妈回来，问问妈妈这个可不可以吃，有没有什么可以吃的东西。

和爸爸妈妈一起练习

- 教会孩子看食品包装上的保质期，每次打开包装吃东西的时候，和孩子一起确认食物是否在保质期内，帮助孩子养成良好的习惯。
- 和孩子一起做游戏，分别说出哪些东西能吃，哪些东西不能吃。

  例如：能吃的东西——妈妈爸爸准备的东西、新鲜的东西等。不能随便吃的东西——洗涤剂、药、化妆品、掉到地上的东西、变味的东西等。

常洗手，双手保持干净

手上有很多肉眼看不到的细菌。每次从外面回到家里的时候，要先洗手。吃东西前也要洗手。

吃东西前先询问父母

吃每样东西前，先询问父母是否可以吃。不是所有果汁瓶和冰箱里的东西都可以吃。

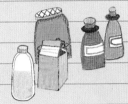

学会看食物保质期

食物放久了就会变质腐烂。所以一般的食物包装袋上都会印有保质期。在吃东西之前，要先确认食物仍在保质期内。

细嚼慢咽

细嚼慢咽有助于消化，对身体也有好处。尤其是吃很硬的豆子、核桃等食物的时候，更要细嚼慢咽，否则容易噎住。

我想下厨做东西
不要自己开煤气灶

"妈妈，我想用平底锅煎鸡蛋！就让我试一次吧！"

圆圆从小就想当一个好厨师，这不，他正缠着妈妈想自己煎个鸡蛋呢。

"不行！你知道煤气有多危险吗？"

妈妈边说边把煤气的阀门拧好，关闭总开关，把平底锅和餐具也都收起来了。

妈妈还禁止圆圆继续在灶台旁边玩。

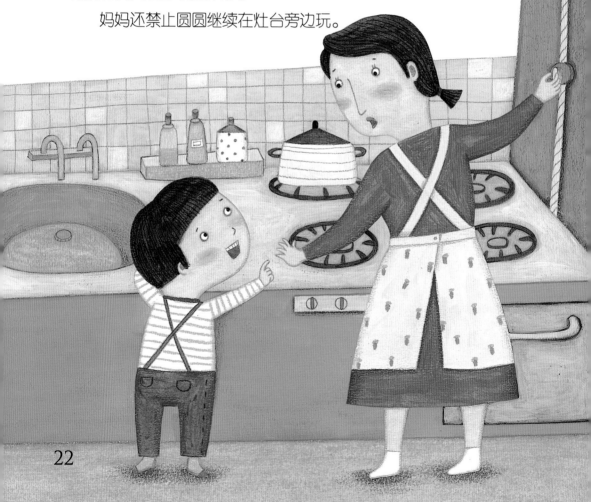

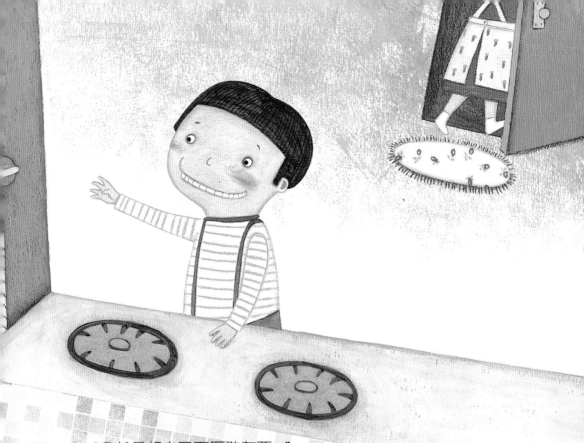

"我就是想自己下厨做东西！"

圆圆趁着妈妈去洗手间的时候偷偷溜进厨房，跑到煤气阀门前。

他打开煤气阀门外的总开关，拧开阀门。

可是拧了好几次，都没打着火。

这时候，有一股奇怪的味道传出来。

圆圆不知道味道是从哪里来的，急得团团转。

父母问，孩子答

读到这里的时候，可以问问孩子：圆圆闻到的味道是什么味道？

孩子回答后，先不要说出答案，继续读故事，让孩子自己思考。

"圆圆，你干什么呢？什么味道这么奇怪？"

妈妈从洗手间出来，闻到了味道。

"我想开煤气，可是打不着火，反而闻到一股奇怪的味道。"
圆圆着急得要哭了。

妈妈急忙过来拧好总开关，关掉煤气，并把窗户打开，然后对
圆圆说："圆圆，你这样拧来拧去，不用巧劲儿，不但打不着火，
还会把煤气放出来。如果遇到明火，会发生爆炸，引发火灾的。"

圆圆一听吓坏了。从此以后，圆圆再也不敢乱动煤气灶了。

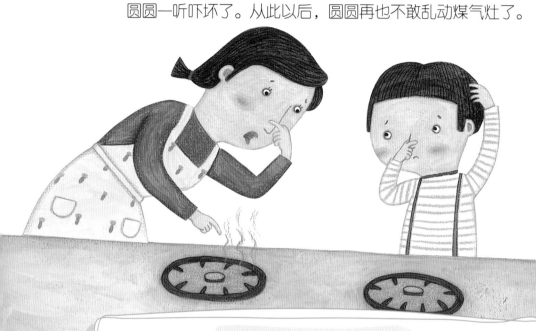

和爸爸妈妈一起练习

- 给孩子讲解煤气安全知识，告诉孩子关好煤气阀门的重要性。教会
  孩子闻到屋子里有煤气的味道时，要赶快打开窗户通风换气，并做
  相关练习。
  例如：LPG 是液化石油气，比空气重。气体多的时候，会下沉，遇到这种煤气
  泄漏，要让地板附近通风换气。家用煤气是 LNG，比空气轻，会飘到天花板附
  近。所以家用煤气泄漏的时候，要让上方的空气流通。
- 和孩子一起做火灾演习，训练孩子正确执行应对措施。
- 和孩子一起练习拨打火警电话。
  例如：背诵火警电话，并准确报出自己的姓名、地址和起火原因。

烫手的东西不要随便碰

点燃的火柴、通电的灯泡、饭锅、加湿器等，家里有很多东西会烫伤手，不能随便碰触。

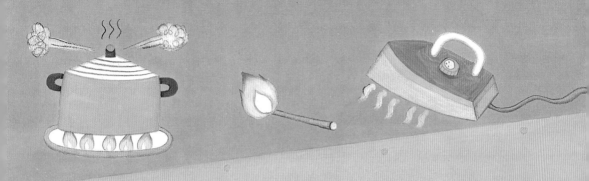

远离灶台

灶台是用火烹饪食物的地方，有时也会带来危险。灶台上的锅和滚烫的水可能会烫伤手。煤气灶如果使用不当，还可能导致煤气泄漏，引发火灾。

着火了，怎么办

如果家里着火，不要自己直接去灭火，要躲到安全的地方。电器或汽油着火的时候，不能用水去灭火，这样反而更加危险。

着火时，将毛巾或衣服用水浸湿，捂住口鼻，身体趴在地上匍匐着向外逃生。起火时不能使用电梯，楼梯更加安全。到了安全的地方，要大声呼救，并拨打火警电话119。

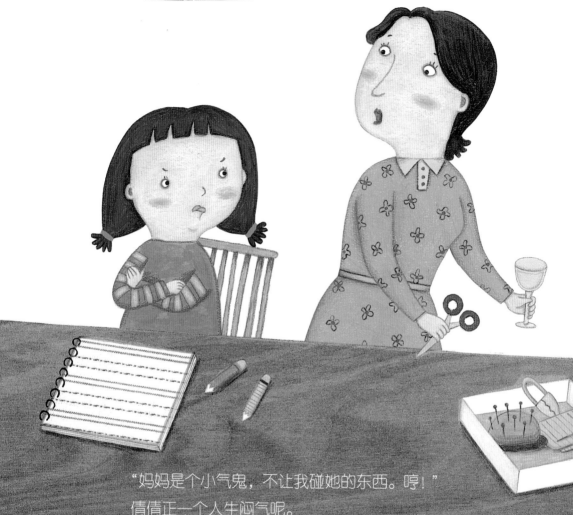

我们来玩过家家

不要动危险的东西

"妈妈是个小气鬼，不让我碰她的东西。哼！"
倩倩正一个人生闷气呢。
原来，刚才妈妈抢走了倩倩手里的东西，说那个东西危险。
"再也不和妈妈好了，我要去岚岚家住。"
倩倩呜咽着跑到岚岚家去了。

"我们来玩过家家吧！"

倩倩和岚岚用小玩具盖房子、做饭，玩得开心极了。

可是她们玩了一会儿，倩倩就玩腻了。

"我们和妈妈们一样，用真的碗和刀玩过家家吧。"

岚岚听了，想了好一会儿，不知道到底要不要听倩倩的。

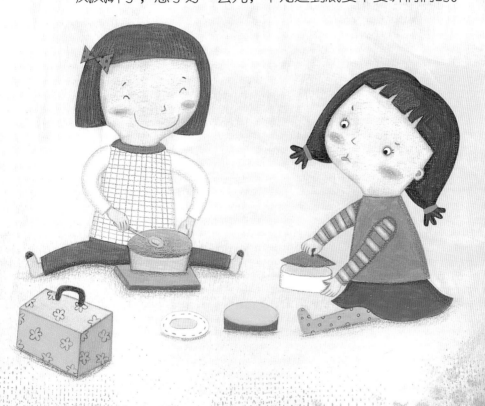

父母问，孩子答

读到这里的时候，可以问问孩子，这时候岚岚应该怎么办。孩子回答后，先不要说出答案，继续读故事，让孩子自己思考。

"不行。过家家就应该用玩具来玩。真的碗和刀太危险了。"

"会有什么危险呀，你怎么跟我妈妈说话一个样儿！"

倩倩听了岚岚的话，很不开心。

"真的碗容易打碎，碎片会割伤皮肤，很疼的。"

岚岚说着，伸出自己的胳膊给倩倩看前几天不小心被玻璃割破的伤口。

"啊，看起来好像真的很疼啊。看来妈妈的话是对的。"

倩倩再也不说要用真的碗和刀玩过家家了，和岚岚一起接着玩起玩具来。

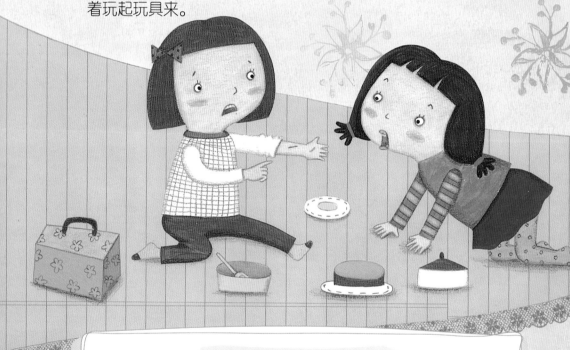

和爸爸妈妈一起练习

- 刀、剪刀、针、玻璃等东西很容易割伤或扎伤孩子，将这些东西展现给孩子看，告诉它们这些东西会带来什么样的伤害。
- 将可能给孩子带来伤害的东西，放到孩子平时碰不到的地方。
- 跟孩子一起用儿童专用剪刀和小刀做游戏。儿童专用工具已经考虑了安全因素，将危险系数降到最低，适合儿童使用。

厨房有很多危险的东西

烹饪时用的工具大都很锋利或尖锐，你不知道什么时候会发生危险。所以不要让孩子随便到厨房玩耍。

玻璃制品要当心

玻璃杯、玻璃瓶子等物品容易破碎，要轻拿轻放。少让孩子碰触玻璃制品，尽量将玻璃用品放在宝宝够不到的地方。

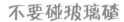

不要碰玻璃碴

玻璃杯、玻璃瓶子等物品破碎后，要格外小心玻璃碴。玻璃碴边缘锋利，会割伤皮肤。如果家里有玻璃制品破碎，要让孩子远离玻璃碴，不要跑来跑去，以免割伤，大人用报纸将玻璃碴包好后处理掉。

好多泡泡
不要在浴室打闹玩耍

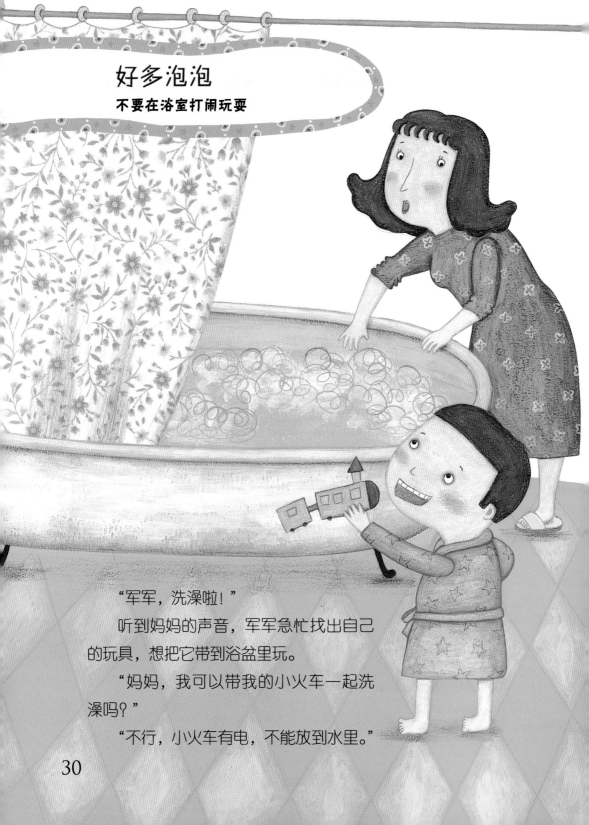

"军军，洗澡啦！"

听到妈妈的声音，军军急忙找出自己的玩具，想把它带到浴盆里玩。

"妈妈，我可以带我的小火车一起洗澡吗？"

"不行，小火车有电，不能放到水里。"

30

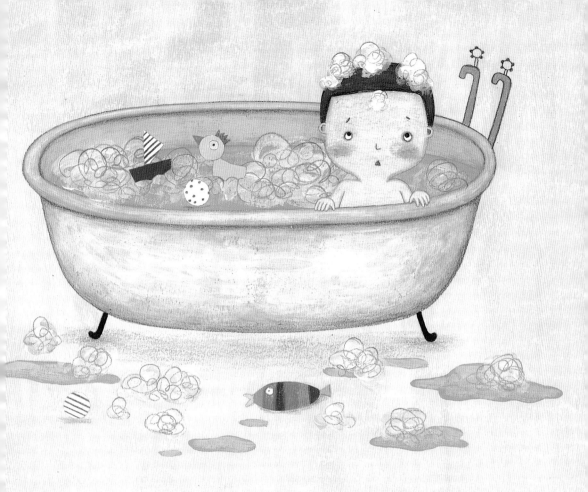

军军在浴缸里滑来滑去，让他的小玩具也在浴缸里游泳。
咕嘟咕嘟，沐浴液产生了好多泡泡呀。
"洗完啦！要出去啦！咦，地上怎么有这么多泡泡啊？"
"要怎么出去呢？"军军歪着脑袋想。

父母问，孩子答

　　读到这里的时候，可以问问孩子，这时候军军应该怎么办。孩子回答后，先不要说出答案，继续读故事，让孩子自己思考。

31

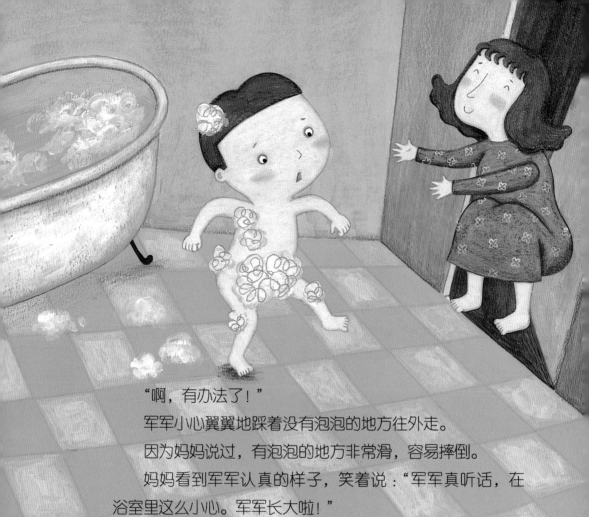

"啊，有办法了！"

军军小心翼翼地踩着没有泡泡的地方往外走。

因为妈妈说过，有泡泡的地方非常滑，容易摔倒。

妈妈看到军军认真的样子，笑着说："军军真听话，在浴室里这么小心。军军长大啦！"

军军听到妈妈的夸奖，开心极了。

<table>
<tr><td colspan="2" align="center">和爸爸妈妈一起练习</td></tr>
</table>

- 告诉孩子，为什么不能把洗澡时的泡泡和玩具弄得到处都是。
- 告诉孩子水龙头的哪边是冷水哪边是热水，水出来的时候要先用手轻轻试试水温。
- 和孩子一起挑选合脚的拖鞋放在浴室。
- 在浴室放置防滑垫，洗澡的时候出来进去都踩着防滑垫以防滑倒。

浴室地面好滑呀

浴室的地面上如果有水或者肥皂泡泡会很滑。不要在浴室打闹玩耍，不要将玩具带入浴室。不要光脚或穿着不合脚的拖鞋进入浴室。

开水龙头时要试试水温

热水会烫伤皮肤。打开水龙头的时候，要养成先用手轻轻试试水温的好习惯。

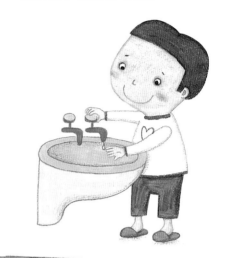

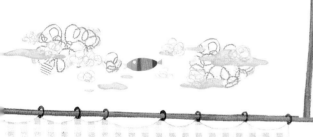

电器用品很危险

电器用品不能带入浴室，遇水容易触电，非常危险。

洗完澡后所有东西放回原位

肥皂、沐浴液等容易产生泡泡的东西尤其要注意，使用后放回原位。对了，不要忘了要盖好盖子哟。

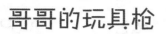

哥哥的玩具枪

不要在玩玩具的时候做危险动作

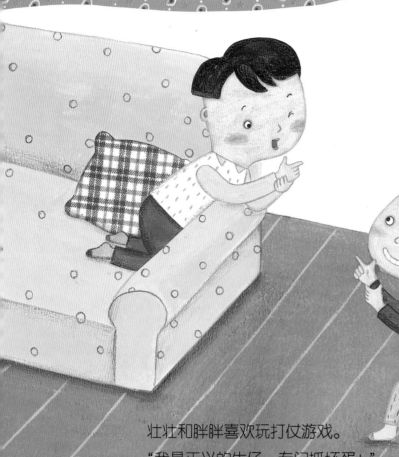

壮壮和胖胖喜欢玩打仗游戏。

"我是正义的牛仔，专门抓坏蛋！"

"我是无恶不作的坏蛋，谁能把我怎么样？"

你瞧，壮壮和胖胖玩得正欢呢。

他们把手比成枪的样子，嘴里发出"哔哔哔"的声音，打得不亦乐乎。

玩了一会儿，胖胖说："要用嘴发声配音，好麻烦啊，手指枪真没意思。"

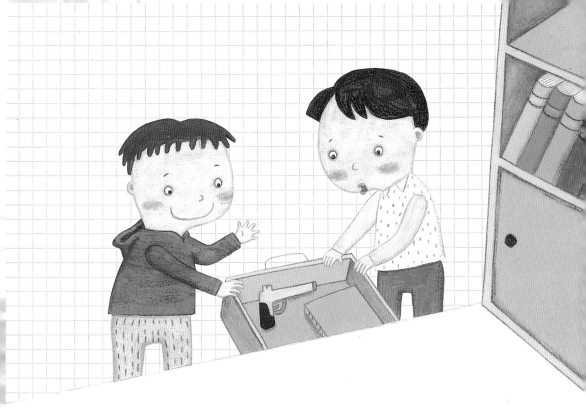

"我哥哥有玩具手枪，我们拿来玩吧。"

壮壮想了想说。

"好啊好啊，一定很好玩。"

胖胖拍着手，开心极了。

"可是，那个枪可不能真打，妈妈说玩具枪不能对着人打。"

壮壮从哥哥的抽屉里找到玩具枪，又拿了些子弹。

两个人美滋滋地继续玩牛仔大战坏蛋的打仗游戏。

父母问，孩子答

　　读到这里的时候，可以问问孩子玩具枪危险吗。孩子回答后，先不要说出答案，继续读故事，让孩子自己思考。

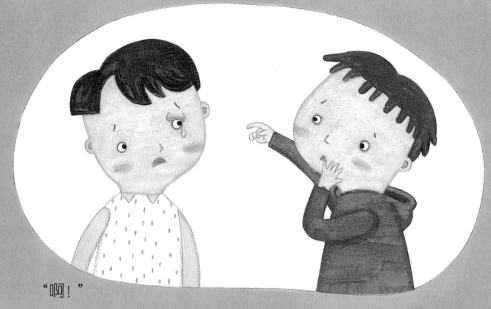

"啊！"

胖胖突然捂住脸叫了起来。

原来，子弹打到墙上后被弹回来，弹到了胖胖的脸上。

胖胖的眼睛周围很快变红了。

不过万幸的是，子弹没有打到胖胖的眼睛。如果打到眼睛，可就危险了。

"差点儿出大事儿。"

胖胖和壮壮对视了一会儿，两人互相点点头，一起下了个决心。

壮壮把玩具枪和子弹丢到垃圾桶里，对胖胖眨眨眼说："不要告诉哥哥哦！"

和爸爸妈妈一起练习

● 玩玩具前，要给孩子讲清楚玩具的玩法。
  例如：不要随便打出枪里的子弹；不要动哥哥的玩具；不要把玩具放到嘴里等。

● 拆开玩具前，要和孩子一起仔细阅读包装上的注意事项。

● 和孩子一起整理并且丢掉一些危险的玩具。

养成整理玩具的好习惯

玩具玩过之后，要记得整理，这样方便下次玩，容易找到。随处乱放，容易因为踩到玩具而跌倒受伤。

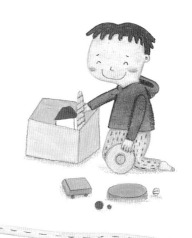

清楚使用方法后再玩

每个玩具都有使用方法，玩玩具前，要确保已经清楚玩具的使用方法，要知道有哪些事情需要注意。

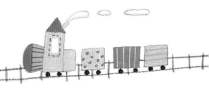

绝对不能玩的游戏

不要对着人和动物打枪，玩具枪里的子弹也能伤到别人。

不要碰玩具里的干电池，如果没有电了，让大人来换电池。

干电池里有些物质对身体有害，接触后会导致身体不舒服。强行抠出电池容易将它弄坏。

不要将玩具放到嘴里，不要玩已经坏了的玩具。

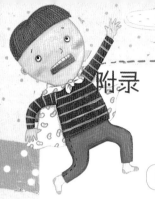

附录

家庭安全守则

家庭安全守则——儿童篇

- 不要攀爬或摇晃电视、桌子等沉重的家具或家电。
- 不要倚靠阳台边缘，不要倚靠窗台，不要将身体探出窗外。
- 不要吞食大块糖果或其他食物。
- 关门时，小心不要夹到手指。
- 不要用湿手碰触电源。
- 大人不在时，不要单独洗澡。
- 知道至少两条躲避火灾的逃生通道。
- 不要钻进冰箱和洗衣机。
- 经常整理自己的玩具，不要到处乱扔。

家庭安全守则——父母篇

- 不要将椅子、床等孩子会爬上去的家具放在窗户边。
- 阳台护栏的栏间距小于 10cm。
- 在门上安装保护带，以防孩子的手被门夹到。
- 将刀和剪刀等尖锐物品放到孩子够不到的地方。
- 家用洗涤剂、药物、酒、烟等物品放到孩子够不到的地方。
- 在洗手盆、冰箱、便器等装置上安装插销。
- 在楼梯、玄关等处安装明亮的照明设施。
- 知道至少两条躲避火灾的逃生通道。
- 学习心肺复苏术和人工呼吸法等常用生活急救方法。
- 将 119 等紧急电话号码贴在电话机旁。

家庭安全隐患自我检测——父母必读

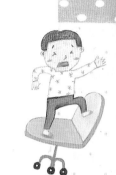

危险物品存放处是否设有安全开关？

排水管的洗涤剂和漂白剂等危险物质是否存放在原装的容器里？

洗手盆、菜板、抹布、刷碗刷等物品是否定期消毒？

家用洗涤剂和相关用具在不用时是否被安全存放？

杀虫剂等有害物品是否远离食物存放？

是否帮助儿童坐上餐椅？餐椅上是否有安全带？

炊具使用后，把手是否转到里面？

存放药品的箱子是否安全？

有毒的洗涤剂、化妆品、沐浴用品是否存放妥当？

坐便器盖子上是否设有安全开关？

平时浴盆和洗手盆里的水是否放干净？

是否会随手将烟、火柴、打火机等物品放在桌子上？

家里的装饰物是否都是无害的？

房屋里的烟雾报警器是否每年都会更换电池？

床边的桌子或梳妆台上是否有药品、酒、烟等危险物品？

化妆品、香水等物品是否存放在远离儿童活动范围的地方？

床垫的边缘与床的边缘是否对齐？

头部和脚部的床垫摆放是否安全？

有扣结的地方是否已经系紧？

> ★ 在上面问题的前面画○和×，○代表是，×代表否。标注×的条款，今后请一定要多加注意。

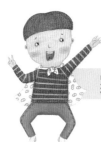

家用灭火器使用说明

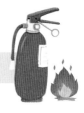

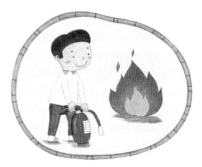

❶ 将灭火器搬到着火点附近。

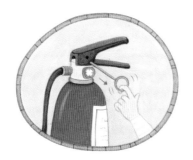

❷ 拔掉灭火器的安全栓，拔的时候不要太用力，否则反而难以拔出。

❸ 站在风的上风向，即面对火源，面朝的方向也是风吹向的方向，让灭火器喷口朝向火。

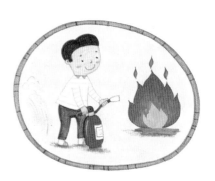

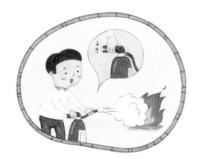

❹ 抓住灭火器把手，按下阀门，灭火。

★ 请将灭火器放在显眼的位置，避免阳光直射，避免受潮。

特别提示：小朋友不要随便玩灭火器，发生火灾时要寻找成人的帮助。

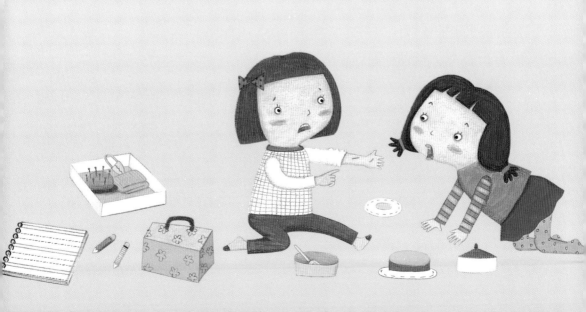

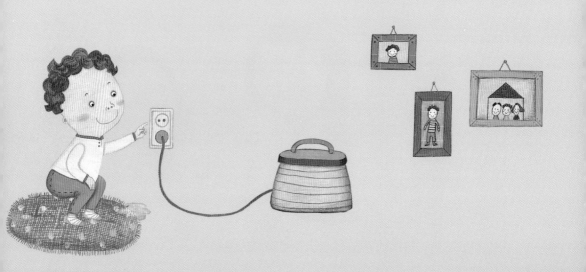

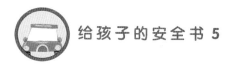

给孩子的安全书 5

出行规则全知道

季 悠 何宜妍 主编

季 悠 著 何宜妍 绘

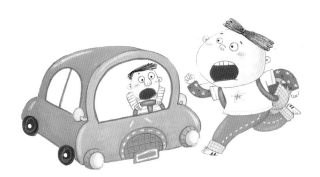

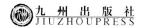

九州出版社

JIUZHOUPRESS

图书在版编目（CIP）数据

出行规则全知道 / 季悠著；何宜妍绘． -- 北京 ：
九州出版社， 2019.11
　　（给孩子的安全书 / 季悠，何宜妍主编）
　　ISBN 978-7-5108-8483-2

　　Ⅰ． ①出⋯ Ⅱ． ①季⋯ ②何⋯ Ⅲ． ①交通安全教育
—儿童读物 Ⅳ． ① X951-49

　　中国版本图书馆 CIP 数据核字（2019）第 273283 号

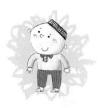

亲爱的家长朋友：

你们好！

从孩子们诞生的那一天开始，作为家长的我们就处于各种担忧之中了，而其中最多的是对于各种安全事故的忧虑。生活中，我们常常可以听到很多叮嘱、提醒甚至大声而焦急的呼喊。与其这样，不如让我们从生活中的每一个环节入手，系统地教育孩子吧。同时我们更应该充分重视孩子自我安全意识的培养，教会孩子机智应对各种可能发生的危险。教给孩子自我保护的良好方法，才是其一生安全的保障。

这套丛书，在叙述形式上新颖亲切。结合日常生活实际，从孩子喜爱的各种小故事开始，引导孩子思考，并学会保护自己的方法；其所包含的内容全面有序。家庭、社会、交通、游戏，等等，几乎涵盖了生活中可能遇到的各种情况，并进行了详细的分析，这不仅对孩子，对我们成人也是一次安全知识的学习与扩展；在教育理念上，体现了孩子的心理特点和先进的教育思想，在阅读过程中，我们常常会因书中人物的想法而会心一笑，仿佛那就是我们身边的孩子，让人爱不释手。以此进行亲子阅读，一定会既有趣又有益。

作为一名学前教育工作者，我真诚地希望家长、老师们能带着孩子们一起读读这套丛书，为孩子们创造一个更加安全的生活环境。因为让每个孩子都快乐、健康地成长，是我们共同的心愿！

北京市艺术教育研究会理事　许丽萍
北京空军育翔蓝天幼儿园园长

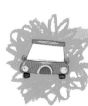

只要注意，就可以减少交通事故的发生

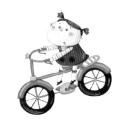

你知道儿童自行车驾驶证这个东西吗？

在有的国家，孩子学会骑自行车后，要参加一个考试，通过后才能拿到自行车驾驶证。

"骑自行车为什么还要拿驾驶证呢？"你也许对此不屑一顾。因为自行车并不像汽车那样复杂，也不像摩托车那样危险。可是，正是自行车这样简单的交通工具引发了无数的交通事故。

很多人都见过在人行横道或者小胡同里横冲直撞的自行车吧。正是这些细小的不遵守交通规则的行为，引发了很多儿童交通事故。孩子离开家门的瞬间，就要接触交通工具，无论是自行车、汽车、公交车、地铁还是摩托车都有可能带来危险。

首先要记住，交通事故是随时都有可能发生的。要将交通规则一一教给孩子，并在出行时亲身示范。过马路时要等绿灯亮了再走，坐车时要系好安全带。爸爸妈妈自己做好了，孩子自然会跟着学习。在这本书中，你也会接触到一些交通规则。

为了减少交通事故的发生，希望家长多重视日常生活中的安全教育，同时注意以身作则，给孩子创造一个安全的环境。

儿童安全顾问　崔胜弼

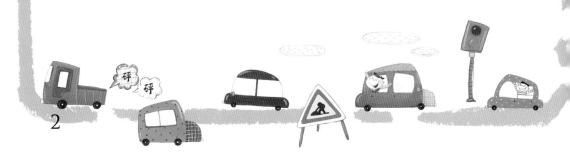

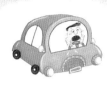
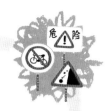

安全驾驶很重要，安全走路也重要

减少儿童交通事故的最好的方法是什么？

安全驾驶很重要，安全走路也很重要。将交通规则教给孩子，让孩子头脑中有一个遵守交通规则的概念才是最好的方法。

瑞典是世界上发生儿童交通事故最少的国家，也是交通安全教育贯彻最彻底的国家。瑞典的三大交通安全教育方针是这样的：

第一，早期教育。早期以母亲教育为主，随后父母同时教育，3岁左右开始实行交通安全教育。

第二，以事故实例为中心的教育。安全教育最根本的目的就是预防交通事故的发生。用周围发生的儿童交通事故实例，给孩子讲解事故发生的原因和预防方法。

第三，注意社会意识的培养。

通过贯彻这样的安全教育方针，造就了如今的瑞典。

这本书展示了父母和孩子无意中的行为可能造成的危险情况，父母可与孩子一同阅读，引导孩子思考该如何行动。这是一本魅力十足的交通安全教育书籍，可反复阅读学习。

希望这本书可以给更多的家庭带来安全，可以让我们的孩子在一个更安全的环境中生活和长大。

儿童安全教育机构代表　许亿

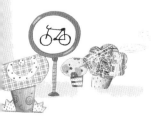
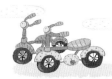
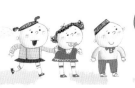
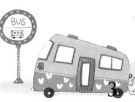

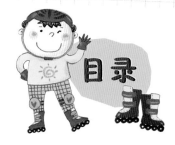

目录

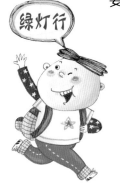
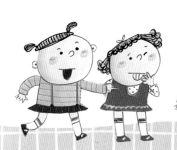
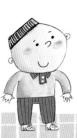
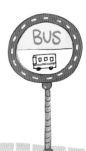
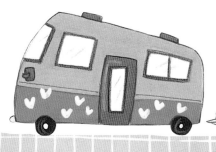

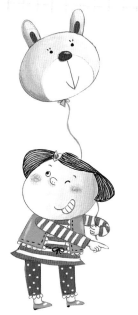
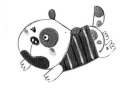

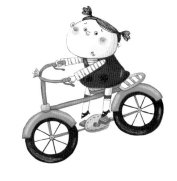

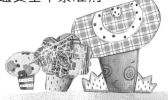

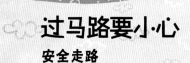

过马路要小心

安全走路

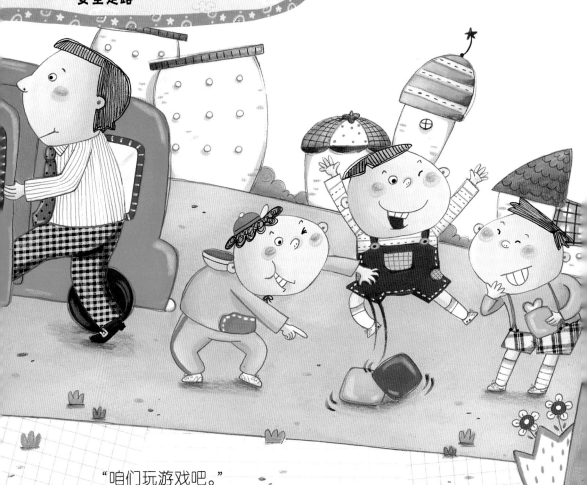

"咱们玩游戏吧。"

阿俊和朋友们正打算做游戏。

"我们到那个车后面玩吧，别的地方总有车，太危险了。"阿俊说。

小朋友们都跑到车后面玩起来。

可是，这辆车突然"突突突突——"启动起来。

还好这辆车是朝前开的！如果是倒车，小朋友们可都被碰到啦。

"这里太危险了，我们还是换个地方吧。"
阿俊他们开始寻找安全的地方。
"啊！"
一不留神，阿俊被脚下的石头绊倒了。
阿俊的膝盖磕破了，他不想再玩了，往家里走去。

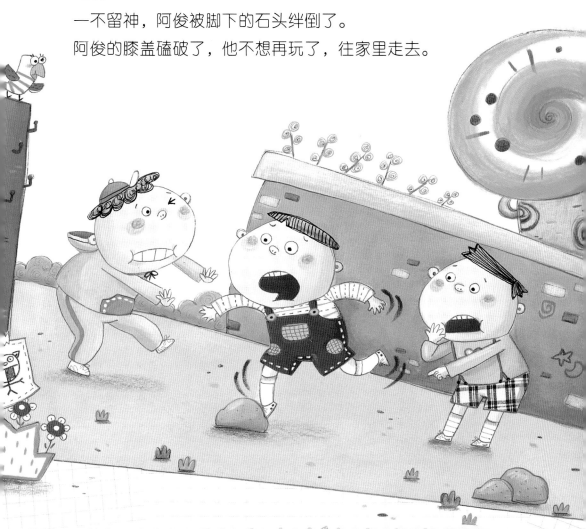

父母问，孩子答

　　读到这里的时候，可以问问孩子，阿俊身上为什么会发生这些事情。孩子回答后，先不要说出答案，继续读故事，让孩子自己思考。

阿俊回家的路上，膝盖非常疼，他低头查看自己膝盖时，一辆车从旁边经过。

"嘀嘀——"

"走路的时候不要走神！被碰到了怎么办？"司机叔叔吼道。

阿俊听了，终于忍不住哭出来。

"呜呜呜，马路太可怕了。"

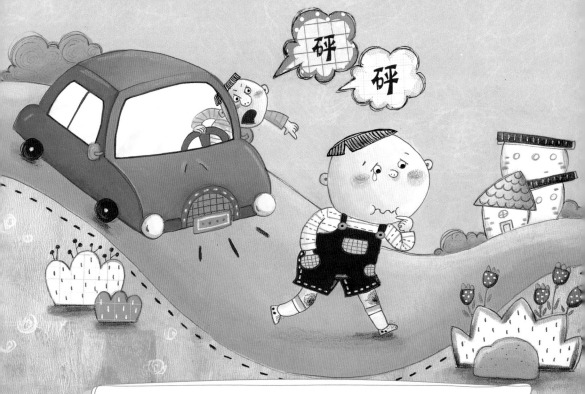

和爸爸妈妈一起练习

- 读到这里，可以和孩子一起探讨，阿俊到底哪里做得不对。
- 牵着孩子的手过马路，告诉孩子哪些地方是安全的，是可以走的。
- 走路的时候告诉孩子要注意车辆来往的方向，并告诉孩子为什么。

注意来往车辆

在人行横道上走的时候，要尽量离车道远一些，没有人行道的路，要靠路边行走，并时刻注意来往车辆。

不要在马路边蹦跳打闹

走路的时候，不仅要注意左右，还要注意脚下和头顶。不要在马路边蹦跳打闹，不要走神，也不要边走边看书或手机。在马路边蹦跳发生危险的概率是专心走路时的了倍。

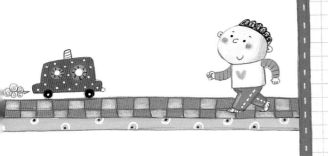

避开车辆行走

孩子们个头小，经常会被挡住。司机看不见孩子，很容易发生危险。不要在停车场或者有车停着的地方玩耍。孩子最好的玩耍场地不是胡同、路边或者停车场，而是车进不去的游乐场或者运动场。

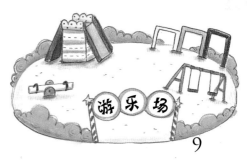

9

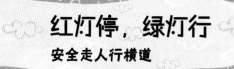

红灯停，绿灯行
安全走人行横道

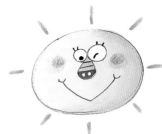

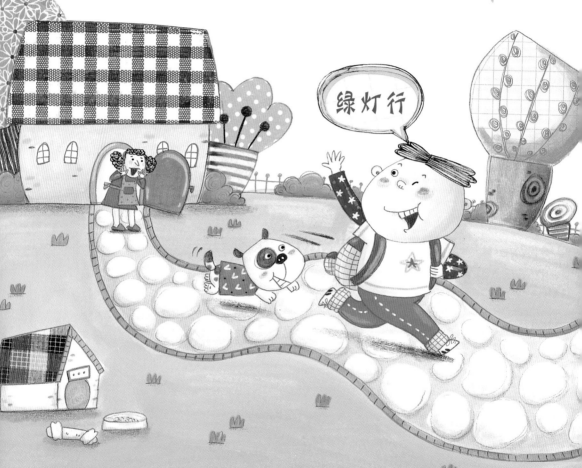

"怎么办，要迟到了。"
升升慌慌张张地跑出家门。
"过马路要等红灯啊。"
妈妈在后面冲着匆忙跑出家门的升升喊道。
"知道啦，红灯停，绿灯行。"

10

升升来到人行横道前。

"现在是绿灯，可以过马路。"

升升迅速走上人行横道。

可是，当升升走到马路中间的时候，绿灯变成了红灯。

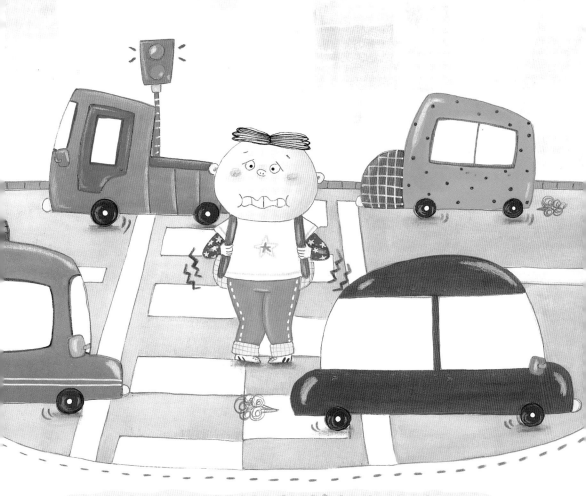

父母问，孩子答

读到这里的时候，可以问问孩子，遇到这种情况应该怎么办。

孩子回答后，先不要说出答案，继续读故事，让孩子自己思考。

升升只好在原地等待，等到红灯变成了绿灯，升升迅速朝前面跑去。

可是，这时突然发生了一件非常危险的事情。

虽然信号灯换了颜色，可是马路上的车却没有停下，正朝着升升冲过来。

车在距离升升很近很近的地方才停下，把升升吓坏了。

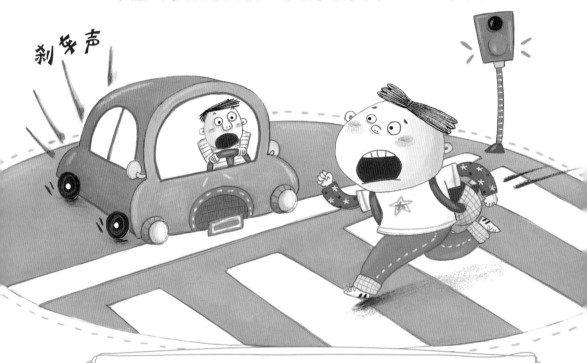

刹车声

和爸爸妈妈一起练习

● 爸爸妈妈可以和孩子一起讨论，升升哪里做得不对，为什么。
● 和孩子一起走人行横道，告诉孩子应该注意什么。

怎样看信号灯。

红灯变成绿灯后要等左右的车停好再走。

爸爸妈妈牵着孩子的手过马路，给孩子做示范。

绝对不在孩子面前乱闯红灯。

一定要等车停稳再走

红灯变成绿灯后，有些车并不会马上停下，所以一定要等所有车都停稳后再走。

人行横道的右边更安全

过马路的时候，一定要走人行横道。走人行横道的时候，靠右行走更安全。我国的汽车是靠右行驶的，所以走在人行横道的右边离车更远一些。

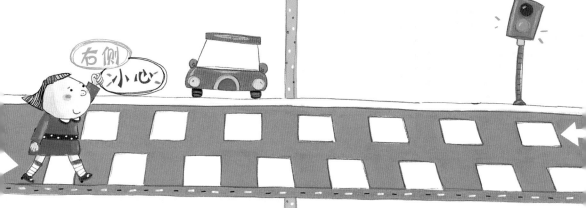

过马路的时候要注意举手示意

不管路口有没有红绿灯，过马路时都要注意举手示意。刚开始过马路的时候举起左手，走过一半的时候换成右手。如果右手有书包或者别的东西，不方便举手，也要注意转头看看右边有没有车。举手是在向司机示意"我要过马路了，请停一停"。

绿灯也要小心

有时候，绿灯可能会瞬间变成红灯。如果发生这种情况，不要横冲过马路，要在原地暂停，等一等，等到绿灯时再走。

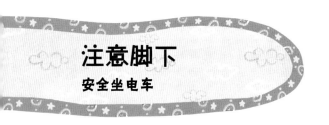

注意脚下
安全坐电车

今天天气好极了，璐璐和爸爸妈妈一起去公园玩。

从公园回来的路上，璐璐一直缠着妈妈还要再来玩。

"公园太好玩了，我们下次再来吧。"

"好，下次再来。"

璐璐开心极了，差点松手让手中的氢气球飞走。

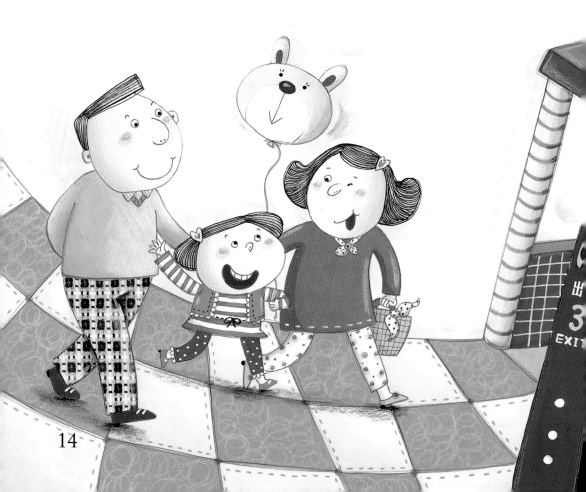

"注意，电车进站！请大家站在黄色安全线内，不要拥挤。"

瑠瑠听到广播，遵守秩序地向后退了一大步，站在黄色安全线内。

"一会儿电车门开的时候，也要像这样向前迈一大步哦。"

妈妈摸着瑠瑠的头说。

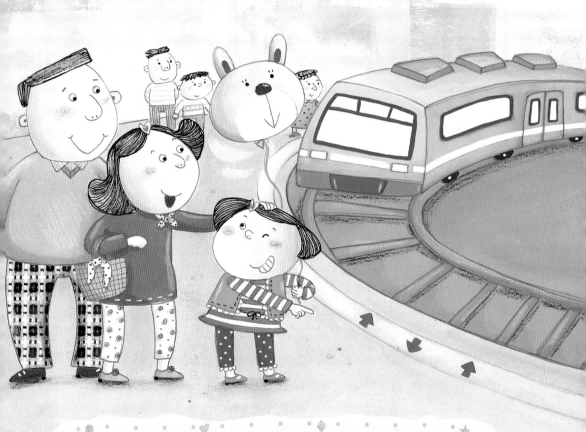

父母问，孩子答

读到这里的时候，可以问问孩子，电车来之前为什么要向后退一大步，上电车时为什么要向前迈一大步。孩子回答后，先不要说出答案，继续读故事，让孩子自己思考。

"啊！我的气球！"

璐璐正要上电车的时候，手里的气球突然飞走了。

璐璐一下子忘记了妈妈告诉自己上电车时要向前迈一大步。

一犹豫，璐璐的脚就踩到了电车和站台中间的缝隙里。

而璐璐的气球也缠住了电线，电车暂时没有
办法开了。

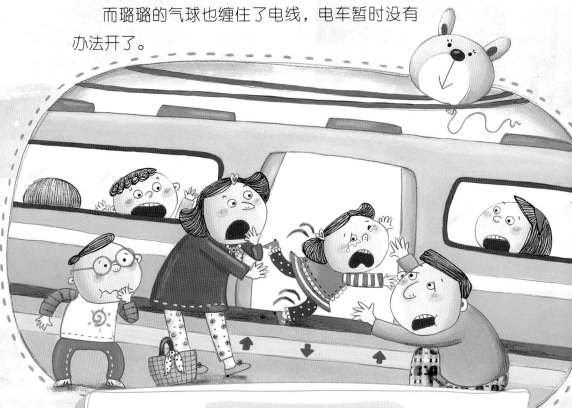

和爸爸妈妈一起练习

- 读到这里，可以和孩子一起探讨，璐璐到底哪里做得不对。
- 和孩子一起乘坐电车，告诉孩子应该注意哪些事情。

  等待电车时排成两队。

  听站内广播提示，车来之前要后退。

  车停稳后，先下后上。上车时要迈一大步。

  不要倚靠车门。

  告诉孩子车内紧急按钮的位置。

车停稳后，先下后上

　　电车进站前，要站在黄色安全线内等候，站得太近容易被电车刮到。车停稳后，先下后上，等下车的人都下完后再上车，不推不挤。

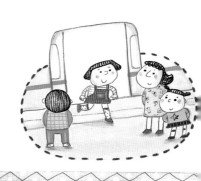

上电车时注意脚下情况

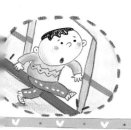

　　电车门和站台中间有一定的缝隙，一不小心就会踩空。所以上车时一定要注意脚下情况，迈一大步上车。

不带长棍子和氢气球上车

　　电车是靠电来运行的。带着长棍子、钓鱼竿、氢气球等物品上车容易导电，被烧伤。

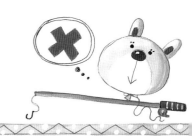

小心电车门

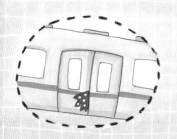

　　电车关门时不要抢上抢下，否则容易被车门夹到身体和衣服，非常危险。如果听到广播提示即将关门，请停下脚步，等候下一趟车。电车启动后不要倚靠车门，如果车门突然打开容易跌出去。

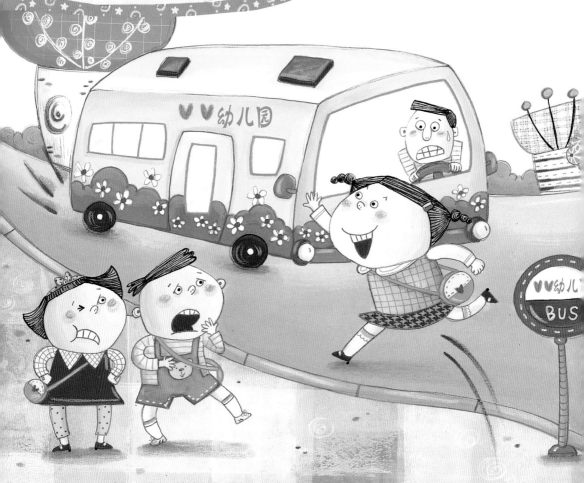

今天是幼儿园组织出去玩的日子。

琴琴早早就来等候校车了。

"哇！校车来了，我要先上！"

校车还没停稳，琴琴就冲到马路上。

司机叔叔急忙刹车，才没有碰到琴琴。

18

琴琴上了车，一会儿也坐不住。

她从座位上站起来，想看看窗外的情况，突然校车一阵摇晃，琴琴差点摔倒。

终于，校车来到了动物园。

老师说："车停稳后，在心里数1、2、3，然后再下车。"

琴琴想：真奇怪！为什么要数1、2、3呢？

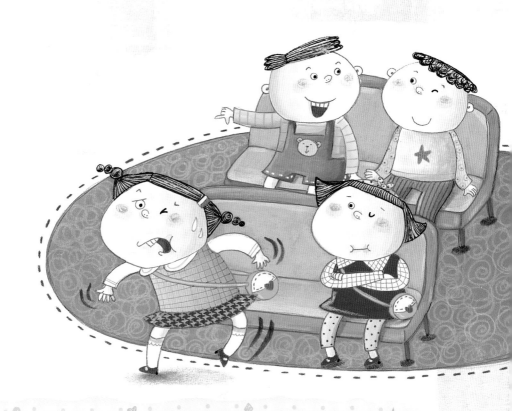

父母问，孩子答

　　读到这里的时候，可以问问孩子，为什么老师让小朋友们数1、2、3再下车。孩子回答后，先不要说出答案，继续读故事，让孩子自己思考。

琴琴一点儿也坐不住，她恨不得马上跑到动物园里面。

车门一开，琴琴就冲到前面。

琴琴第一个冲到门前，一只脚刚要踏出车门。

突然，"嗖——"的一声，一辆摩托车从琴琴面前开过去。

琴琴吓坏了，站在原地半天没缓过神来。

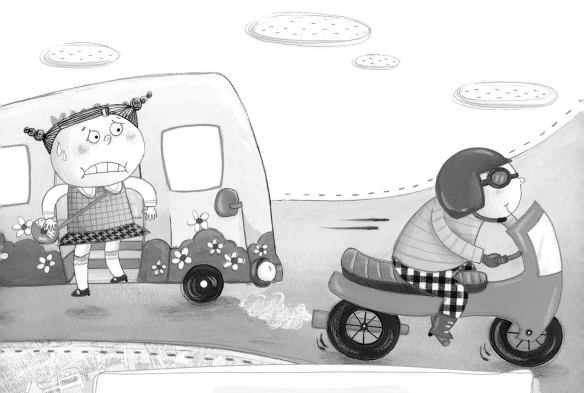

和爸爸妈妈一起练习

- 读到这里，可以和孩子一起探讨，琴琴到底哪里做得不对，为什么。
- 和孩子一起乘坐公交车，告诉孩子怎样遵守安全规则。

  在公交车站排队等车。

  车停稳后按秩序上车。

  上车后坐稳扶好，不要乱动。

  下车前要左右查看情况。

遵守秩序才安全

乘坐公交车时，要在站台按顺序排队等候，不要走到马路上，不要推挤别人，否则容易受伤。一定要遵守秩序，才能安全。

不在公交车内来回走动

公交车晃动得厉害，也可能会急刹车。所以不要在车里来回走动，更不要跑跳打闹。要坐稳扶好，注意安全。

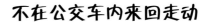

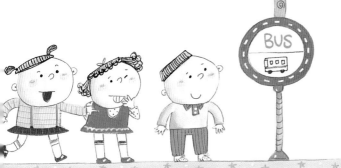

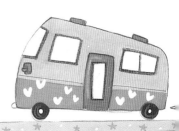

公交车停稳后再上下车

无论是上车还是下车，一定要等公交车停稳，否则容易摔倒。

下车前观察后面的情况

下车前要观察后面是否有车，以免下车时被后面的车撞到。大人先下，小孩再下。

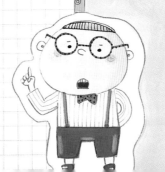

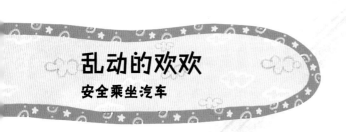

乱动的欢欢
安全乘坐汽车

"我要坐前面！"

欢欢最喜欢副驾驶的位置。因为这里可以看到前面的情况，也可以近距离观看司机的动作，还能摸摸车内的一些按钮，有趣极了。

"不行！别乱动，容易出事故。到后面坐好！"

爸爸喊了一句，欢欢没办法，只好回到后面坐好。

"系好安全带！"

"知道啦。"

欢欢嘟囔着。

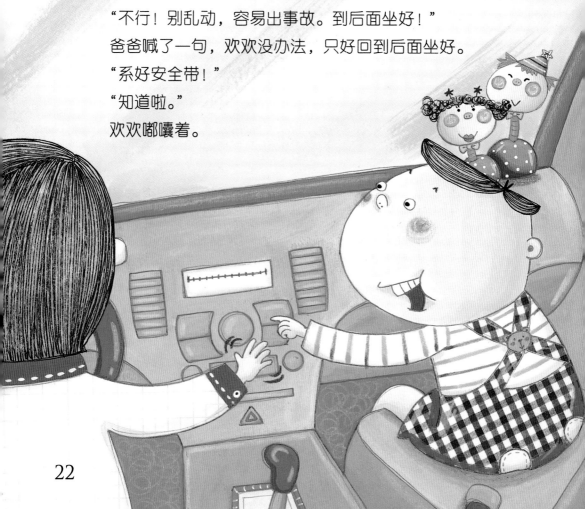

车开起来了。欢欢打开车窗，把手伸出窗外。

"太危险了，把手拿进来！"

"系着安全带好闷啊！"

欢欢难过极了！什么都不能做，他有点生气了。

欢欢看爸爸不注意，就想偷偷把安全带解开。

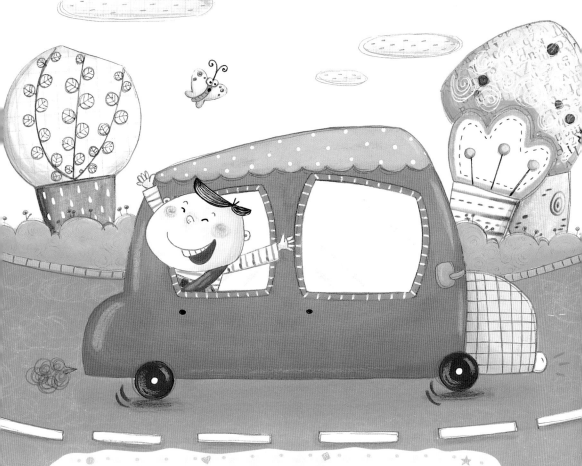

父母问，孩子答

读到这里的时候，可以问问孩子，在车上的时候要注意什么？

孩子回答后，先不要说出答案，继续读故事，让孩子自己思考。

这时，前边的一辆车突然停下了。

"吱吱吱吱呀！"爸爸也连忙跟着急刹车。

欢欢的身体猛地向前冲去。

幸好系着安全带，欢欢才没有受伤。

原来，刚才欢欢及时停手，并没有解开安全带。

如果当时欢欢解开了安全带，会发生什么事情呢？

欢欢的整个身体就会因为惯性甩飞出去的。

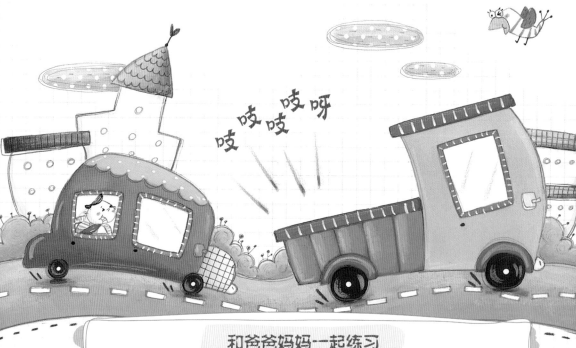

和爸爸妈妈一起练习

- 读到这里，可以和孩子一起探讨，欢欢哪里做得不对，为什么。
- 告诉孩子发生事故的时候会有什么情况发生，拿着玩具车演示下面的情况给孩子看。

  坐在前排的情况。

  不系安全带的情况。

  随便摸汽车里的装置的情况。

  倚靠车门或将身体探出窗外的情况。

一定要坐在后排

坐在前排，如果车有冲撞，人容易被弹起受伤。前排的安全装置是为大人设计的，对小孩来说太大了，不安全。妈妈坐在前排抱着孩子也不安全。孩子一定要坐在后排。

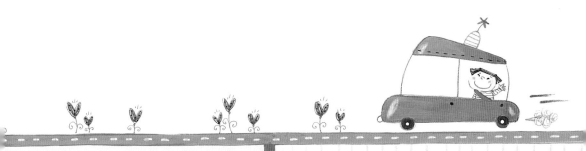

正确使用安全带才安全

安全带要从肩上系过来。如果安全带系得不对，就无法起到应有的保护效果。只有正确系好安全带，才能在事故发生时保护你的安全。

在车内打闹非常危险

在车内打闹容易影响开车的人，从而导致事故发生。在车内不要随便碰触按钮装置，不要将手伸出窗外，不要打闹。

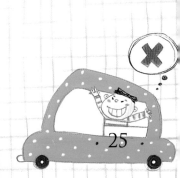

25

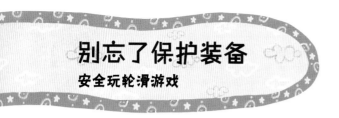

别忘了保护装备
安全玩轮滑游戏

"东东，走，玩轮滑去。"

奇奇在外面大声喊东东。

东东在家正无聊呢，一听到奇奇的声音，赶紧拿了自己的轮滑鞋往外跑，后面传来妈妈的声音。

"东东，玩轮滑时要戴好安全帽。"

可是东东的心早已经飞走了。

"没关系，我就玩一会儿。"

东东说完，飞快地跑出家门。

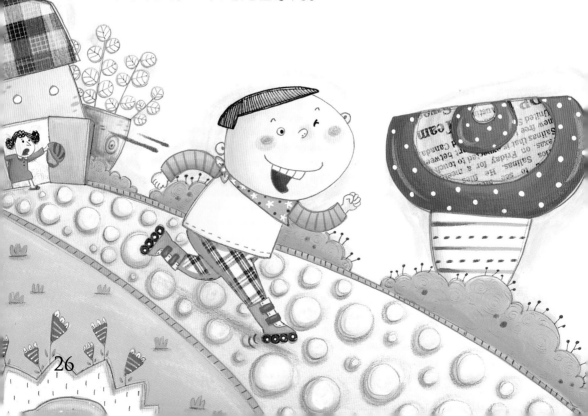

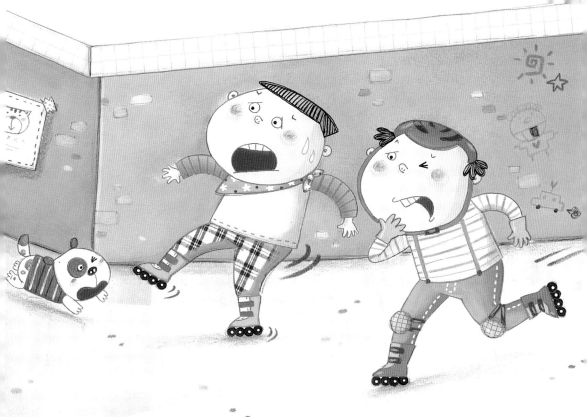

东东和奇奇开心地玩着轮滑。

两个人一前一后地滑着。

突然，滑在前面的东东好像看到了什么。

"啊！那是什么？一只小狗！"

东东为了躲开小狗，急忙改变了方向。

父母问，孩子答

　　读到这里的时候，可以问问孩子，这时候东东突然改变方向，会发生什么事情。孩子回答后，先不要说出答案，继续读故事，让孩子自己思考。

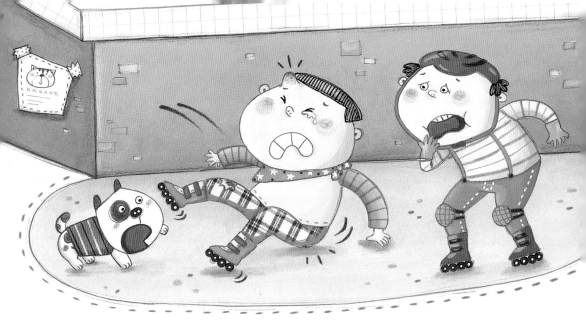

"啊！"

东东撞到墙上，摔了个四脚朝天。

头上撞起个大包，膝盖蹭出了血。

屁股也火辣辣地疼。

"呜呜呜，疼死了！早知道就听妈妈的话了。"

和爸爸妈妈一起练习

- 读到这里，可以和孩子一起探讨，东东哪里做得不对，为什么。
- 告诉孩子，在没有保护的情况下玩轮滑或者滑板，哪些地方容易受伤。
- 告诉孩子佩戴安全装备的方法，并让孩子尝试自己佩戴。
- 在孩子玩轮滑或滑板前，先帮助孩子找好安全场地，陪孩子一起玩。

一定要佩戴安全帽等安全装备

　　首先要确保安全帽的质量过关，大小合适。小朋友骑自行车以及玩轮滑、滑板等游戏时要佩戴安全帽等安全装备。

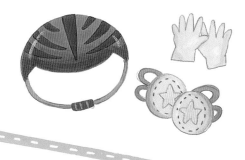

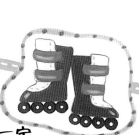

玩带轮子的东西时一定不要做的事情

　　太阳下山后不要玩。天黑下来的时候，看不清四周的情况，非常危险。手里提着东西不要玩。这样不容易保持平衡，容易跌倒。一定要在安全场所玩，不要在狭窄的胡同、停车场或者有车辆来往的地方玩，容易发生严重事故。玩的时候速度不要过快，速度太快难应对突发状况。

穿颜色鲜艳的衣服

　　玩的时候尽量穿颜色鲜艳的衣服。这样如果周围有车路过，会很容易看到你，从而可以避免事故发生。

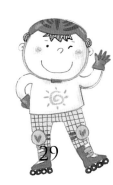

29

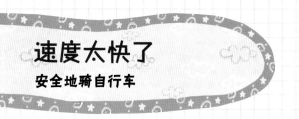

速度太快了
安全地骑自行车

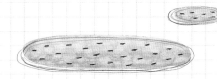

"就让我骑一次吧,就一次。"

小优又在缠着哥哥阿庆要骑车了。

"这个自行车太大了,你骑不了。"阿庆说。

可是小优几乎要哭出来了。

"好吧好吧,给你玩。可是你一定要小心。"

"太棒了!哥哥,谢谢你!"

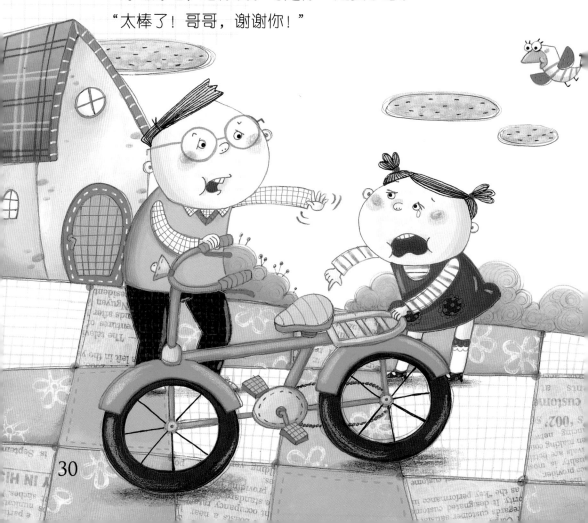

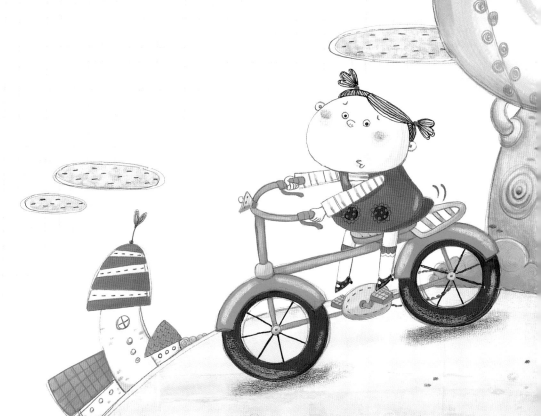

小优终于骑上了自行车。

可是自行车太大了，车把的方向好难控制呀。

"从高处骑下来会很好玩吧。"

小优骑着自行车爬上一个小山坡。

可是站在高处看着下面，小优突然紧张得心怦怦直跳。

她鼓起勇气，深吸一口气，摆正了车把。

父母问，孩子答

读到这里的时候，可以问问孩子，骑大小合适的自行车和骑大小不合适的自行车哪个更安全。孩子回答后，先不要说出答案，继续读故事，让孩子自己思考。

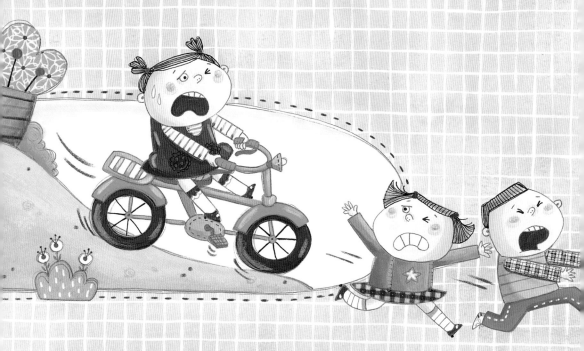

小优骑着自行车朝山坡下冲去。

速度太快了，小优突然没有办法控制自行车了。

"叮铃铃，叮铃铃，请让一让！"

自行车飞快地冲下来，人们急忙闪到两边。

"咣当！"

最后自行车撞到墙上，小优也受伤了。

"呜呜呜，我再也不骑哥哥的自行车了！"

和爸爸妈妈一起练习

- 和孩子一起检查孩子的自行车。

  自行车的大小是否合适？

  自行车的关键零件是否完好？
- 告诉孩子自行车的正确使用方法。

骑大小合适的自行车

　　骑自行车时，要确保脚能够到地。双手能握住车把并能自如调整方向。

　　自行车速度快，所以更危险。4年级以下的孩子最好不要骑。骑自行车的时候要佩戴安全装备。

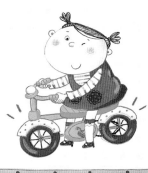

有些时候要下车走

　　下坡路和人行横道等地方，要下车推着自行车走。并且要注意观察周围是否有车。

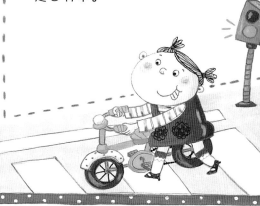

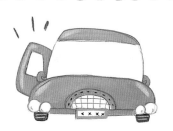

经过汽车前要停一下

　　汽车的门有可能会突然打开，所以经过汽车前一定要先停一下，确定安全后再慢慢经过。

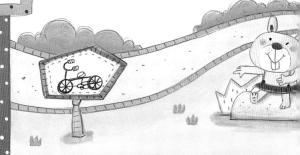

走自行车专用道

　　要尽量走自行车专用道。不要在胡同里、机动车道上骑自行车，否则不仅给自己带来危险，也可能给别人带来危险。

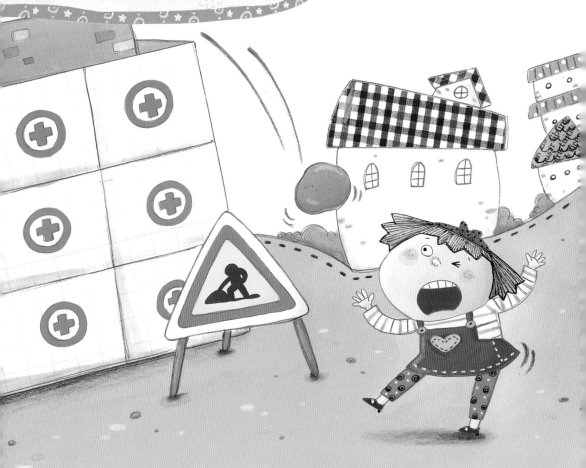

有一天，小羽要去找亮亮玩。

走着走着，天上突然掉下一块大石头，吓了小羽一大跳。

"这里是工地，别进来！"

一个头戴安全帽的叔叔指着一个牌子对小羽说。

牌子上画着一个人拿着铲子正在挖地。

"这个牌子的意思是说：这里是工地，不能进来！"

小羽见到亮亮后，两人决定一起骑自行车出去玩。

"今天我们走一条新路吧。"

亮亮指着一条没走过的路说。

这条路看起来很不错。路边有一个牌子，牌子上画着一辆自行车。

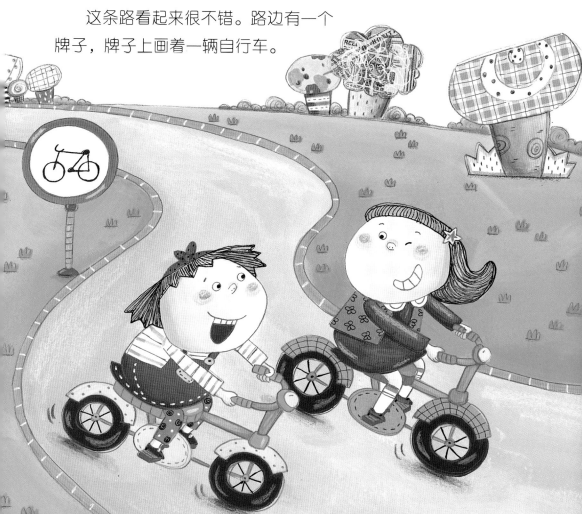

父母问，孩子答

读到这里的时候，可以问问孩子，这个牌子代表什么意思。孩子回答后，先不要说出答案，继续读故事，让孩子自己思考。

两个人开心地骑了好一会儿，小羽突然看到一个牌子。

"停下，亮亮。这里危险。"

小羽刚说完，就听到了亮亮的叫声。

"啊！吓死我啦！这里突然没有路了，差一点掉下去。"

小羽和亮亮看着下面，心怦怦地跳个不停。

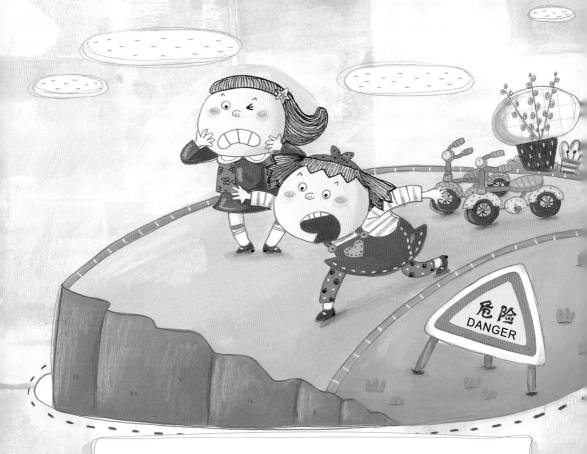

和爸爸妈妈一起练习

- 读到这里，可以和孩子一起探讨，小羽哪里做得不对，为什么。
- 和孩子一起认识交通标识，和孩子玩猜标识的游戏。

儿童必须认识的交通标识

禁止标识	禁止行人通行 行人 不能通过。	自行车禁止通过 自行车 不能通过。	禁止通行 人、车、自行车 都不能通过。
警告标识	道路施工中 道路正在施工， 危险，不要靠近。	危险 危险， 不要靠近。	无人看守铁路道口 火车经过 这里。
指示标识	机动车专用道 只有机动车 可以过。	非机动车专用道 只有非机动车 可以过。	人行横道 可以过马路的人 行横道。

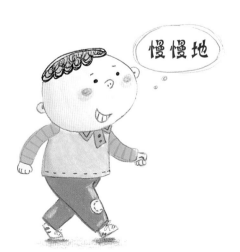

慢慢地

遵守交通安全的第一步

　　每次出行前，养成提前出门的习惯，这样就更能安稳地遵守交通规则。不用赶公交车，也不用着急过马路，就有时间去看清楚路边的标识。"慢点慢点"总会比"快点快点"更安全。

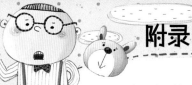

附录

经常发生的 10 种交通事故及预防办法

1 人行横道事故

告诉孩子过人行横道时可能发生的危险，并告诉孩子哪些事情在过人行横道时不能做。

2 有信号灯时的人行横道事故

告诉孩子，红灯停，绿灯行。变换绿灯时，一定要等所有车辆都停下后再过马路。

3 没有信号灯时的人行横道事故

没有信号灯时，要举手向司机示意要过马路，等司机停下后再走。

4 停车场事故

跑跳时发生交通事故的概率是慢走时的 7 倍，而在停车场的车辆之间跑跳发生事故的概率则是慢走时的 18 倍。在离车辆近的地方走路时要举手向司机示意，等司机停车后再走。

5 突发情况下发生的事故

要培养孩子下车前停下观察情况的习惯。过马路前如果有朋友叫自己的名字，也要先停下再回头看，而不是边走边回头。

6 公交车前后发生的事故

孩子个头小，在公交车前后不容易被司机发现，非常危险。告诉孩子，经过公交车前后的时候，要举手示意。

7 大车转弯时发生的事故

大车转弯时比较危险。这个时候不要站在车的旁边，要远离汽车，注意安全。

8 在车后面、车底下玩耍时发生的事故

孩子喜欢钻到车底下玩耍。要告诉孩子，停止的车随时都有可能动起来。坐在驾驶位置上的人看不到后面的孩子，让孩子远离车尾，更不要钻到车底下玩耍。

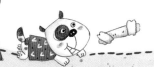

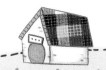

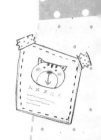

9 保护装置不到位发生的危险

汽车前排位置是非常危险的，所以不要让孩子坐到前排，并且要配备儿童专用的安全带。如果没有儿童专用的安全带，要在座位上垫上 2 ~ 3 个垫子，把孩子身高提高到合适的位置，正确系好安全带。

10 自行车、轮滑事故

一定要给孩子骑大小合适的自行车（即孩子坐在位置上，脚能碰到地的自行车）。让孩子多加练习，熟悉自行车的各个部件，并给孩子配备安全帽、护膝等安全装备。

人行横道右侧通行为何安全

为什么走人行横道的右边更安全？

1. 过人行横道时，最近的汽车在行人的左手边，所以靠右行走离汽车更远一些。
2. 人行横道过半后，右面来的车已经基本停止。只要互相注意，就能减少事故发生。
3. 在人行横道上斜着走距离远，孩子有可能跑起来，所以危险。

为什么要举手示意，怎样举手示意

过人行横道时，举手的意思是"我要过马路了，请你停一停"。

1. 举手是在向司机示意"我要过马路了，请你停一停"。所以一定要让司机看到，并摆手。
2. 刚开始过马路的时候举起左手，走过一半的时候举起右手。如果右手有车辆，要确认右边的车已经停止。
3. 举手的同时，要确认车辆停止后再通过。

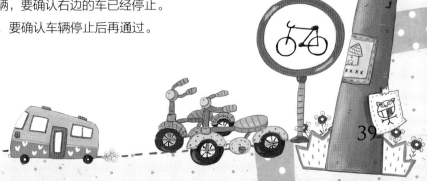

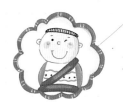

父母交通安全十条准则

第一条 身为父母，决不乱穿马路，不给孩子做坏榜样。
如果连爸爸妈妈都乱穿马路，孩子就更不会遵守交通规则了。

第二条 为了子女的交通安全，父母首先要学好交通规则然后再教导孩子。

第三条 通过交通事故实例给孩子讲解交通安全。
如果每个家庭都能做好交通安全教育，那么全国儿童交通事故死亡率将会大大降低。

第四条 为了预防孩子发生交通事故，我们要保持下面三个习惯。
1. 习惯等待。
2. 习惯和司机对视。
3. 习惯看清车辆情况再过马路。

第五条 针对周围发生的儿童交通安全事故，召集家族成员开一次讨论会。

第六条 在对自己的孩子进行安全教育的同时，也要将教育方法普及到周围的家庭。
将本书提到的人行横道右侧安全、举手示意的原因和方法、三个习惯等内容积极普及到周围的家庭。

第七条 不争不抢，驾驶车辆每天让 5 次以上。
要保持一个愿意"让"的心态和习惯。

第八条 驾驶车辆经过没有信号灯的路口时，要停下来向儿童旁边的大人示意"你先过"。
不要抱着"面前的孩子又不是我的孩子"的想法超速行驶、抢过马路。因为你可爱的孩子可能也会遇到这样的车辆。让一让，生活更美好。

第九条 孩子一定要坐在后排，正确系好安全带。
孩子系好安全带发生事故时死亡率能降低 90%，受伤率降低 75%，由此可见保护装置的重要性。

第十条 开车时自觉系好安全带，遵守交通规则，不超速，不抢过红灯。
管好自己，营造安全大环境。

40

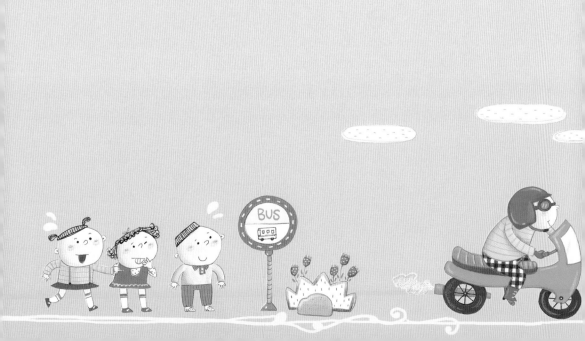

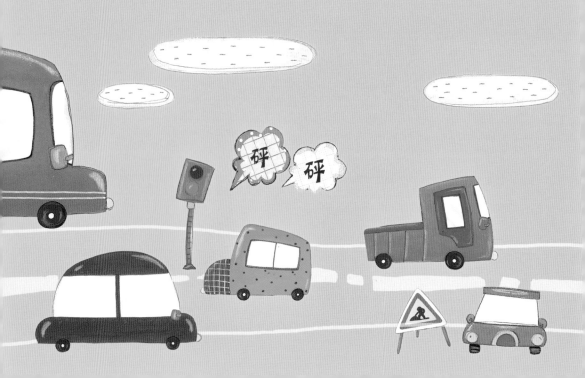

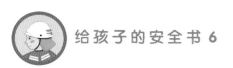

给孩子的安全书 6

安全标志都了解

季 悠 何宜妍 主编

李洪超 著 陈薇 绘

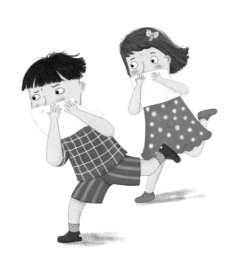

九州出版社
JIUZHOUPRESS

图书在版编目（CIP）数据

安全标志都了解 / 李洪超著；陈薇绘 . -- 北京 ：
九州出版社， 2019.11
（给孩子的安全书 / 季悠，何宜妍主编）
ISBN 978-7-5108-8483-2

Ⅰ . ①安… Ⅱ . ①李… ②陈… Ⅲ . ①安全标志－安
全教育－儿童读物 Ⅳ . ① X925-49

中国版本图书馆 CIP 数据核字 (2019) 第 273296 号

教会孩子自我保护才能保障其一生安全

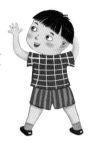

亲爱的家长朋友：

你们好！

从孩子们诞生的那一天开始，作为家长的我们就处于各种担忧之中了，而其中最多的是对于各种安全事故的忧虑。生活中，我们常常可以听到很多叮嘱、提醒甚至大声而焦急的呼喊。与其这样，不如让我们从生活中的每一个环节入手，系统地教育孩子吧。同时我们更应该充分重视孩子自我安全意识的培养，教会孩子机智应对各种可能发生的危险。教给孩子自我保护的良好方法，才是其一生安全的保障。

这套丛书，在叙述形式上新颖亲切。结合日常生活实际，从孩子喜爱的各种小故事开始，引导孩子思考，并学会保护自己的方法；其所包含的内容全面有序。家庭、社会、交通、游戏，等等，几乎涵盖了生活中可能遇到的各种情况，并进行了详细的分析，这不仅对孩子，对我们成人也是一次安全知识的学习与扩展；在教育理念上，体现了孩子的心理特点和先进的教育思想，在阅读过程中，我们常常会因书中人物的想法而会心一笑，仿佛那就是我们身边的孩子，让人爱不释手。以此进行亲子阅读，一定会既有趣又有益。

作为一名学前教育工作者，我真诚地希望家长、老师们能带着孩子们一起读读这套丛书，为孩子们创造一个更加安全的生活环境。因为让每个孩子都快乐、健康地成长，是我们共同的心愿！

北京市艺术教育研究会理事　　许丽萍
北京空军育翔蓝天幼儿园园长

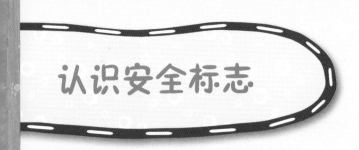

认识安全标志

请 注 意 安 全

禁止扒门

禁止倚靠

禁止蹦跳

看好儿童

轻按选层按钮

禁止吸烟

　　小天是个好动的孩子，到哪里都左看看右望望，上摸摸下踩踩，一刻都闲不住。

　　这天，小天和爸爸离开家，到外面玩。

　　"慢点，慢点……"爸爸的话还没停，小天已经蹦蹦跳跳地跑进电梯。

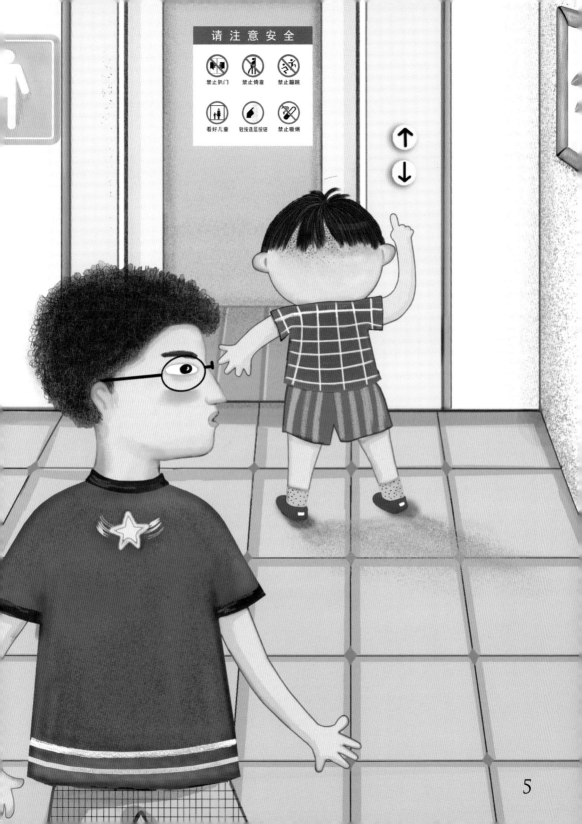

请注意安全

禁止扒门　禁止倚靠　禁止蹦跳

看好儿童　轻按选层按钮　禁止吸烟

↑
↓

5

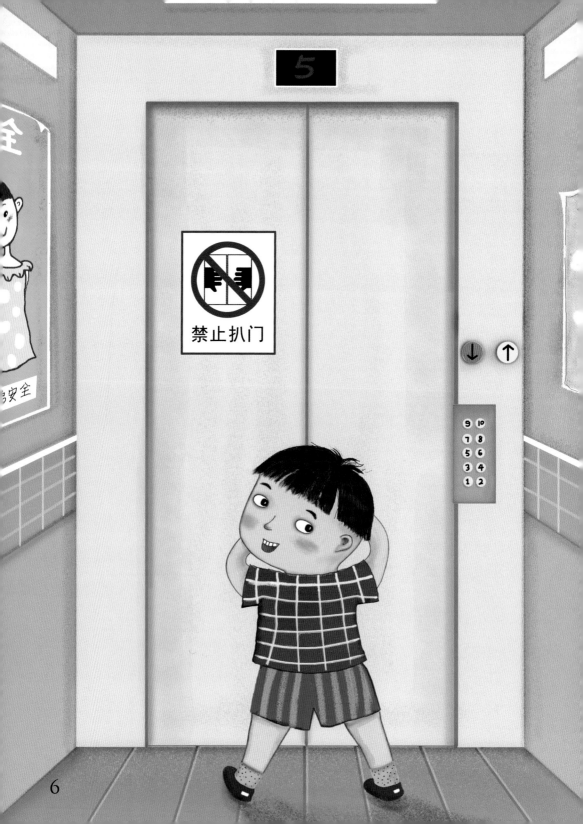

禁止扒门

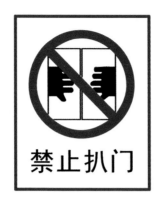

禁止扒门

一上电梯，小天立刻发现有张图贴在那，图上有不少圆圈。

"爸爸，爸爸，你看。"小天指着图说。

"宝贝，这是电梯安全的宣传图片。看到红色圆圈带斜杠了吗？那是告诉我们在电梯里不能做的事情。"

"第一个圆圈里，两个手一个斜杠是什么意思呀？"小天看看爸爸。

"这是告诉小朋友，当电梯关门后，不要用手扒，容易出事。"

父母问，孩子答

读到这里的时候，可以问问孩子，为什么不要扒电梯门。孩子回答后，先不要说出答案，继续读故事，让孩子自己思考。

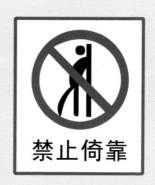

禁止倚靠

"我知道了，以后坐电梯不扒门了。"小天说。

"第二个图是什么意思，你知道吗？"

"知道，这是说不要倚着电梯门！"小天自豪地说。

"咦，宝贝，你怎么一下就猜到了？"

"爸爸，我不是猜的，是妈妈带我坐地铁的时候告诉我的。
地铁门上也有。"

和爸爸妈妈一起练习

- 告诉孩子，乘坐电梯应该怎样做才安全。
- 跟孩子一起练习，父母带孩子坐电梯，教给孩子上下电梯要注意的安全事项。

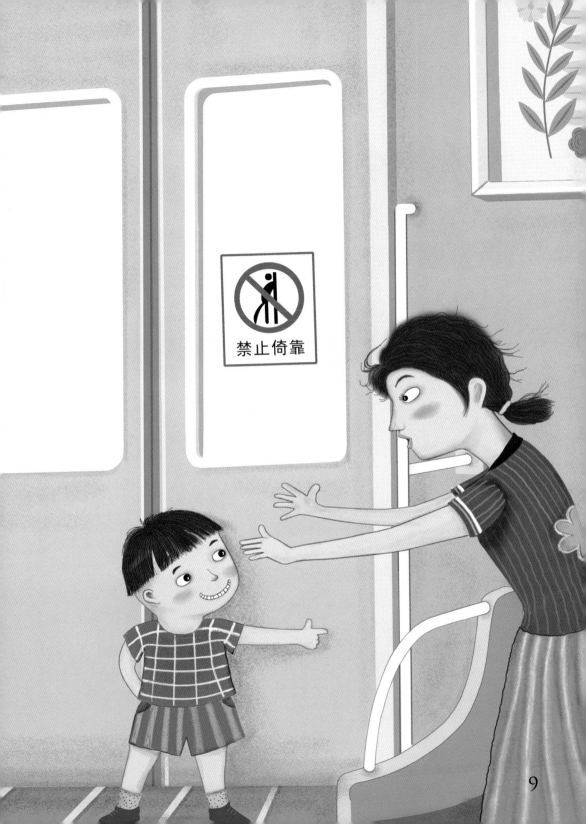

禁止倚靠

9

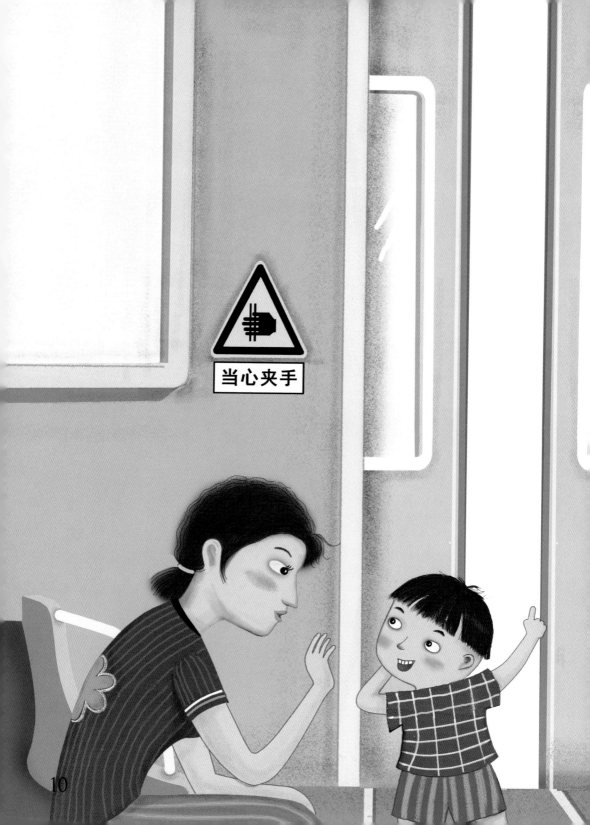

当心夹手

10

当心夹手

"哦，是吗？地铁上还有没有别的图？"爸爸问道。

"嗯……"小天想了想说，"地铁上还有个图，上面有一只手。"

"那叫当心夹手，也是个安全标志。"

"嗯，图在车厢门口贴着。"

父母问，孩子答

读到这里的时候，可以问问孩子，车上为什么贴着当心夹手的标志。孩子回答后，先不要说出答案，继续读故事，让孩子自己思考。

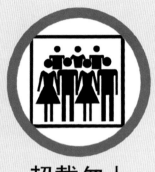

超载勿上

　　"是。它告诉你坐地铁时要小心，当车门关闭时，不要用手去拉，不然可能会夹到手。"

　　小天明白了似地点点头，又问道："爸爸，这个电梯能装下多少人？"

　　"十来个，再多的话就容易出问题了。有的电梯外面有图标，就像这些图这样，是红圈围着黑方框，黑方框里有一群人，这种图标叫超载勿上。"

　　"我好像见过。"小天说。

　　"这个是告诉我们，电梯搭载的人是有限的，多了的话就超载了，就不能有人再上电梯了。"

超载勿上

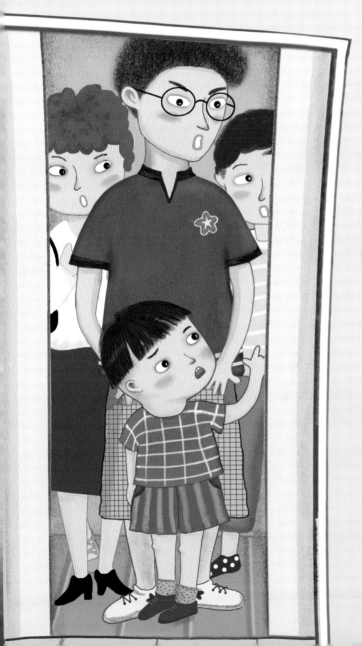

小天对安全标志产生了兴趣，一出单元门口，他就奔向一所小房子。

　　"爸爸，这里也有安全标志图。"小天一边拍打着小房子的门，一边提醒爸爸。

　　爸爸一把拉过小天，告诉他说："这个千万不要碰，这是配电房。看到上面的标志了吗？一个是安全用电，一个是当心触电。"

　　"看到了。"

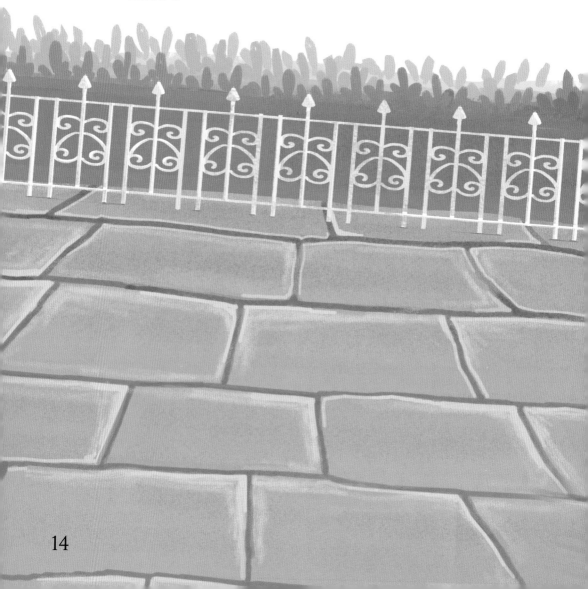

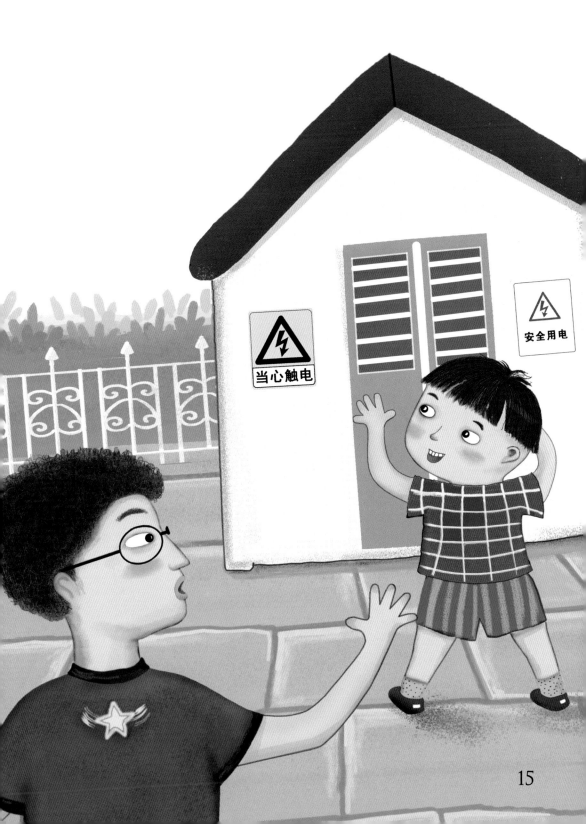

15

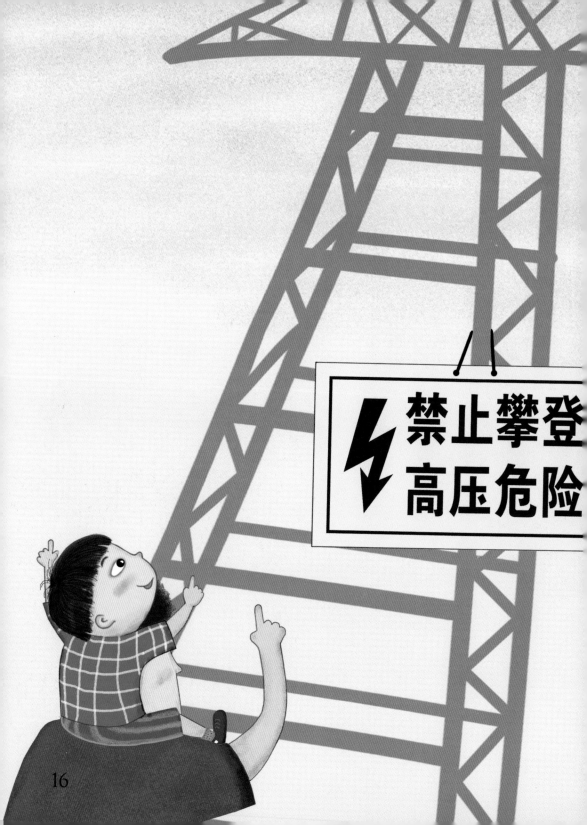

禁止攀登
高压危险

16

注意安全

　　"记住，有闪电图标的大多都和用电有关，都不能用手去碰去摸。还有那种带感叹号的，也是危险的。"爸爸对小天严厉地说。

　　"爸爸，咱们小区外的大铁塔的牌子上也有图标。"小天拉着爸爸，来到门口的高压电线塔前面。大铁塔在护城河边，高高的架子上挂有一个牌子。

　　爸爸再一次严肃起来："这样的地方一定不要自己来哦，还有打雷闪电的时候，千万不要在这下面待着。"

来到护城河边，小天拉着爸爸沿着步行道走。小天指着河边的一个警示牌说："爸爸，这里还有画着小鱼的牌子呢！"

"这是禁止在高压线下钓鱼的意思。因为这样会更危险！"

"爸爸快看，这里有个大牌子，上面还有几个小图片呢。"小天兴奋地说。

禁止在高压
线路下钓鱼

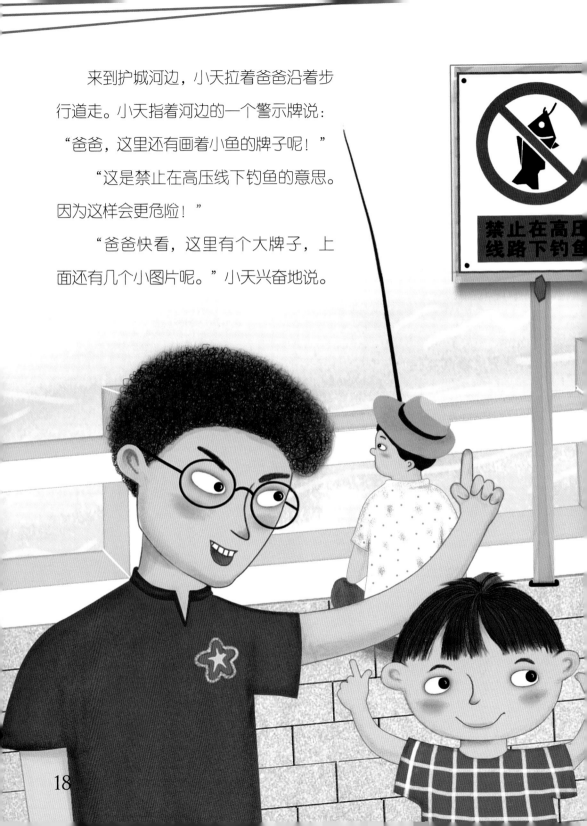

"看到没？右边的图标是禁止人们下水游泳，禁止在河里洗澡。中间这个，是当心落水，说明附近有危险的地方，我们得小心才是。"

小天很好奇："爸爸，为什么还有禁止滑冰的牌子啊？"

"这是因为到了冬季，天气变得寒冷，水会结冰。有些小朋友会到冰面上嬉戏玩耍，如果冰面不够结实的话，会裂开，小朋友就会掉进去。"爸爸语重心长地说。

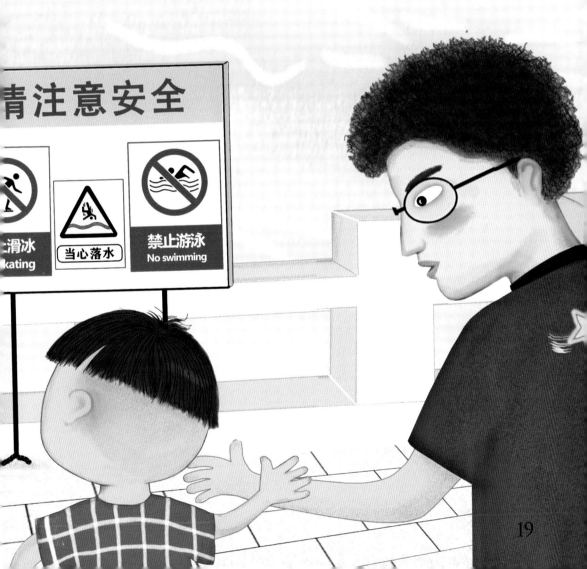

19

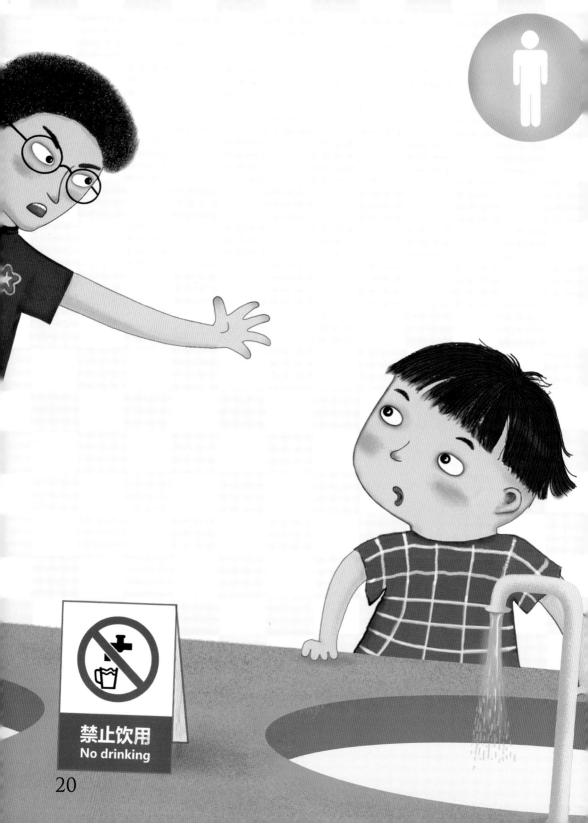

禁止饮用
No drinking

20

走了一会，小天要上厕所，爸爸带他走到河边的一个公共卫生间。

小天方便完，在卫生间洗手台旁洗了手，接着探过头去，用嘴对着水龙头想喝水。

爸爸看见了，立即制止了他。"这可不行，这水不能喝。你看这是什么？"

小天看到水龙头旁边贴着一个图标，图上面有水龙头和杯子，还有个斜杠。

"你看，这里写着呢，禁止饮用。这是非饮用水，非饮用水可不能喝，不然小心坏肚子。"

"好。我不喝了，咱们回家吧，我到家喝。"

父母问，孩子答

读到这里的时候，可以问问孩子，遇到这种情况会怎么办。孩子回答后，先不要说出答案，继续读故事，让孩子自己思考。

两人离开河边，走回居住的小区。

在小区门口，小天看到一个大红箱子，旁边竖着一个大牌子。

"爸爸考考你，前面这两个图是什么意思呢？"

"第一个图不知道，知道第二个。第二个是 119 电话，是着火的时候报警用的，打了这个电话，爸爸单位的大红车就会闪着灯赶过来！"小天的爸爸以前是消防员。

"对，你说得对。第一个标识是手动按钮，着火后用手按按钮，就会发出警报铃声。"

"哦。"

和爸爸妈妈一起练习

- 告诉孩子，平时要注意消防安全。
- 跟孩子一起练习，假装起火，让孩子模拟起火之后拨打 119 电话。

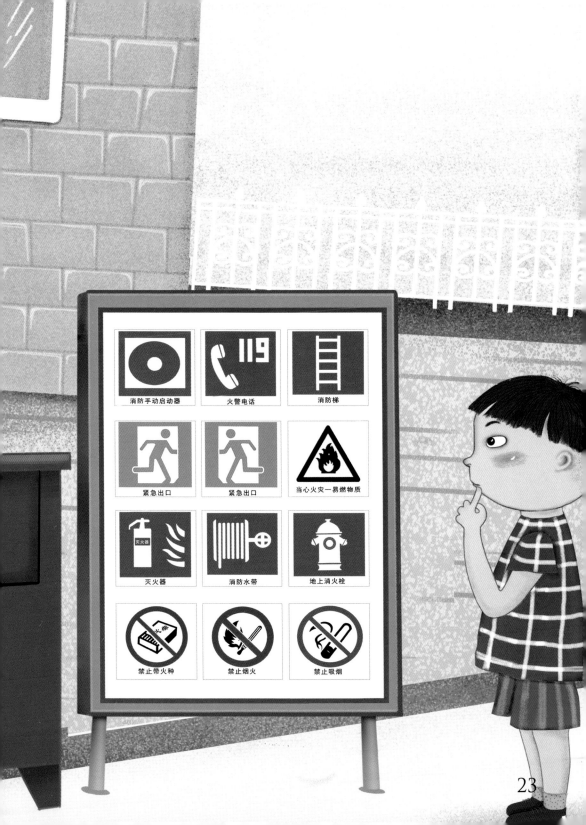

23

"这里都是消防安全标志，你看这个，我们常常在哪里看到它呢？"爸爸问小天。

　　"加油站。"小天骄傲地说，"每次爸爸开车加油时，加油站的大柱子上都有这个圈圈。火柴上有一个斜杠，就是说这里禁止烟火。"

　　"对，还有一个和它很像的图，圆圈里是一根烟，它的意思是禁止吸烟。有这个标志的地方，都不能吸烟。为什么？因为吸烟也容易引起火灾。"

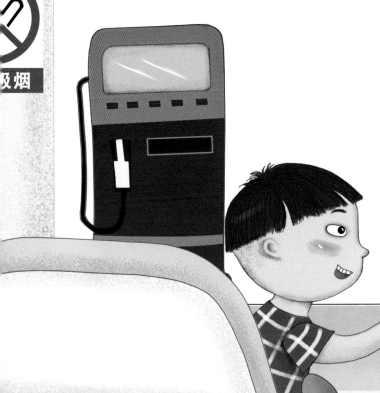

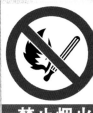

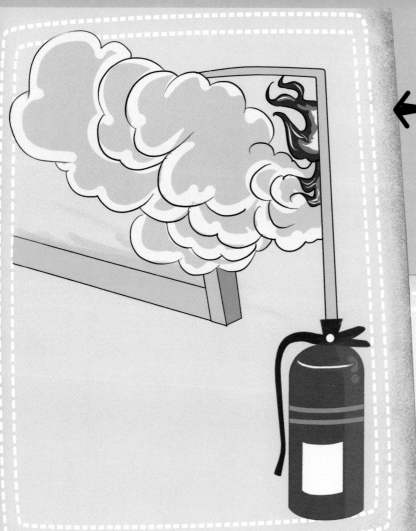

灭 火 器

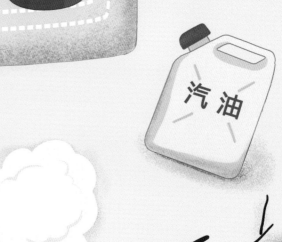

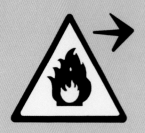

当心火灾-易燃物质

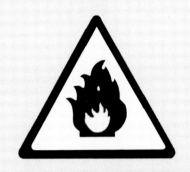

当心火灾-易燃物质

　　"还有这个标志，也很容易认识，它就是一个灭火器的样子，旁边还有一片火。它代表的就是这里有灭火器。"

　　"这个图我也见过。"小天说。

　　"不错，你见过的倒不少。看这个，它的意思是小心易燃物质，易燃物质就是容易着火、容易引起火灾的东西，像棉花、汽油、干草、树枝，等等。"

父母问，孩子答

　　读到这里的时候，可以问问孩子，易燃物质还有哪些。孩子回答后，先不要说出答案，继续读故事，让孩子自己思考。

"哎，看，有个机器人。"小天高兴地说。

"这个图有点像机器人，但不是什么机器人，它指的是地上消火栓。在好多广场边上都立着这样的矮的圆圆的红色铁柱子。消火栓后背上鼓起一个包，这个包就是安装水带的接口。着火了的话，消防员叔叔们就会接上水带，把水喷到着火的地方。"

说到自己的专业，小天的爸爸一口气给小天讲了好多消防的知识。

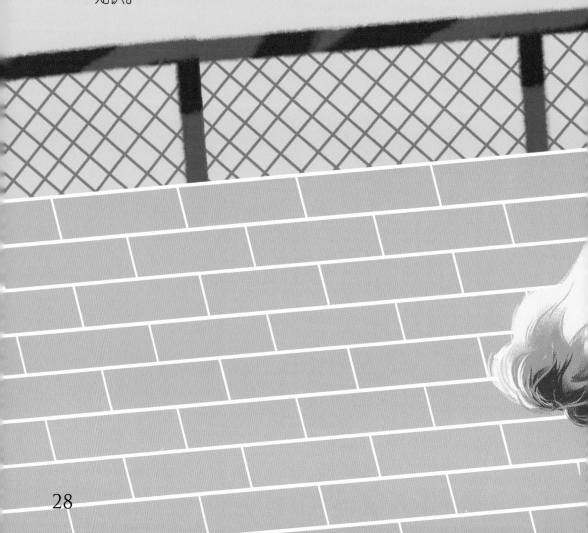

地上消火栓

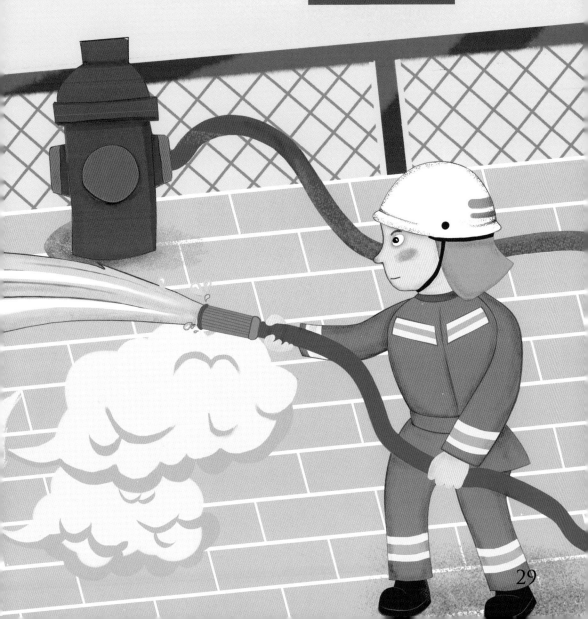

29

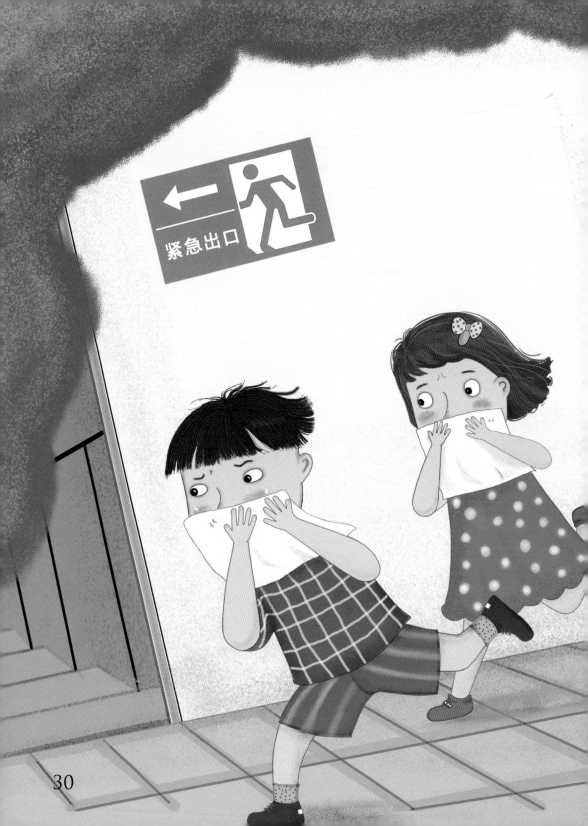

紧急出口

30

"爸爸，爸爸。这个牌子上的图大都是红的，就这俩都有个小人的图是绿色的。"小天说。

"对，这两个图的意思是一样的。你没发现吗？在我们楼的楼梯口也常常看到这样的牌牌，它的意思是紧急出口。在发生火灾的时候，它指明逃生的方向，所以有的也写成安全出口。另外，起火时，电梯是不能坐的，只有步行楼梯才能走。"

和爸爸妈妈一起练习

- 告诉孩子，平时多注意高楼和建筑物的安全出口。
- 跟孩子一起练习，假装发生火灾，带领孩子找到安全出口，迅速逃生。

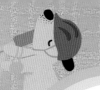

安全标志：

用以表达特定安全信息的标志，由图形符号、安全色、几何形状（边框）或文字构成。

安全标志分类：

安全标志一般分为：

禁止标志

警告标志

指令标志

提示标志

 禁止标志

禁止标志的含义是制止人们的某些行动。

禁止标志的几何图形是带斜杠的圆环，其中圆环与斜杠相连，用红色，图形符号用黑色，背景用白色。

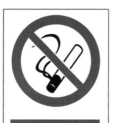

禁止吸烟

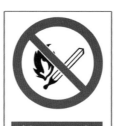

禁止烟火

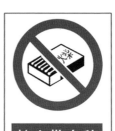

禁止带火种

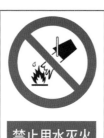

禁止用水灭火

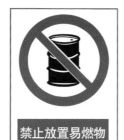

禁止放置易燃物

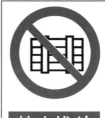

禁止堆放

禁止启动

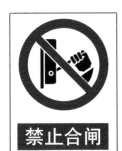
禁止合闸

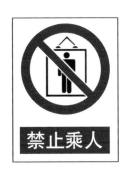
禁止乘人

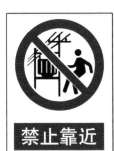
禁止靠近

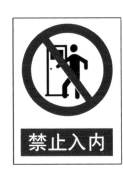
禁止入内

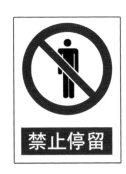
禁止停留

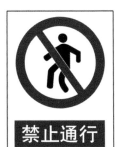
禁止通行

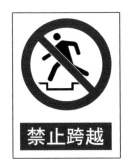
禁止跨越

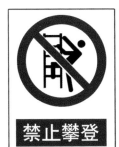
禁止攀登

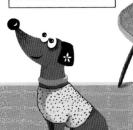

33

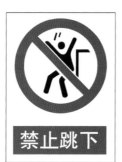

禁止跳下

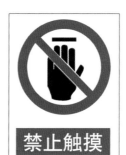

禁止触摸

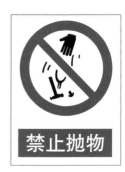

禁止抛物

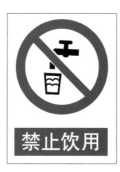

禁止饮用

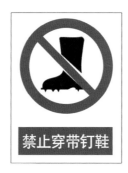

禁止穿带钉鞋

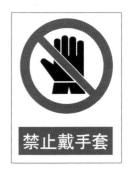

禁止戴手套

禁止驶入

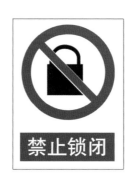

禁止锁闭

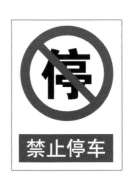

禁止停车

警告标志

警告标志的含义是警告人们可能发生的危险。
警告标志的几何图形是黑色的正三角形，黑色图形符号，黄色背景。

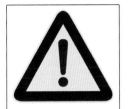
注意安全

当心火灾

当心爆炸

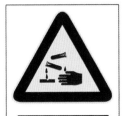
当心腐蚀

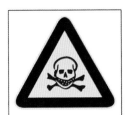
当心中毒

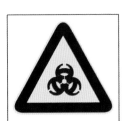
当心感染

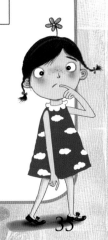

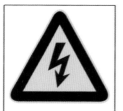

当心触电

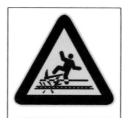

当心电缆

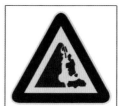

当心塌方

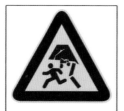

当心冒顶

当心坑洞

当心落物

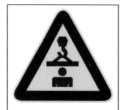

当心吊物

当心碰头

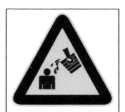

当心烫伤

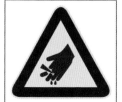

当心伤手

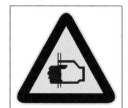

当心夹手

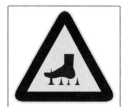

当心扎脚

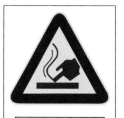

当心高温表面

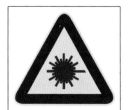

当心激光

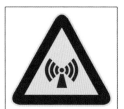

当心微波

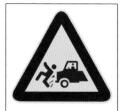

当心车辆

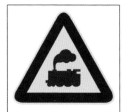

当心火车

当心坠落

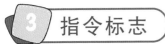

指令标志

指令标志的含义是要求人们必须做出某种动作或采取防范措施。

指令标志的几何图形是圆形，白色图形符号，蓝色背景。

必须戴安全帽

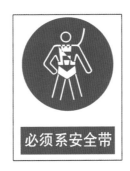

必须系安全带

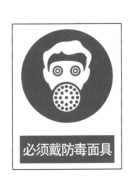

必须戴防毒面具

必须戴防尘口罩

必须戴护耳器

必须穿防护服

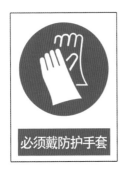

必须戴防护手套

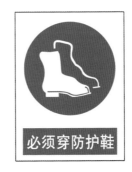

必须穿防护鞋

必须加锁

提示标志

提示标志的含义是提供特定的安全信息。

提示标志的几何图形是方形，白色图形符号，绿色背景。

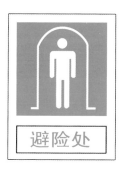
避险处

击碎板面

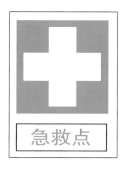
急救点

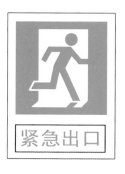
紧急出口

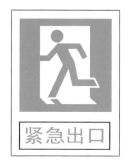
紧急出口

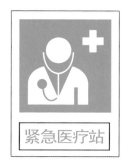
紧急医疗站

可动火区

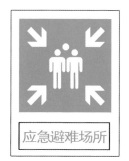
应急避难场所

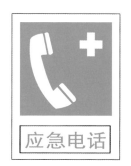
应急电话

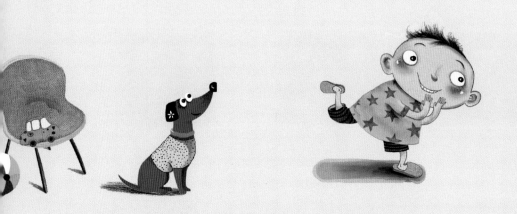

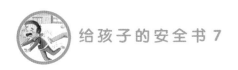

平安上学无霸凌

季 悠 何宜妍 主编

王秋女 著 江秀伟 绘

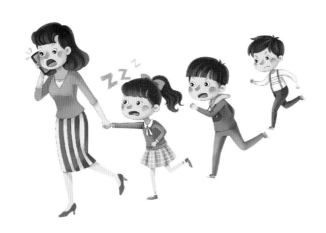

九州出版社
JIUZHOUPRESS

图书在版编目（CIP）数据

平安上学无霸凌 / 王秋女著；江秀伟绘 . -- 北京 ：
九州出版社，2019.11
（给孩子的安全书 / 季悠，何宜妍主编）
ISBN 978-7-5108-8483-2

Ⅰ . ①平… Ⅱ . ①王… ②江… Ⅲ . ①校园－暴力行
为－预防－儿童读物 Ⅳ . ① G474-49

中国版本图书馆 CIP 数据核字 (2019) 第 273289 号

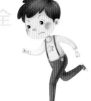

亲爱的家长朋友：

　　你们好！

　　从孩子们诞生的那一天开始，作为家长的我们就处于各种担忧之中了，而其中最多的是对于各种安全事故的忧虑。生活中，我们常常可以听到很多叮嘱、提醒甚至大声而焦急的呼喊。与其这样，不如让我们从生活中的每一个环节入手，系统地教育孩子吧。同时我们更应该充分重视孩子自我安全意识的培养，教会孩子机智应对各种可能发生的危险。教给孩子自我保护的良好方法，才是其一生安全的保障。

　　这套丛书，在叙述形式上新颖亲切。结合日常生活实际，从孩子喜爱的各种小故事开始，引导孩子思考，并学会保护自己的方法；其所包含的内容全面有序。家庭、社会、交通、游戏，等等，几乎涵盖了生活中可能遇到的各种情况，并进行了详细的分析，这不仅对孩子，对我们成人也是一次安全知识的学习与扩展；在教育理念上，体现了孩子的心理特点和先进的教育思想，在阅读过程中，我们常常会因书中人物的想法而会心一笑，仿佛那就是我们身边的孩子，让人爱不释手。以此进行亲子阅读，一定会既有趣又有益。

　　作为一名学前教育工作者，我真诚地希望家长、老师们能带着孩子们一起读读这套丛书，为孩子们创造一个更加安全的生活环境。因为让每个孩子都快乐、健康地成长，是我们共同的心愿！

北京市艺术教育研究会理事
北京空军育翔蓝天幼儿园园长　　许丽萍

目录

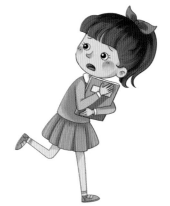

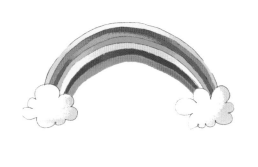
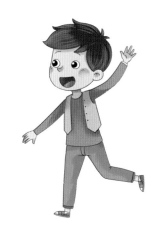

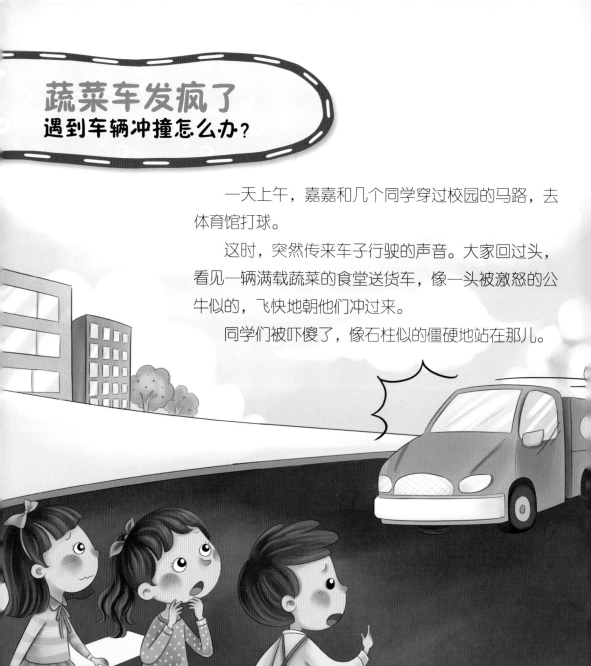

蔬菜车发疯了
遇到车辆冲撞怎么办？

　　一天上午，嘉嘉和几个同学穿过校园的马路，去体育馆打球。

　　这时，突然传来车子行驶的声音。大家回过头，看见一辆满载蔬菜的食堂送货车，像一头被激怒的公牛似的，飞快地朝他们冲过来。

　　同学们被吓傻了，像石柱似的僵硬地站在那儿。

金老师正好路过，大叫一声，冲了上去，一把拽住几个吓傻的孩子，用力往边上推，边推边向其他孩子大喊："别站着，快往边上躲！"

同学们这才反应过来，拼命往边上闪躲，可这车子像是被什么牵引着，紧紧追在孩子后面。金老师拉着孩子们，大声喊："赶紧躲到花坛后面去！"

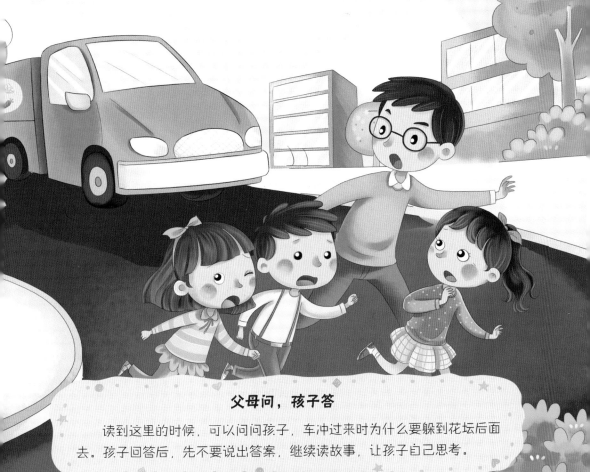

父母问，孩子答

读到这里的时候，可以问问孩子，车冲过来时为什么要躲到花坛后面去。孩子回答后，先不要说出答案，继续读故事，让孩子自己思考。

这时，大家听到一阵尖锐的声响。车子撞翻了路边的警示柱，碰到体育馆的台阶，终于硬生生地停了下来。

司机大叔满头大汗地从车上下来，结结巴巴地说："刹……刹车不灵了，方向盘不知道为什么……也不好使了！"

金老师对孩子们说："如果我们再遇到这种车子失控，或有坏人故意开车冲撞，大家要迅速向车子两侧躲避，寻找建筑物、花坛等坚固的物体藏身。"

同学们看看那送货的车子，连连点头。

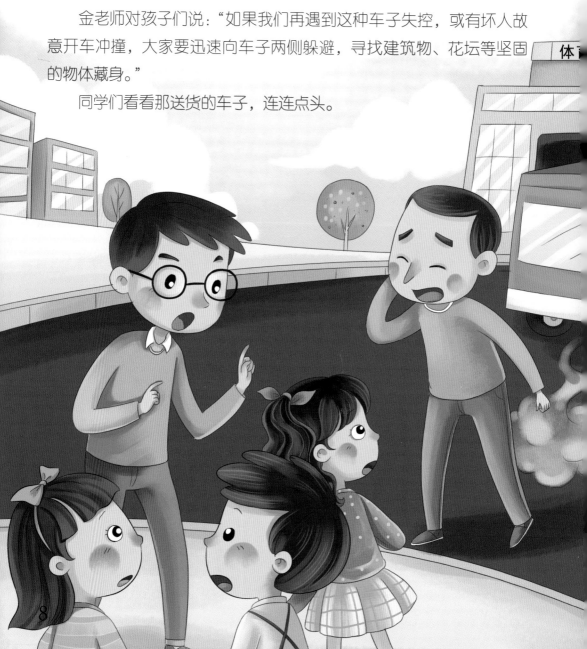

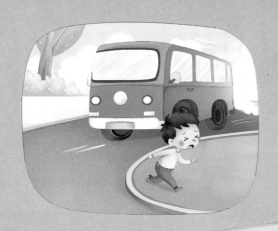

1.遇到横冲直撞的车子要迅速从车子两侧躲避。

2.寻找坚固的掩体藏身,并向周围呼喊示警。

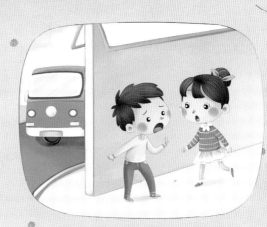

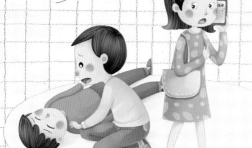

3.及时救护伤员,拨打120急救电话。

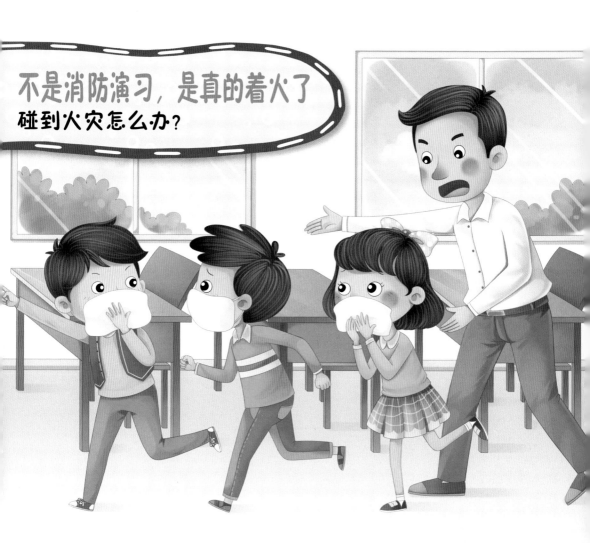

不是消防演习，是真的着火了

碰到火灾怎么办？

下午第二节课是美术课，林老师指导着同学们画画。

突然，火警铃声响了！原本平静的教室顿时乱起来。

林老师对同学们说："大家不要慌，可能是消防演习，你们就像以前演习那样，拿出餐巾或口罩，捂住嘴巴和鼻子，按组排好队，向外面撤，千万不能拥挤！"他又让班长小周带队领着同学们往教室外疏散，自己留在队尾断后。

一出教室，发现楼梯口浓烟密布，都看不清路了，比平时消防演习时的烟雾大多了。是真着火了。

同学们害怕了，有个同学说："楼梯都是烟雾，我们坐电梯下去。"有些同学就想跟着往电梯那边跑。

林老师连忙拦住，大声制止他们："发生火灾的时候，千万不能乘电梯！"然后他走到队伍前面，让大家学着他的样子，跟着他从楼梯往下撤。

林老师用一块大手帕将口鼻捂住，低下头，猫着腰，贴着墙壁快速地从楼梯往下跑。同学们学着林老师的样子，低着头弯下身子，从楼梯向下跑。

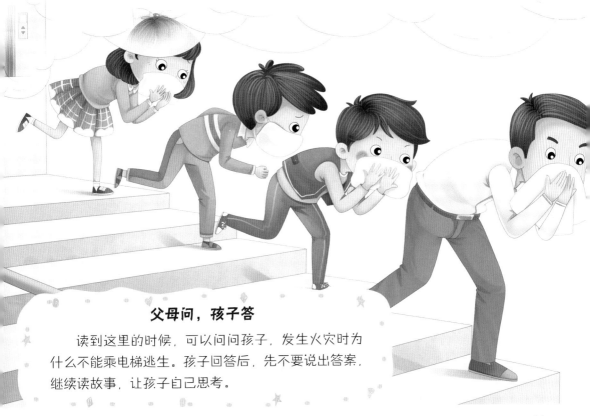

父母问，孩子答

读到这里的时候，可以问问孩子，发生火灾时为什么不能乘电梯逃生。孩子回答后，先不要说出答案，继续读故事，让孩子自己思考。

11

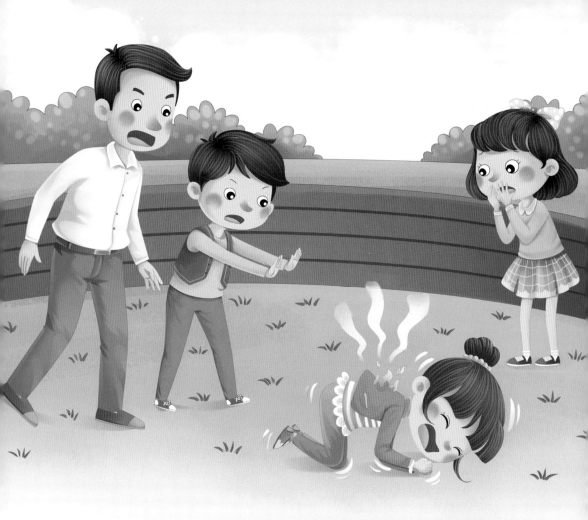

　　同学们在老师的带领下，撤到了操场的空地上。

　　大家刚安定了下来，突然发现小西的身上冒着烟。原来小西的外套溅到了火星，烧起来了！她吓呆了，一动不敢动！

　　林老师想冲上去把她外套扯掉，但已来不及，赶紧大喝一声："快，躺地上打滚！"可小西吓傻了，仍然站着不动。还是班长小周反应快，一把推倒小西，小西这才在地上打了几个滚，外套上的火被压灭了。

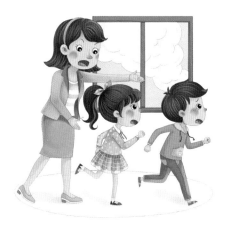

1. 火灾发生时切勿乱跑，要听从老师的组织，有秩序地撤离。

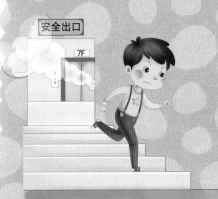

2. 平时熟悉教学楼、学生公寓的疏散通道、安全出口、楼梯方位，遇到大火时切勿慌张，保持冷静，观察火势、火源，寻找相对安全的逃生路线迅速撤离，逃离时切勿使用电梯。

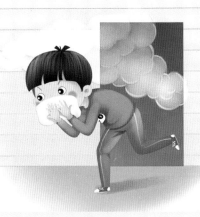

3. 书包里常备一块小毛巾或口罩，有浓烟时捂住口鼻，弯下身子贴近地面尽快撤离。

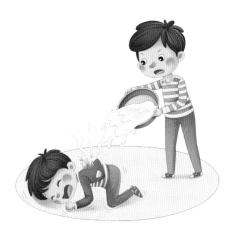

4. 如身上着火，要就地打滚或让同学泼水熄灭火焰，切勿奔跑。

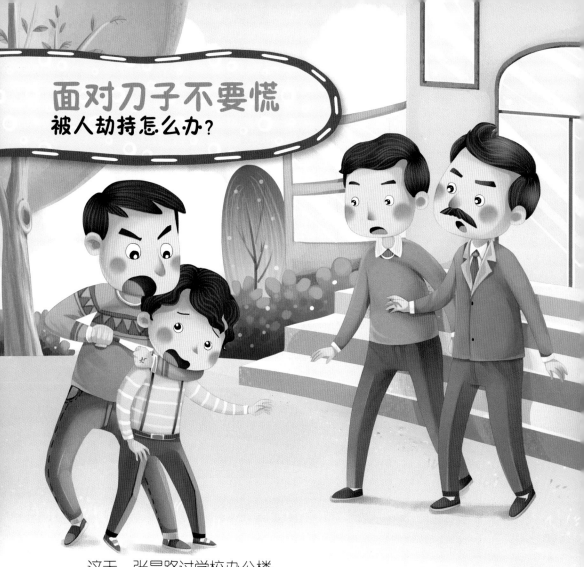

面对刀子不要慌
被人劫持怎么办？

这天，张昊路过学校办公楼。

在办公楼前，他看见几个人站在那里说话，有校长和老师，还有两三个是自己不认识的。突然，这几个人里有一中年男人冲了过来，一把箍住他的脖子。

"都不准过来，你们谁过来我就杀死他！"那个男人大声地喊着，边喊边从腰里扯出一把刀子。

张昊吓坏了，不明白怎么回事。那个男子拖着他走，并对着校长喊："你给我儿子保送一中，不然我就杀了他！"

校长劝那个男子："一切都好说话，你先把刀放下，放开那个同学，我马上打电话，保证你儿子能保送到一中！"

又对张昊说："同学，不要怕，这位叔叔有一个和你差不多大的孩子，他也是一位父亲，不会伤害你的。"

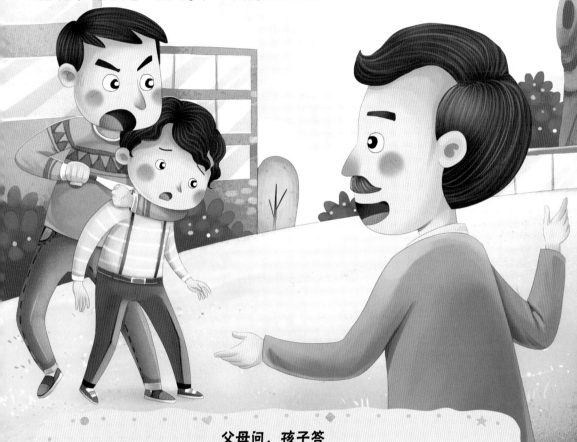

父母问，孩子答

　　读到这里的时候，可以问问孩子，遇到这种情况该怎么办。孩子回答后，先不要说出答案，继续读故事，让孩子自己思考。

张昊听了校长的话，尽量不挣扎反抗，避免激怒这个男人。

过了几分钟，学校的三个保安已经悄悄地从后面过来，趁男子擦汗的那一瞬间，飞快地扑了上去。

哐当！刀子掉在了地上，几乎同时，男子被扑倒在地，紧紧按住！

校长跑过去一把抱住张昊，老师们也都围了上来。

大家安慰着他，还夸他冷静勇敢，临危不惧！

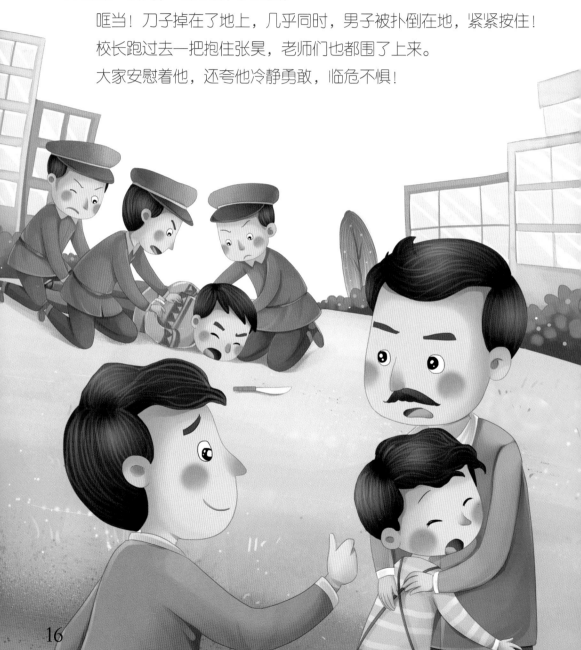

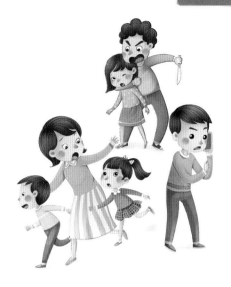

1. 如有学生被恐怖分子劫持，要迅速疏散其他学生，在第一时间报警。

2. 被歹徒劫持时一定要沉着冷静，不要激烈反抗，要服从命令，不要和歹徒对视或对话，以免发生冲突，激怒歹徒。

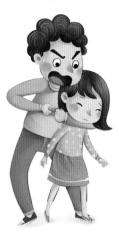

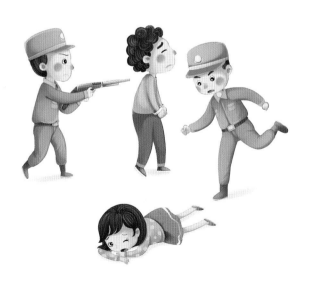

3. 如果特警发出突袭信号，要尽量趴在地上，配合解救。

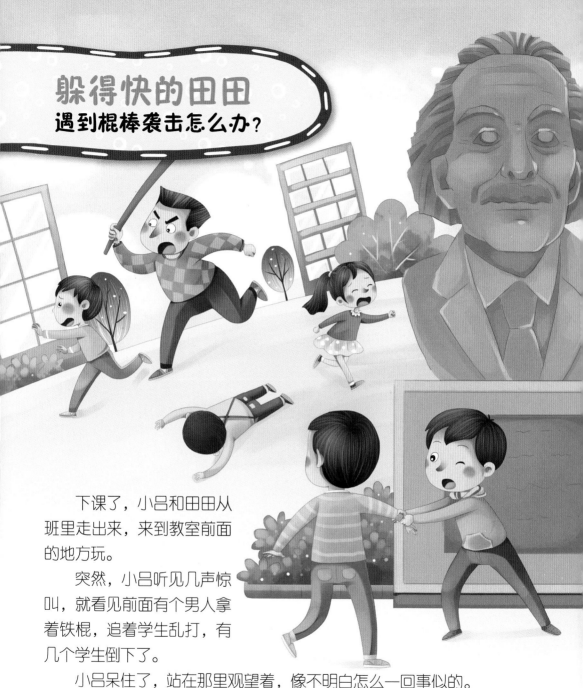

躲得快的田田
遇到棍棒袭击怎么办？

下课了，小吕和田田从班里走出来，来到教室前面的地方玩。

突然，小吕听见几声惊叫，就看见前面有个男人拿着铁棍，追着学生乱打，有几个学生倒下了。

小吕呆住了，站在那里观望着，像不明白怎么一回事似的。

说时迟，那时快，田田一把拉住小吕，就往旁边的一尊爱因斯坦雕像后面钻。

他们躲在雕像后面，听到不远处有吵嚷声，夹杂着同学的哭喊声。小吕很想探出头去看看，但被田田拉住了。

过了几分钟，小吕和田田小心翼翼地从雕像后面探出头来，看见那男人被两个保安叔叔按倒在地上。有几个同学受伤了，有的倒在当地，有的捂着胳膊。

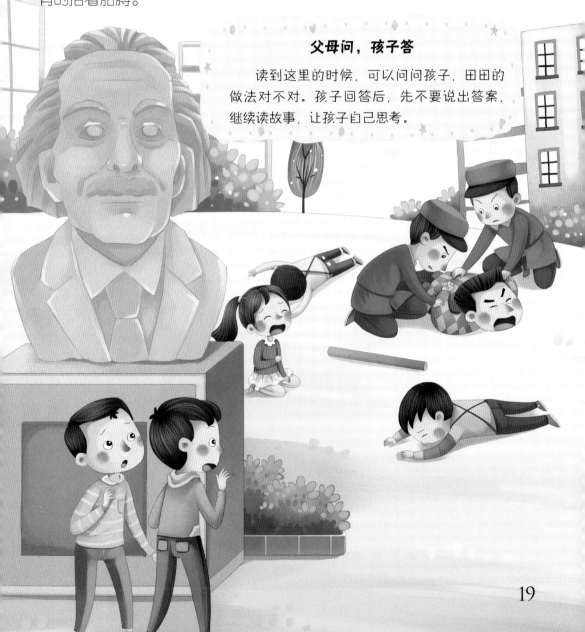

父母问，孩子答

读到这里的时候，可以问问孩子，田田的做法对不对。孩子回答后，先不要说出答案，继续读故事，让孩子自己思考。

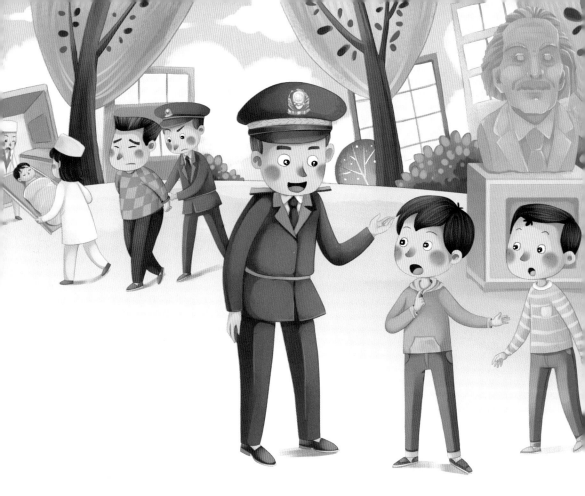

　　呜呜呜，呜呜呜……警车、救护车都来了，受伤的同学很快被送进救护车，按在地上的那个男人被押进了警车。原来这个男人是前段时间学校开除的一个员工，拿着铁棍来学校伤害孩子！幸好学校保安及时制服了他。

　　大家都夸田田机智勇敢，碰见袭击的坏人能随机应变，及时躲避。

　　田田说："这是我在书上看到的。碰到这样的情况，跑不掉就躲起来，花坛旁边、大树背后都可以，像我们今天就躲在雕像背后！"

　　大家听了田田的话，都赞许地点点头。

1.遇到器物击打或砍杀，不停留不围观，迅速逃离，跑时要大声呼救，引起保安、老师的注意。尽量不要直线逃跑，可绕着障碍物转弯跑，以拖延迷惑歹徒。

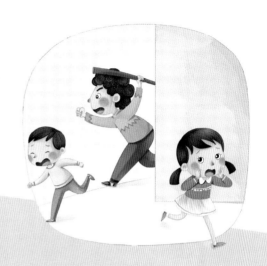

2.来不及逃脱时尽快躲到花坛、大树、建筑物、桌椅等处隐蔽保护自己。如在教室门口尽快进入室内，将房门堵住。

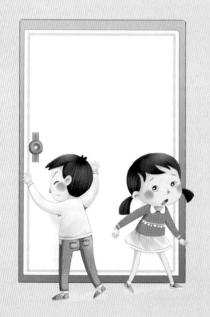

3.跑不了躲不了的时候要联合老师同学奋起反击，利用拖把、桌椅等物阻挡歹徒攻击。

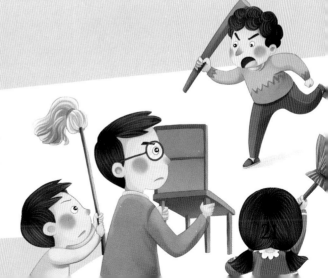

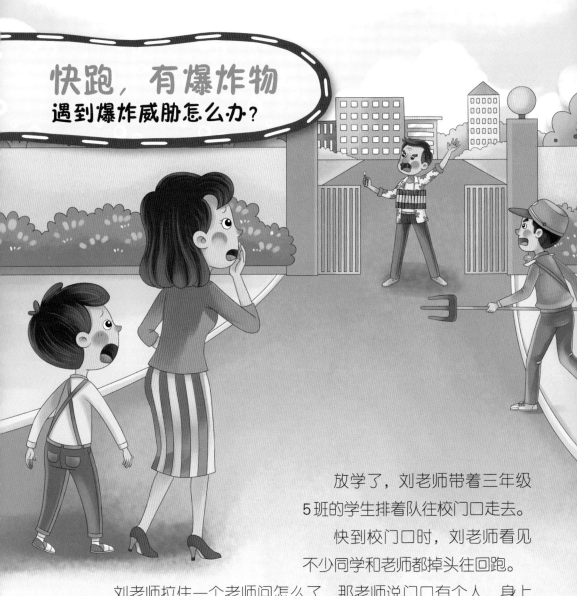

放学了，刘老师带着三年级
5班的学生排着队往校门口走去。
快到校门口时，刘老师看见
不少同学和老师都掉头往回跑。
刘老师拉住一个老师问怎么了，那老师说门口有个人，身上
捆着炸药，手上拿着打火机，说要炸学生！
大家一看，只见校门口有个男子激动地挥舞着手臂，在叫喊
着什么。学校的保安拿着钢叉，在一旁小心地注视着。

看到这情况，有的同学吓得叫了起来，有几个反应快的同学撒腿就要跑，队伍顿时乱了。

刘老师连忙说："大家不要慌，跟着我，往南门跑！"说着让同学们掉转队伍，有秩序地往南门撤退。刘老师边拉着跑得最慢的雯雯往南门跑，边掏出手机拨打110报警。

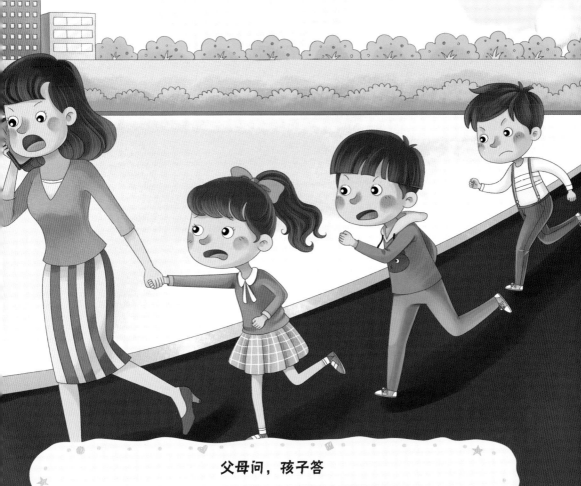

父母问，孩子答

读到这里的时候，可以问问孩子，遇到这种情况该怎么办。孩子回答后，先不要说出答案，继续读故事，让孩子自己思考。

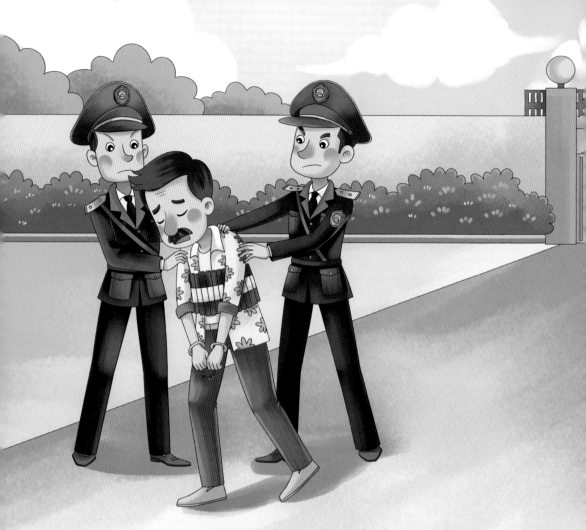

　　刘老师又让班长带着同学们先往南门撤，自己守在路口拦住其他班的同学，大声喊："北大门那儿有人身上捆着炸药，大家赶紧往南门跑！"其他老师听见了，赶紧和刘老师一起维持秩序，保护同学们往南门撤。

　　"呜呜呜……"警车的鸣笛声响了起来，警察来了。

　　警察叔叔很快制服了那个坏人。幸亏保安叔叔勇敢地将那坏人挡在外面，老师们及时疏散学生，才没有发生危险。

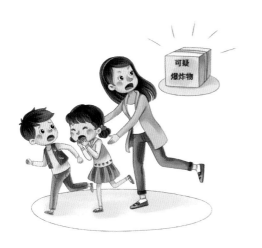

1. 遇到可疑爆炸物时，千万不要围观或触碰，迅速疏散人群，撤离现场。

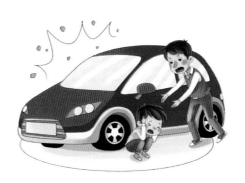

2. 来不及撤离时，要及时寻找掩体，选择坚固的建筑物，不要躲在汽车或不够坚固的掩体后面，爆炸的冲击波会将汽车炸翻，将不坚固的建筑物炸成碎片，人躲在后面反倒更容易受伤。

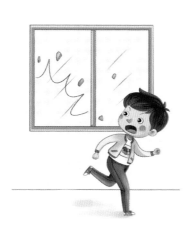

3. 特别要远离玻璃门窗，玻璃门窗炸成碎片后会给人带来巨大伤害。

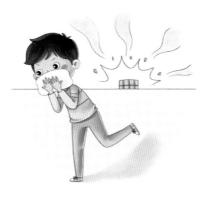

4. 爆炸会产生有毒气体，引发火灾，要用毛巾或口罩捂住口鼻，迅速撤离爆炸现场。

25

　　学校开运动会，张洋拿了 400 米赛跑的第二名，他得意地回到自己班的观赛方阵里，却发现自己的位置上坐着同学李吉，正跟另一个同学头碰头地聊着什么。

　　张洋猛地从他俩中间插进去，脖子一拧，对李吉说："让开，鸡仔。"

　　张洋个头高大，性格比较暴躁，平时在班里，没少欺负同学，经常因一点小事，就拳脚相向，还常给同学起外号，"鸡仔"就是他给身材瘦小的李吉起的。

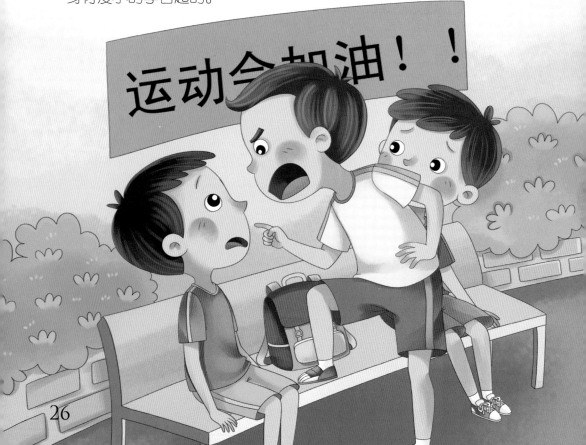

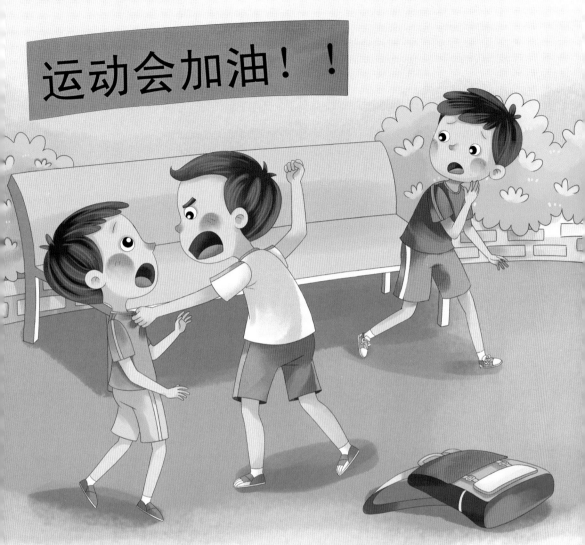

运动会加油！！

　　现在看他气势汹汹地闯过来，另一个同学赶紧躲开了，李吉边起身边说了一句："你刚不在，我坐一下怎么啦！"

　　"你说什么！鸡仔，你再给我说一遍！"张洋朝他低吼，说着拎起他的书包扔得老远，又一把揪住他的衣领，拳头挥了过来。

　　李吉头一偏，躲了过去，刚想还手，张洋直扑过来，没头没脑地就朝李吉打去。李吉根本招架不住，只得捂住脑袋蹲到地上。

班主任正忙着招呼几个运动员去检录，没注意到这边打成一团了；有些同学正很投入地喊加油；有几个同学虽然看见了，但看到张洋凶狠的样子，都躲到一边不敢吭声了。

　　幸好有个家长志愿者在一边看见了，大喝一声，冲过去将张洋拉开。家长严厉地批评他，张洋不说话了，头却抬得老高，冷笑着，一脸的不服气。

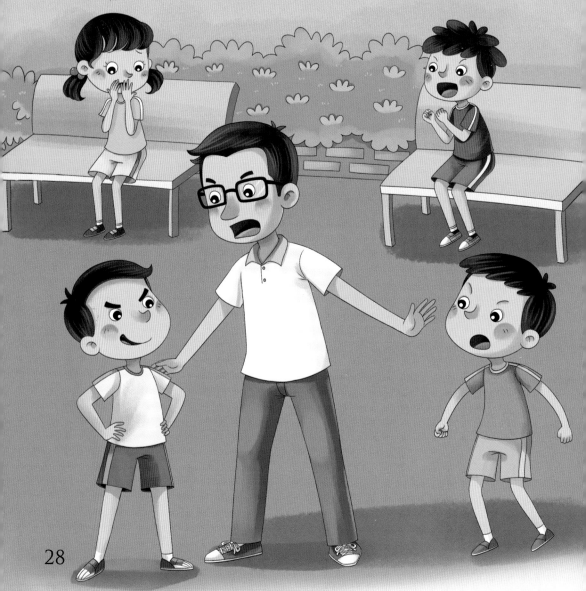

那位家长早就听说张洋是班里一霸，这次亲眼看到，很愤怒，运动会结束后，就留下来找班主任谈。

班主任听了说，今天是自己疏忽了，但对张洋的霸凌行为是了解的，起难听的外号，动手打人，这些都是不对的。

过了两三天，班主任专门开了一次班会，引导同学们营造一个团结友爱的集体。他批评了张洋，并对张洋妈妈和爸爸说，平时要多教育孩子。

这之后，张洋比以前也有了些转变和进步。

父母问，孩子答

读到这里的时候，可以问问孩子，张洋对同学的做法对不对。孩子回答后，先不要说出答案，继续读故事，让孩子自己思考。

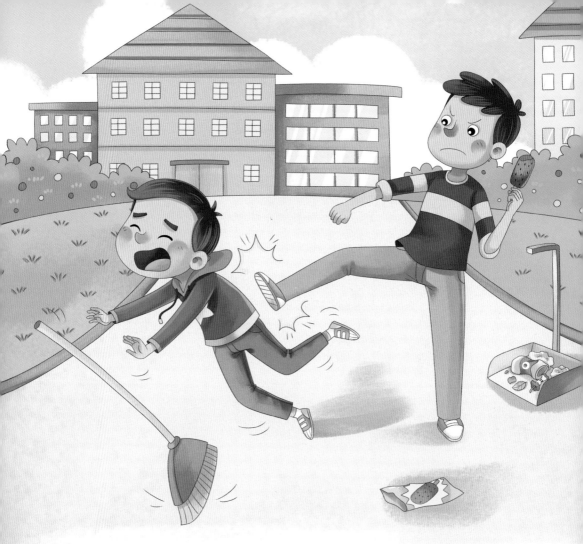

　　一天，张洋在班级包干区值日，他刚把那儿的垃圾清理干净，看到有个高年级的男生经过这儿，边走边吃雪糕，包装纸就顺手扔到了地上。

　　这可把张洋气坏了，自己刚打扫干净的地面上，很显眼地扔着一张包装纸。

　　他喊住那个高年级男生，要求他将包装纸捡起来。

　　那个男生回过头来，一言不发，直接踹了张洋一脚，刚好踹在他的腰上，张洋顿时痛得弯下了腰。那个男生理都不理，扬长而去！

同学们将张洋送到医务室，经过医生仔细检查，幸好没有大碍。

班主任找到那个男生，学校对他进行了严厉的批评和处分。

张洋被高年级学生踢了这么一脚后，真实地感受到自己以前给同学们带来的痛苦，开始反省自己的所作所为。

他找到班主任，希望再开一次班会，他要好好向他欺负过的每一位同学道歉，希望大家能重新认识他、接纳他，和他做朋友。

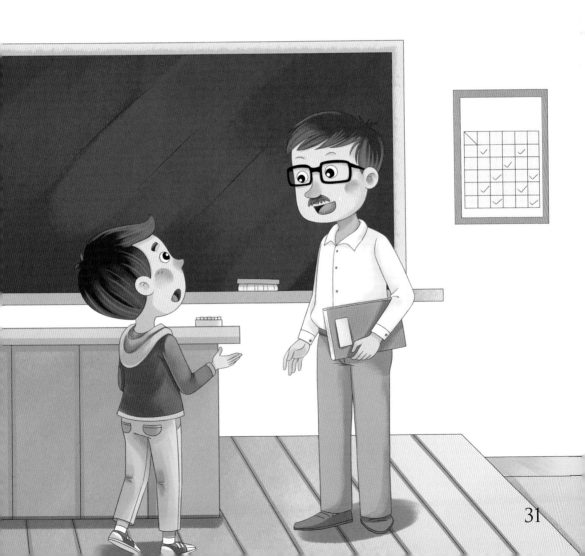

霸凌是一种有意图的攻击性行为，通常会发生在力量（生理力量、社交力量等）不对等的学生间。一个学生长时间并重复地置于一个或多个学生主导的负面行为之下，会造成心理问题，影响健康，甚至影响人格发展。

霸凌会以多种形式存在，如：暴力霸凌（身体上的行为，拳打脚踢等）、言语霸凌（辱骂、嘲弄、起恶意的外号）、社交霸凌（团体排挤、人际关系对立）、网络霸凌（以电脑、手机等媒介散播谣言、中伤等攻击行为）。

面对霸凌，除了社会、教育部门、学校的必要措施外，学生还可以做到：

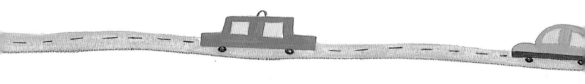

1.勇敢说出来，曝光霸凌，明确向老师反映情况。

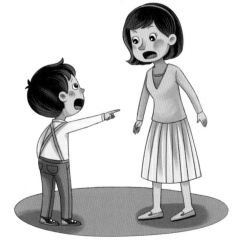

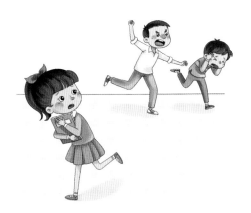

2. 学会走开，避免到那些霸凌经常发生的地方去。

3. 找一些新朋友。通过结交新朋友，慢慢明白：原来只有一小部分人对自己不友好，还有很多人是爱自己喜欢自己的。

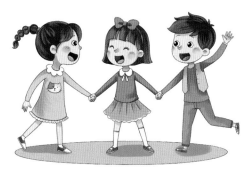

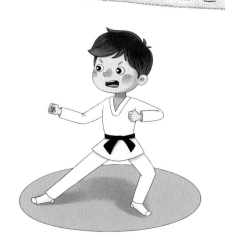

4. 锻炼身体，多参加体育运动甚至是学习拳击格斗技巧，提高自信心。

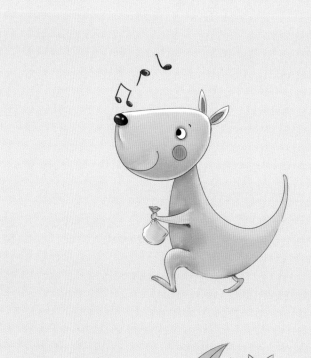
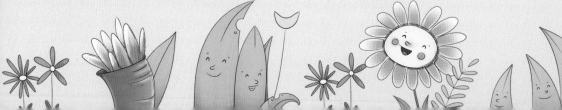

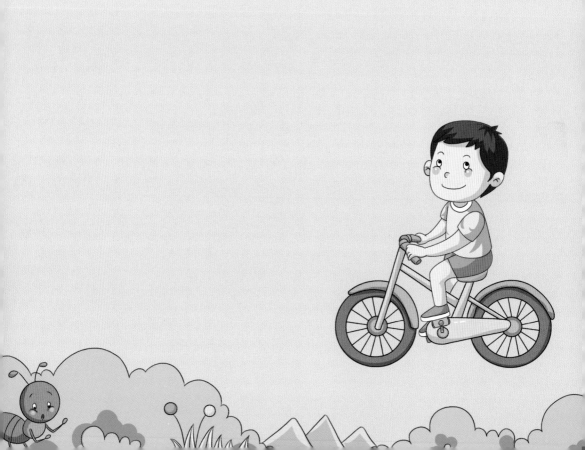

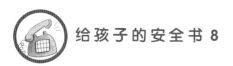
碰到坏人会躲避

季 悠 何宜妍 主编

季 悠 著 何宜妍 绘

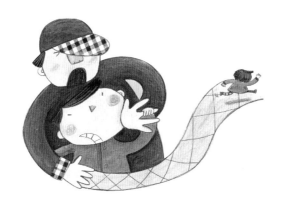

九州出版社
JIUZHOUPRESS

图书在版编目（CIP）数据

碰到坏人会躲避 / 季悠著；何宜妍绘 . -- 北京：
九州出版社，2019.11
（给孩子的安全书 / 季悠，何宜妍主编）
ISBN 978-7-5108-8483-2

Ⅰ . ①碰… Ⅱ . ①季… ②何… Ⅲ . ①安全教育－儿
童读物 Ⅳ . ① X956-49

中国版本图书馆 CIP 数据核字（2019）第 273278 号

亲爱的家长朋友：

　　你们好！

　　从孩子们诞生的那一天开始，作为家长的我们就处于各种担忧之中了，而其中最多的是对于各种安全事故的忧虑。生活中，我们常常可以听到很多叮嘱、提醒甚至大声而焦急的呼喊。与其这样，不如让我们从生活中的每一个环节入手，系统地教育孩子吧。同时我们更应该充分重视孩子自我安全意识的培养，教会孩子机智应对各种可能发生的危险。教给孩子自我保护的良好方法，才是其一生安全的保障。

　　这套丛书，在叙述形式上新颖亲切。结合日常生活实际，从孩子喜爱的各种小故事开始，引导孩子思考，并学会保护自己的方法；其所包含的内容全面有序。家庭、社会、交通、游戏，等等，几乎涵盖了生活中可能遇到的各种情况，并进行了详细的分析，这不仅对孩子，对我们成人也是一次安全知识的学习与扩展；在教育理念上，体现了孩子的心理特点和先进的教育思想，在阅读过程中，我们常常会因书中人物的想法而会心一笑，仿佛那就是我们身边的孩子，让人爱不释手。以此进行亲子阅读，一定会既有趣又有益。

　　作为一名学前教育工作者，我真诚地希望家长、老师们能带着孩子们一起读读这套丛书，为孩子们创造一个更加安全的生活环境。因为让每个孩子都快乐、健康地成长，是我们共同的心愿！

北京市艺术教育研究会理事

许丽萍

北京空军育翔蓝天幼儿园园长

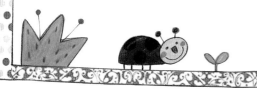

�֍ 预防侵害儿童犯罪非常必要

世界是美好的，有很多好人，也有很多美好的地方，孩子们带着朝气，一步步成长，令人欣慰。可是有时候，看着孩子走出家门，背影渐渐远去，你的心里是否会有一丝不安？因为这世界上，难免会有一些坏人或是危险的人。

孩子们很单纯，容易相信别人，也喜欢帮助别人，我们不可能时刻陪在孩子身边，也不能将孩子永远关在屋子里，那么，怎样才能保护我们的孩子呢？

为了孩子的身心健康，我们要和孩子一起积极面对世界的阴暗面。大人要更加努力地为孩子创造安全的环境，孩子要学会自己从危险情况中脱身。而教会孩子们多种脱身的方法，则是爸爸妈妈们必须学习的一种学问。

我们总是给孩子打各种各样的预防针来预防疾病，同样，为了预防侵害儿童犯罪，也要教会孩子遇到危险情况该怎样脱身。可以和孩子一起进行实况演习，这样，当孩子真正遇到危险的时候，就有足够的经验去应对了。

幼儿园园长　郑玟至

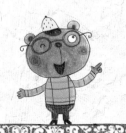

2

✻ 预防侵害儿童犯罪不可忽视

所有的父母都希望自己的孩子可以在一个安全的国家幸福成长。

我们经常在电视上看到各种与儿童相关的犯罪报道，令人心痛。我们祈祷着，希望这样的事情不要再发生。可是，这样的事件却越来越多，犯罪手法也日趋多样化。所以，对儿童相关犯罪的预防也变得非常重要。

预防儿童相关犯罪事件发生的最好方法就是教育。这本书中罗列了日常生活中孩子们可能遇到的 8 种危险情况，并通过童话故事的形式告诉孩子遇到这些情况该如何应对。用孩子们喜欢的绘本形式，对孩子进行安全教育，帮助孩子更好地接受知识。希望这本书能够为预防针对儿童的犯罪事件出一份力。

儿童安全教育机构代表　许亿

✻ 请给孩子一个可以安全成长的空间

孩子出生后，会从父母身上学到很多东西，一点点长大。而父母，则有责任教给孩子知识，帮助孩子健康成长。最近社会上有很多以儿童为对象的犯罪事件，预防针对儿童的犯罪已经成为一个很严重的问题，是时候让大家面对这个问题了。最近这些儿童绑架案件和猥亵儿童案件着实令人心痛，我们本可以对孩子进行预防教育，防止这类事情发生的，如今却一再发生，这更加让人难过。

这本书正是在这样的情况下出版了，本书将引发一场儿童保护运动的热潮。我希望将这本书推荐给每一位家长和老师，对孩子进行预防教育。书中的内容都是孩子在日常生活中可能遇到的危险情况，父母和老师可以与孩子一起模拟犯罪现场并练习应对方法。

希望孩子们在阅读这本书后，具备一些在危险情况下自救的能力。希望这本书可以帮助所有孩子安全成长。

儿童安全专家　金泰焕

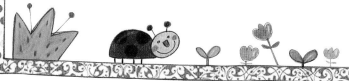

3

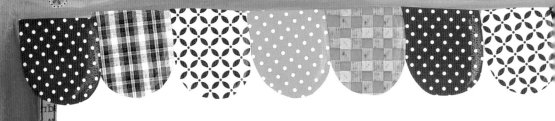

目录

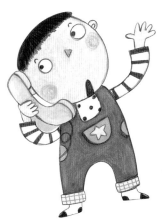
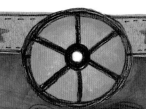

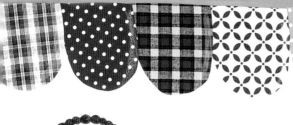

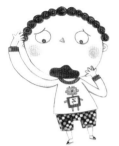
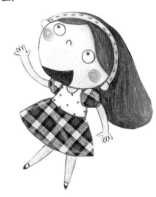
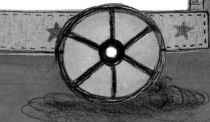

我先问问妈妈

❋ 陌生人寻求帮助的时候要不要帮忙

阿硕最喜欢受表扬了。

他平时非常愿意将自己的玩具让给朋友玩，

也经常安慰哭泣的朋友。

"阿硕是个好孩子！"

幼儿园的老师经常这样表扬他。

有一天，阿硕从幼儿园的校车上下来，正要回家。

突然，一个陌生的叔叔出现在阿硕面前。

"孩子，你一看就是个好孩子！那边胡同里有一只小狗受伤了，你去帮帮它吧。"

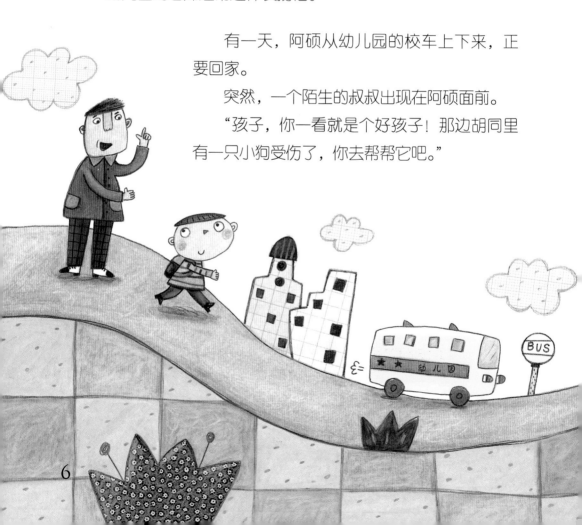

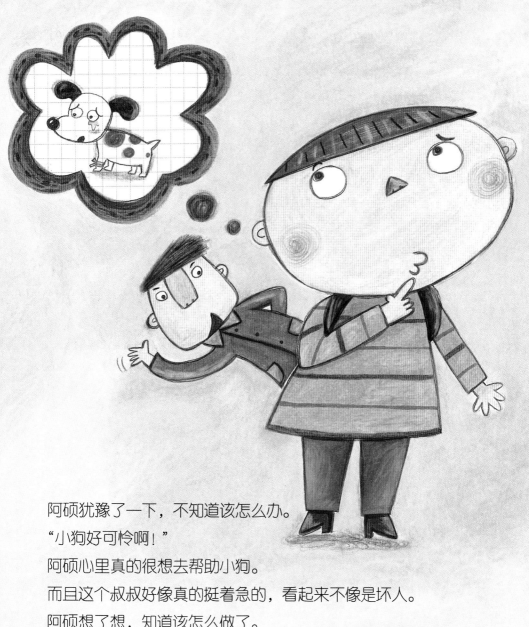

阿硕犹豫了一下，不知道该怎么办。

"小狗好可怜啊！"

阿硕心里真的很想去帮助小狗。

而且这个叔叔好像真的挺着急的，看起来不像是坏人。

阿硕想了想，知道该怎么做了。

父母问，孩子答

　　读到这里的时候，可以问问孩子，遇到这种情况该怎么办。孩子回答后，先不要说出答案，继续读故事，让孩子自己思考。

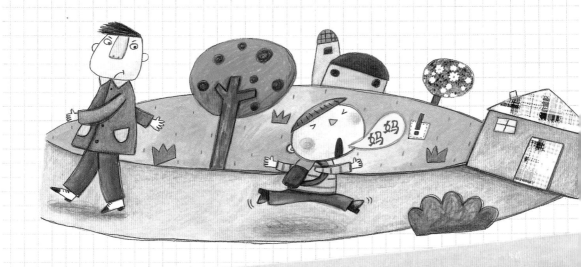

"我要先回家问问妈妈。"

阿硕知道不能跟着陌生人走。

"可是如果现在不救那只小狗，小狗会死掉呀。没有时间等你回家问妈妈了。"

叔叔表情有些奇怪，脸上突然露出凶狠的表情。

阿硕才不会听叔叔的话，赶紧一边喊着妈妈一边跑掉了。

和爸爸妈妈一起练习

- **爸爸妈妈扮演陌生人。**

  陌生人：你妈妈住院了，快和我一起去医院，我带你过去。

  孩子：我不去，我要和爸爸一起去。

- **遇事要先回家亲自确认。无论陌生人说什么，都不能跟着走。爸爸妈妈一般情况下也不要将孩子托付给陌生人或者不太熟悉的人。**

✳ 坏人是什么样子的

　　坏人从外表是看不出来的。有些坏人会装成好人的样子；有些长得很漂亮的女人或者长得很帅气的男人也有可能是坏人；而有些长相凶恶的人，反而可能是好人，因此不能只凭外表判断一个人的好坏。告诉孩子，独自一人的时候，对于前来搭话的人，一定不能掉以轻心，不管对方看起来多善良。

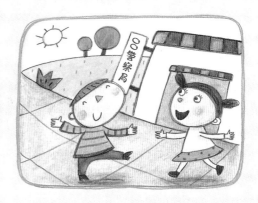

✳ 陌生人都是危险的人吗

　　在人迹稀少的地方和危险的场所，对陌生人一定要有提防之心。可是当爸爸妈妈在身边或在家时，陌生人并不危险。虽然世界上有很多坏人，但是好人更多。

✳ 陌生人给礼物的话怎么办

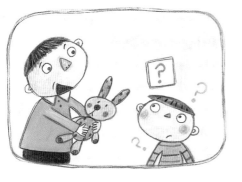

　　如果有陌生人给你玩具、零食、娃娃等礼物的话，该怎么办呢？可不能因为贪图一个小礼物而掉以轻心。如果不知道该不该收下，可以先问问爸爸妈妈。

✳ 坏人经常说谎

　　坏人经常说谎，因此不能轻易相信陌生人的话。在没有人的地方，有陌生人搭话，不要回答，要躲得远远的。

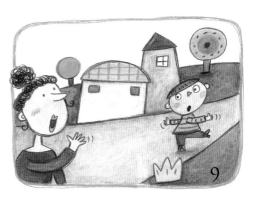

9

阿姨带你吃比萨

✽ 可以上陌生人的车吗

"咯嚓咯嚓！咯嚓咯嚓！"

桃子正在和小朋友们玩开火车的游戏。大家玩得开心极了，鞋子里灌进沙子都顾不上了。

"桃子！"

这时候，突然有人叫桃子的名字。

"嗯？"

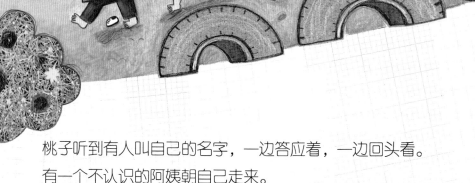

桃子听到有人叫自己的名字，一边答应着，一边回头看。

有一个不认识的阿姨朝自己走来。

"阿姨是你妈妈的朋友。桃子都长这么大了呀！"

桃子仔细回忆了一下，这个阿姨好像在哪里见过。

10

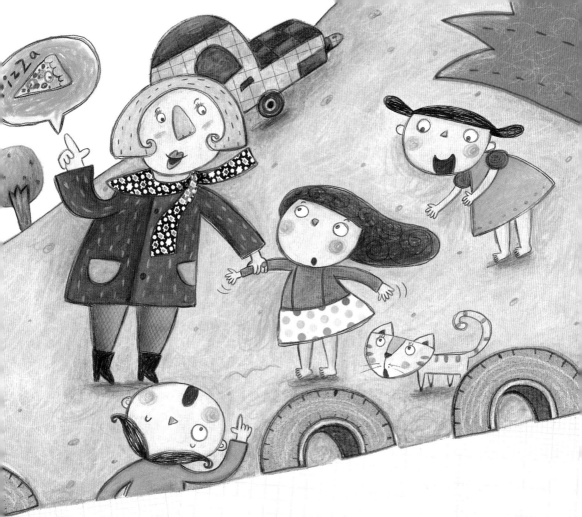

"你妈妈让我带你去吃比萨，她已经在那里等我们了。
来，上阿姨的车。"

阿姨抓着桃子的胳膊说。

"哇，太棒了！"小朋友们羡慕极了。

可是桃子却没有那么开心，小脑瓜儿里不知道想着什么。

"妈妈不让我上别人的车！"

桃子想甩开阿姨的手。可是阿姨抓得更紧了。

"快上车！"

"救命啊，这个奇怪的人要抓走我！"

桃子一边用力想要挣脱，一边大声呼救。

"发生什么事了？"

路过的人们渐渐围过来，陌生阿姨松开手逃跑了。

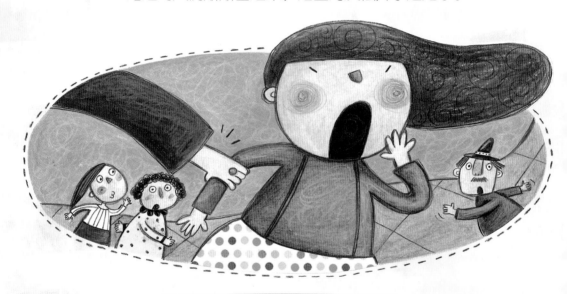

和爸爸妈妈一起练习

- 和孩子一起练习怎样挣脱陌生人的手。
- 教会孩子在被抓住的瞬间就挣脱，挣脱后要尽量跑到人多、热闹的场所并大声求救，以免再次被抓住。
- "救命啊！帮帮我！"让孩子练习大声呼救。
- 可以让孩子随身带一些防坏人喷雾等防御用品。

❋ 为什么要带走我

小狗中有可爱的小狗，也有可怕的小狗。人也一样。世界上有很多好人，但是也难免存在一些坏人。很多坏人会带走小孩子，用小孩子来要挟他们的父母，向他们要很多很多钱。小孩子无法判断哪个陌生人是坏人，带有恶意，所以不要随便跟陌生人走。

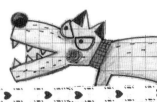

❋ 如果有人知道我的名字，我可以相信他吗

就算有人知道你的名字、电话号码和住址，也不能掉以轻心。因为一个人想要了解你，有很多途径可以知道你的信息。所以即使有人知道你的名字，也不能随便跟着走。

❋ 可以相信认识的人吗

面熟的邻居也不能完全相信。有些坏人有可能就是我们的邻居。见到与父母相熟的大人时，打个招呼是可以的，但是不能随便跟着走，因为你不知道会发生什么事情。

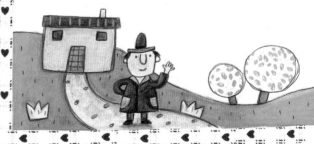

❋ 为什么上陌生人的车很危险

上陌生人的车是很危险的。如果陌生人是坏人，上车以后想逃跑就很困难了，坏人也会很快将小孩子带到危险的地方。所以在上车前，一定要亲自征得父母的同意。在路上的时候，也要离车远一点儿，因为有些坏人会突然打开车门把小孩抓进去。

谁在按门铃

★独自在家时，陌生人来了怎么办

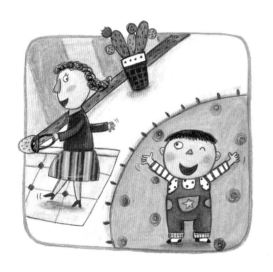

"我出去一会儿，马上回来！"
妈妈说完就出门了。
"哇哦！"
东东开心极了。
一个人在家，可以随便玩了。

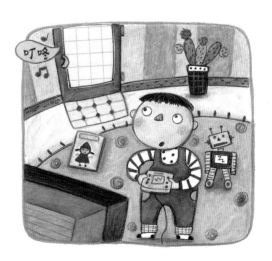

"咚隆隆隆——咚咚咚——"
东东正开心地玩着游戏机。
"叮咚叮咚叮咚！"
门铃突然响了，东东紧张起来。
"妈妈带钥匙了呀。谁在按门铃呢？"

"我是送快递的！"

门外有个叔叔喊道。

"开门啊！"

东东在客厅里走来走去，他突然想起了从书上看到的故事：

大灰狼伪装成妈妈的样子抓走小孩子的故事，还有大灰狼伪装成外婆的样子要吃小红帽的故事。

东东知道自己该怎么做了。

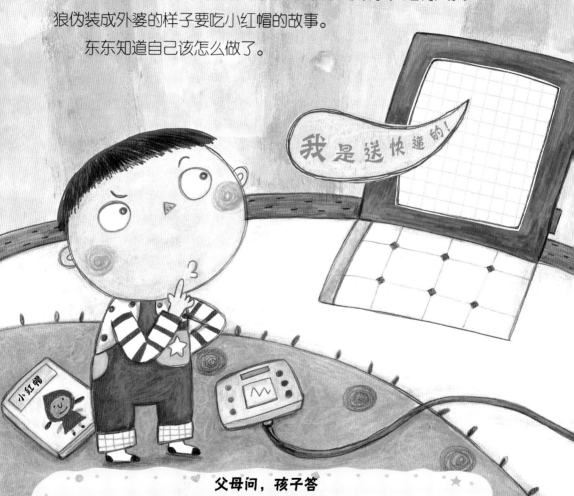

父母问，孩子答

读到这里的时候，可以问问孩子，一个人在家的时候可不可以给陌生人开门。孩子回答后，先不要说出答案，继续读故事，让孩子自己思考。

15

东东拿起电话，拨通了妈妈的手机。

"妈妈！外面有个送快递的叔叔！可以开门吗？"

"别开！妈妈马上回来。不要开门，也别发出声音。"

东东放下电话，没有开门，也不再回答。

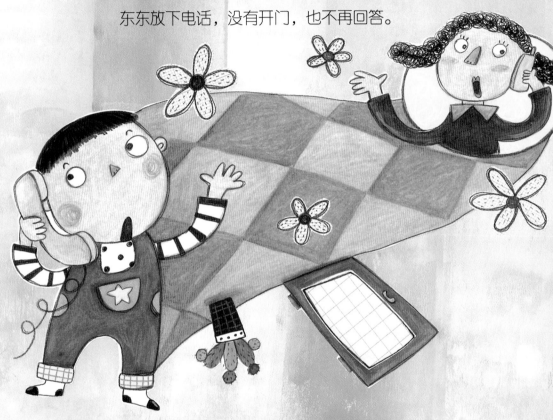

和爸爸妈妈一起练习

- 教孩子练习拨打爸爸妈妈的电话。
- 告诉孩子，自己一个人在家的时候，要锁好门，并和孩子一起练习。
- 和孩子一起练习，门铃响起的时候，不要回应，先到门口通过门镜看看外面的情况。

✿ 独自一人在家的时候，不要给陌生人开门

独自一人在家的时候，如果送快递的、送牛奶的或者邻居来敲门，都不要开门。因为也许是坏人趁着大人不在家伪装后来敲门。可以不做任何应答，假装家里没有人的样子，悄悄拨打爸爸妈妈的电话汇报情况。

送快递的

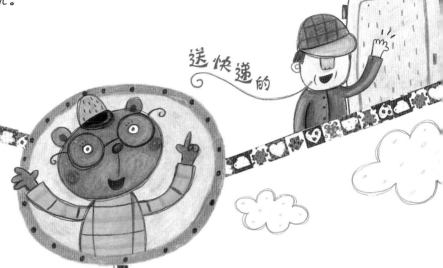

✿ 独自在家的时候不要接电话

最近电话犯罪事件越来越多，种类也很多。如果电话那边是坏人，通过电话了解了家里没有大人的情况，会有危险，所以一个人在家最好不要接电话。

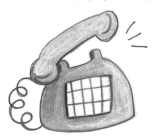

✿ 一个人去别人家玩要小心

孩子的力量比起大人要弱小很多。因此爸爸妈妈不在身边的时候要提高警觉。独自一人在家的时候不要让别人进家门。一个人去别人家玩，也要先征得父母的同意。

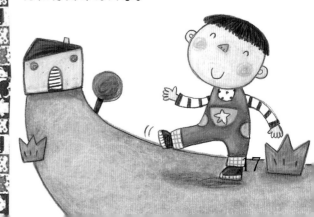

17

别去人迹稀少的地方

彬彬和妈妈从市场回来，路上碰到了妈妈的朋友。

妈妈和阿姨聊起天来，彬彬在一边等得好无聊。

"妈妈！快走吧！"

可是妈妈好像并不打算马上就走。

"哼！"

彬彬有些生气了。

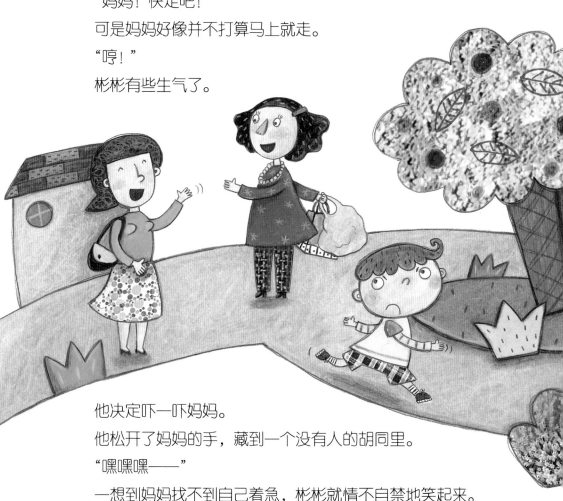

他决定吓一吓妈妈。

他松开了妈妈的手，藏到一个没有人的胡同里。

"嘿嘿嘿——"

一想到妈妈找不到自己着急，彬彬就情不自禁地笑起来。

18

"吧嗒吧嗒……"

突然，耳边传来脚步声。彬彬回头一看，一个叔叔正朝着自己走来。

"小朋友，你怎么了？你做叔叔的儿子好不好？来，跟叔叔回家！"

彬彬吓坏了。他四周看了看，发现左边是一个工地，右边是一条大路，路上有一些行人。

彬彬知道该怎么做了。

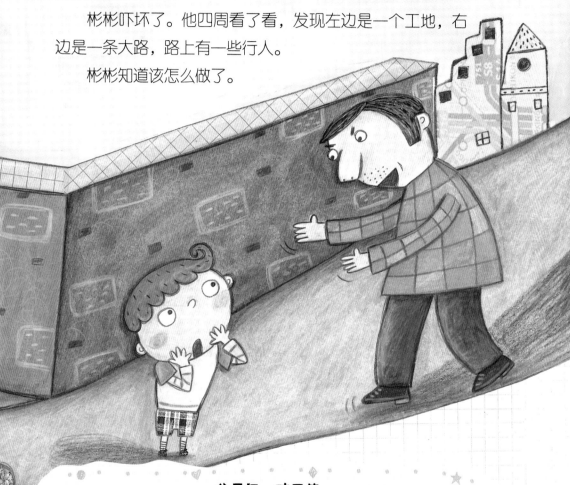

父母问，孩子答

读到这里的时候，可以问问孩子，如果不知道爸爸妈妈在哪里，遇到这种情况，应该怎么办。孩子回答后，先不要说出答案，继续读故事，让孩子自己思考。

19

"才不要！"

彬彬大喊着朝大路的方向跑去。一到大路上，彬彬就看到了正在焦急寻找自己的妈妈。彬彬哭着朝妈妈跑去。

"妈妈！妈妈！"

妈妈也跑过来，一把将彬彬抱在怀里。

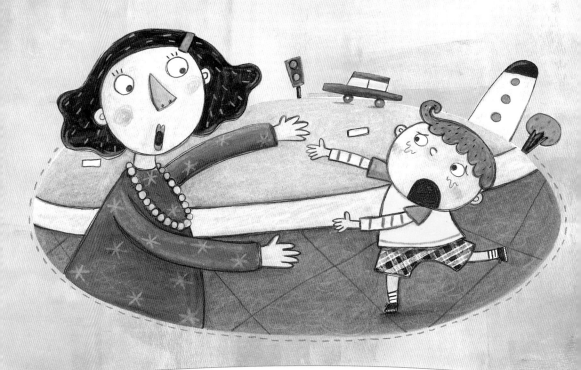

和爸爸妈妈一起练习

- **爸爸妈妈可以通过和孩子玩抓人游戏锻炼孩子的逃跑意识。**

  在户外玩抓人游戏：爸爸妈妈中一个人扮演坏人来抓孩子，孩子逃跑。抓人的场地可以变换，从小到大。通过游戏，锻炼孩子逃跑意识，让孩子清楚哪里是安全的。

哪里是危险的

人迹稀少的地方，人们看不见的地方都很危险。闲置的空房子，人们不常走动的胡同，闲置的游乐场和公园也很危险。

不要去无法求救的地方

在没有人的地方遇到危险时，就算呼救也没有人前来帮忙。而且坏人也经常会在这样的地方作案，因为在这样的地方一般不会有人发觉或者报警。所以尽量不去人烟稀少的地方。

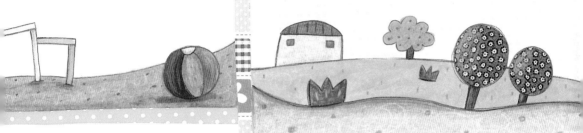

和陌生人保持距离

大人开车的时候，为了不发生追尾事件，都尽量和前车保持一定距离。孩子也要和陌生人保持一定距离。这样遇到坏人的时候，如果对方图谋不轨，在一定距离外的孩子就有机会自保和逃命。除此之外，"不独自外出""不去危险的地方"也非常重要。

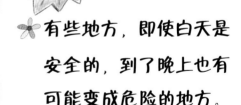

有些地方，即使白天是安全的，到了晚上也有可能变成危险的地方。

有些地方白天会有很多人，但是到了晚上，就截然不同了。太阳下山后，四处变得黑漆漆的，一个人影也没有。所以如果出去的话，一定要在天黑前回家。

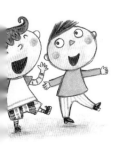

21

电梯里的苏苏

※可以独自一人乘坐电梯吗

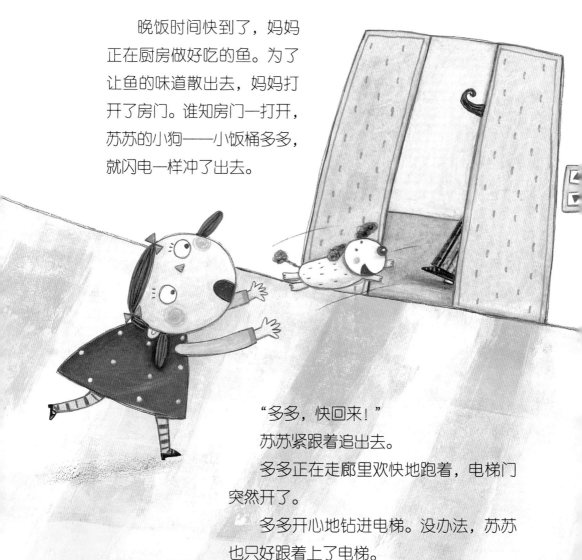

晚饭时间快到了，妈妈正在厨房做好吃的鱼。为了让鱼的味道散出去，妈妈打开了房门。谁知房门一打开，苏苏的小狗——小饭桶多多，就闪电一样冲了出去。

"多多，快回来！"
苏苏紧跟着追出去。
多多正在走廊里欢快地跑着，电梯门突然开了。
多多开心地钻进电梯。没办法，苏苏也只好跟着上了电梯。

22

"抓住你啦！"

苏苏把多多抱在怀里。可是这个时候电梯门已经关上了。电梯里还有一个陌生的叔叔。

"小姑娘，你长得真可爱呀。叔叔带你去玩吧，和叔叔一起去坐旋转木马好吗？"

苏苏突然有点儿害怕。她想了想，知道该怎么做了。

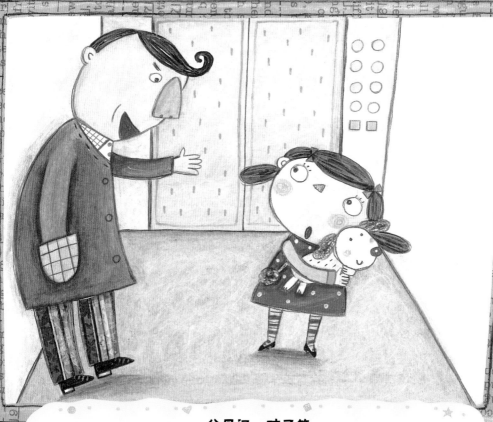

父母问，孩子答

读到这里的时候，可以问问孩子遇到这种情况该怎么办。孩子回答后，先不要说出答案，继续读故事，让孩子自己思考。

"我才不去呢！"

苏苏摇摇头，迅速按下了下一层的按钮。电梯门一开，苏苏就大喊着"妈妈！妈妈！"跑出电梯。

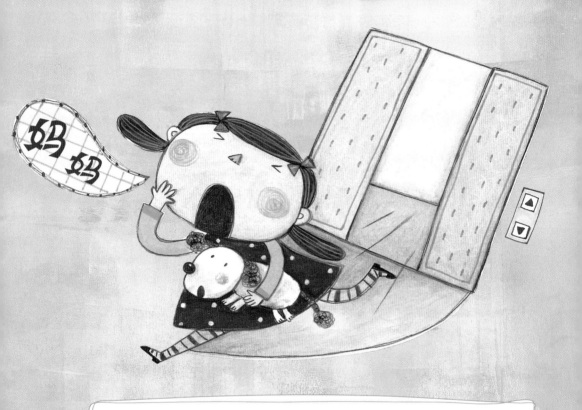

和爸爸妈妈一起练习

- 告诉孩子电梯里的紧急按钮在哪里。告诉孩子遇到危险情况的时候可以按紧急按钮，但是不可以胡乱按紧急按钮开玩笑。
- 教会孩子在电梯里怎样看现在电梯所处的层数，哪个楼层是最近的楼层（上升时、下降时）。

🌸 不要独自一人乘坐电梯

电梯和车一样很危险。和坏人在狭窄的空间相遇，容易发生危险的事情，并且很难求救。所以告诉孩子，最好不要独自一人乘坐电梯。

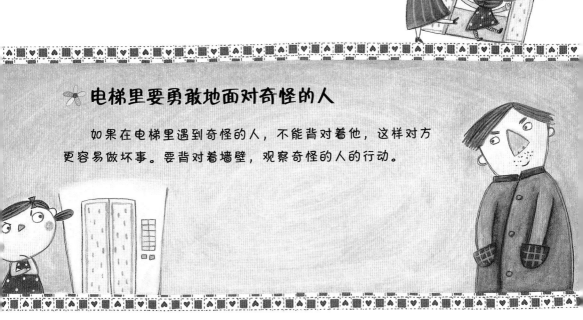

🌸 电梯里要勇敢地面对奇怪的人

如果在电梯里遇到奇怪的人，不能背对着他，这样对方更容易做坏事。要背对着墙壁，观察奇怪的人的行动。

🌸 站在离按钮近的地方

在电梯里要站在离按钮近的地方，这样遇到紧急情况的时候可以迅速按下紧急按钮。如果在电梯里遇到奇怪的人，要迅速按下最近的楼层的按钮走出电梯，出去后要确认奇怪的人是否跟了出来。另外，乘坐电梯时，要站在摄像头的监控范围之内，这样方便抓到坏人。

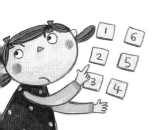

25

爸爸妈妈不见了

☀独自一人去游乐场安全吗

"小朋友，你好啊？"
游乐场里，一只巨大的玩具熊和乐乐打招呼。乐乐和玩具熊握了握手，还开心地合影留念。

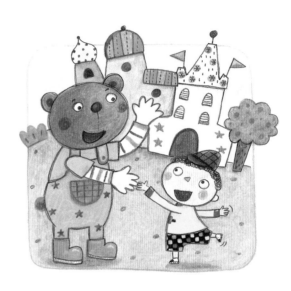

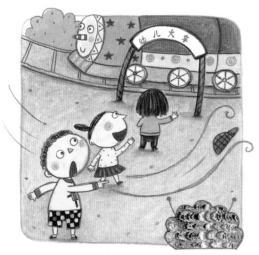

乐乐在游乐场里开心地玩起来。一会儿在旋转木马上高兴地挥手；一会儿乘坐鸭子船在水上玩耍。瞧，这会儿乐乐正要坐小火车呢。突然，一阵风吹来，乐乐的帽子被吹掉了。"啊，我的帽子！"

风吹着帽子在人群中飘来飘去，乐乐跟着帽子跑来跑去，但是最后还是跟丢了。帽子丢了，更糟糕的是，乐乐一回头发现爸爸妈妈也不见了。周围有好多好多人，可是一个也不认识。

乐乐有点不知所措了。

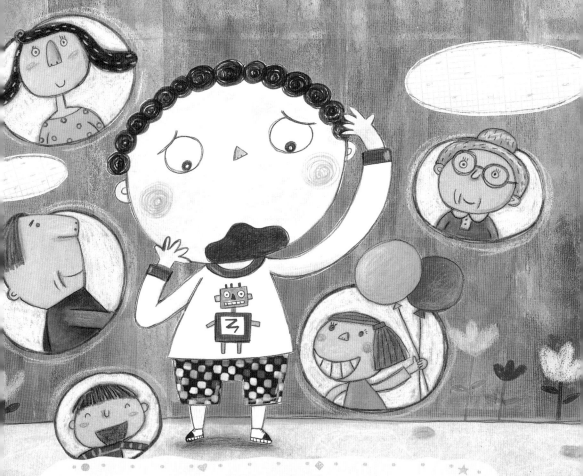

父母问，孩子答

读到这里的时候，可以问问孩子，和父母走散了该怎么办。孩子回答后，先不要说出答案，继续读故事，让孩子自己思考。

27

乐乐深吸了一口气，走向一个在游乐园里工作的姐姐。
"姐姐，我和妈妈走散了，请帮忙给我妈妈打个电话吧！"
姐姐听了，忙拿出电话，拨通了乐乐说的手机号。
不一会儿，乐乐的妈妈就赶过来了。

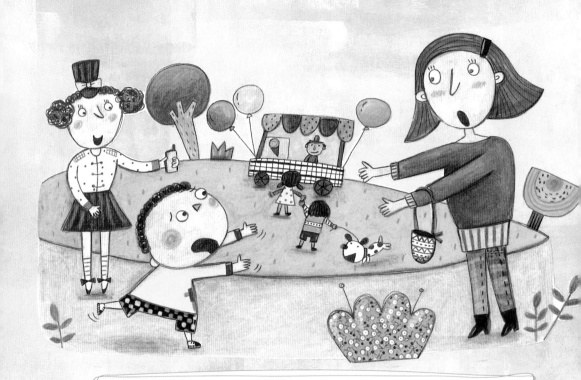

和爸爸妈妈一起练习

- 去人多的场所时，爸爸妈妈要告诉孩子哪些人是可以给予帮助的人。
- 去人多的场所时，爸爸妈妈可以将自己的电话号码和住址写好带在孩子身上。

✿ 捡东西的时候不要远离父母

游乐场、山上、海边、博物馆、商场等地方的人非常多，帽子和玩具很容易掉到地上。遇到这种情况，要先告诉父母东西掉了，捡东西的时候注意不要远离父母。

✿ 在原地等候

如果和父母走散了，不要四处寻找，在原地等父母来找自己是最好的方法。

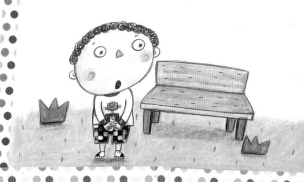

✿ 如果有公用电话，可以拨打110

就算身上没有电话卡或者硬币，也可以拨打紧急电话110，将情况清清楚楚地告诉接线员，等待帮助。

✿ 向特定人员寻求帮助

游乐场这种地方一般都有很多人，如果在这种人多的地方出现需要帮助的小孩，大多数人会带着"会有人帮助这个孩子的"的想法漠然经过。所以，如果孩子在这种地方需要帮助，可以向一些特定人员求助。一般情况下，穿着制服的人和带着小孩的妈妈都是比较可信的。

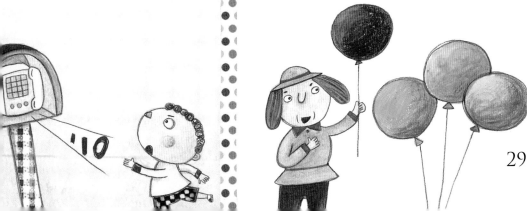

你不要碰我

✱ 随便触碰你身体的人，你该对他说什么

"哇！阿祥哥哥来啦！"

燕燕开心地朝好久没见的表哥跑过去。

表哥总是知道很多有趣的事情，会玩很多新奇的游戏。燕燕最喜欢和表哥一起玩了。

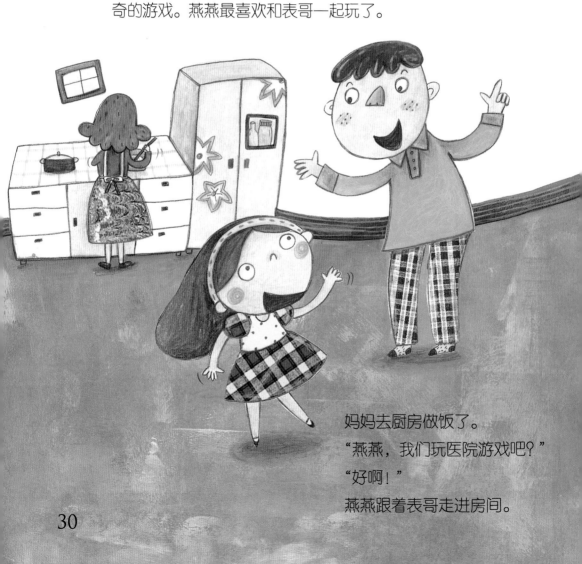

妈妈去厨房做饭了。

"燕燕，我们玩医院游戏吧？"

"好啊！"

燕燕跟着表哥走进房间。

表哥扮演医生，燕燕扮演病人。表哥像医生一样一本正经地对燕燕说：

"你感冒了，要打针才行。"

表哥抓过燕燕装作要打针的样子。

燕燕突然很不开心。她可不想打针。

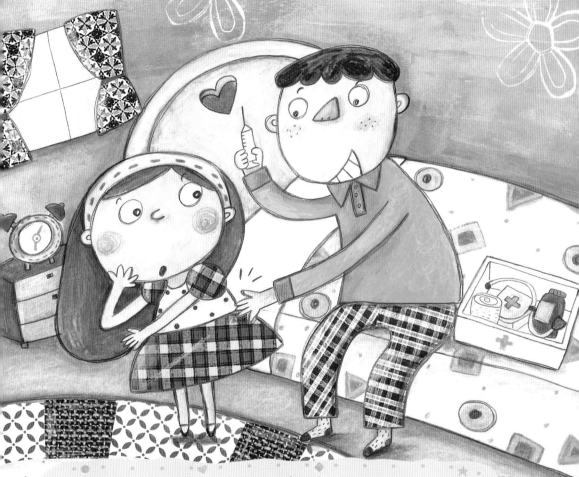

父母问，孩子答

读到这里的时候，可以问问孩子，这时候燕燕应该怎么办。孩子回答后，先不要说出答案，继续读故事，让孩子自己思考。

"我不要打针！你别碰我！"

燕燕大声说。

"你是个坏孩子，我要告诉妈妈去！"

表哥听了，一副很害怕的样子。

燕燕犹豫了一会儿，还是将这件事情告诉了妈妈。

妈妈将表哥教训了一顿。

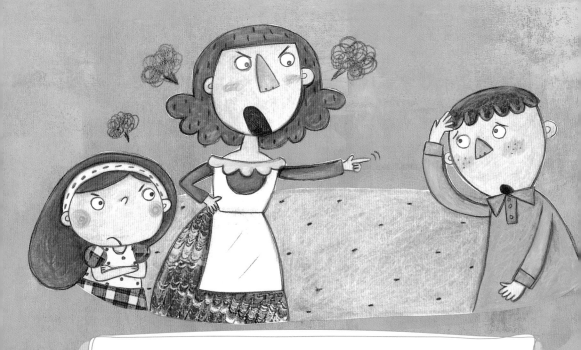

和爸爸妈妈一起练习

- 告诉孩子，如果有人要碰你的身体，一定要勇于说出"别碰我""手拿开"这样的话。

- 如果孩子表述自己遭受了性骚扰，父母要沉着地听孩子的陈述，安慰孩子，并且带着孩子咨询相关专家和心理医生。专家会对孩子进行相应的治疗，帮助孩子找回一个明亮的世界。

🌸 不要让亲人以外的人碰自己的身体

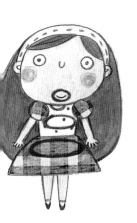

身体是非常宝贵的，不能让别人随便碰自己的身体。图中圈出的嘴、内衣部位等位置更加不能让别人碰到。内衣的位置不能随便给别人看，也不要随便看或者碰触别人的这些地方。

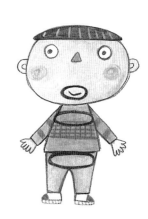

🌸 认识的人也危险

有很多人会去碰触小孩子身体的敏感部位。这些人有可能是你认识的亲戚、邻居、老师等。就算是认识或者亲近的人，也不能随便碰你身体的敏感部位，那不是爱惜，是犯罪。

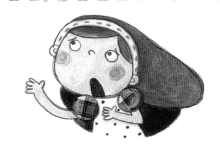

🌸 有事情要告诉爸爸妈妈

如果有人碰了你，你心情很不好，一定要将这件事情告诉爸爸妈妈，不要当成秘密。就算是亲近的人做的也要告诉爸爸妈妈。这并不是你的错。无论发生什么事情，爸爸妈妈都会站在你的一边。能给你最多保护的，也是爸爸妈妈。所以无论发生什么事情，一定要告诉爸爸妈妈。

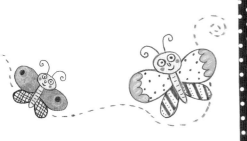

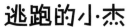

逃跑的小·杰
✳如果被坏蛋抓住了怎么办

小杰一家人去公园玩。

"啊!"

小杰一不小心把饮料洒在了身上。他一边擦着身上的饮料,一边向洗手间走去。

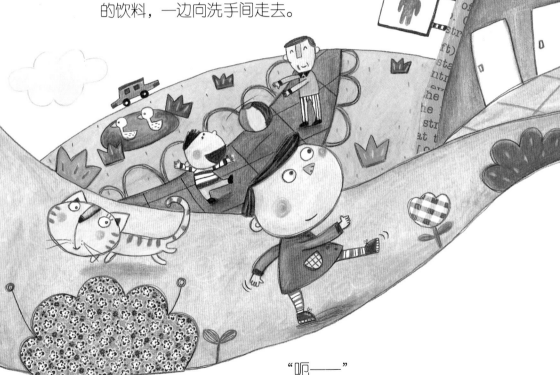

"呃——"

突然,不知道谁捂住小杰的嘴巴。

小杰害怕极了。大脑一片空白,眼前白茫茫一片。

34

小杰听不到什么特殊的声音，只知道有
个叔叔正挟持着自己要去什么地方。小杰不
再发抖，打起精神，盘算着逃跑的计划。

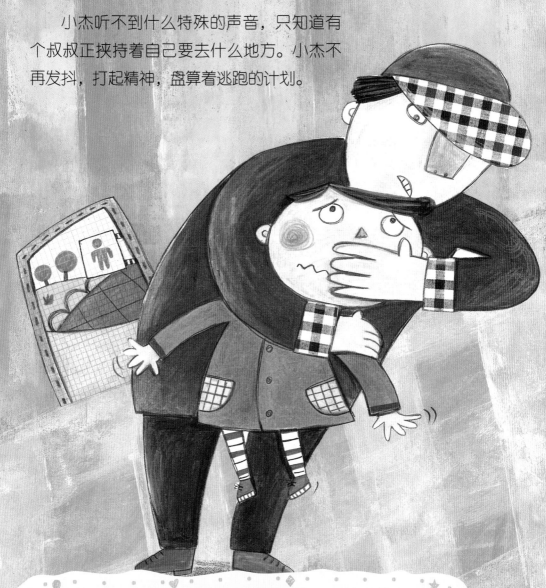

父母问，孩子答

　　读到这里的时候，父母可以装作坏人从后面抱住孩子，捂住孩
子的嘴，并训练孩子在这种情况下不要害怕，要冷静地思考逃跑的
办法。继续读故事，让孩子自己思考。

"啊!"

小杰用力咬了坏人的手一口。

趁着坏人疼得放松了手的时候,小杰迅速挣脱了出来,一溜烟儿逃跑了。

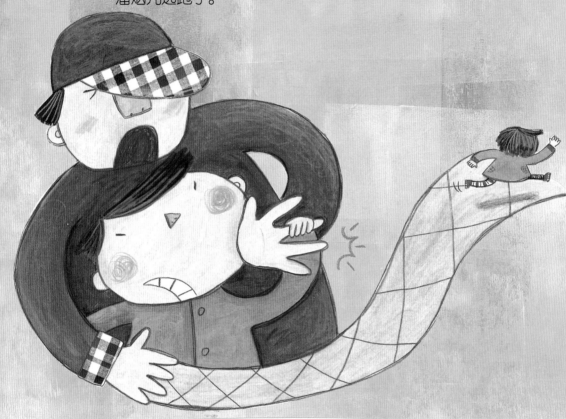

和爸爸妈妈一起练习

- 爸爸或者妈妈从后边抱住孩子,捂住孩子的嘴,让孩子练习挣脱。告诉孩子,如果有坏人这样挟持自己,可以用撕咬踢打的方法攻击坏人。
- 让孩子练习呼喊"救命"。

🌸 害怕发抖的时候，也不要放弃希望

如果被坏人抓住，首先要大声呼救。有很多孩子就是这样被救下来的。如果错过了这个机会，也别慌张，要冷静思考，寻找逃跑的机会。

如果有人用手抓你，手的力气放松的时候就是很好的逃跑机会。如果挣脱出来，一定要用尽全力向人多的地方，或者店铺超市这种人们会停留的地方逃跑。

🌸 不同情况，选择不同的行动方式

坏人的性格多种多样，所以也会出现很多不同的情况。要根据你当时面对的情况和可以利用的工具寻找逃跑的机会。可以撕咬，也可以用尖锐的东西当武器攻击坏人。

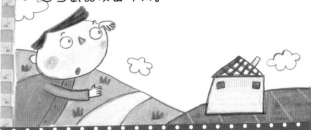

🌸 如果身处无法逃跑的地方……

如果你被关在一个无法逃跑的地方，反抗反而会带来危险。这时候要注意不要激怒坏人，可以选择暂时听话，乖乖吃对方给的食物，冷静寻找逃跑机会。

🌸 预防非常重要

有很多聪明的孩子，被坏人绑架后自己寻找机会逃出来了。但是最重要的还是预防，不要给坏人下手的空隙，不要让坏人有机会带走你。

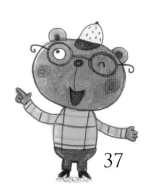

附录

中华人民共和国未成年人保护法（节选）

第二章　家庭保护

第十条　父母或者其他监护人应当创造良好、和睦的家庭环境，依法履行对未成年人的监护职责和抚养义务。

禁止对未成年人实施家庭暴力，禁止虐待、遗弃未成年人，禁止溺婴和其他残害婴儿的行为，不得歧视女性未成年人或者有残疾的未成年人。

第十一条　父母或者其他监护人应当关注未成年人的生理、心理状况和行为习惯，以健康的思想、良好的品行和适当的方法教育和影响未成年人，引导未成年人进行有益身心健康的活动，预防和制止未成年人吸烟、酗酒、流浪、沉迷网络以及赌博、吸毒、卖淫等行为。

第十二条　父母或者其他监护人应当学习家庭教育知识，正确履行监护职责，抚养教育未成年人。

有关国家机关和社会组织应当为未成年人的父母或者其他监护人提供家庭教育指导。

第十三条　父母或者其他监护人应当尊重未成年人受教育的权利，必须使适龄未成年人依法入学接受并完成义务教育，不得使接受义务教育的未成年人辍学。

第十四条　父母或者其他监护人应当根据未成年人的年龄和智力发展状况，在作出与未成年人权益有关的决定时告知其本人，并听取他们的意见。

第十五条　父母或者其他监护人不得允许或者迫使未成年人结婚，不得为未成年人订立婚约。

第十六条　父母因外出务工或者其他原因不能履行对未成年人监护职责的，应当委托有监护能力的其他成年人代为监护。

第三章　学校保护

第十七条　学校应当全面贯彻国家的教育方针，实施素质教育，提高教育质量，注重培养未成年学生独立思考能力、创新能力和实践能力，促进未成年学生全面发展。

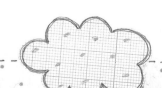

第十八条　学校应当尊重未成年学生受教育的权利，关心、爱护学生，对品行有缺点、学习有困难的学生，应当耐心教育、帮助，不得歧视，不得违反法律和国家规定开除未成年学生。

第十九条　学校应当根据未成年学生身心发展的特点，对他们进行社会生活指导、心理健康辅导和青春期教育。

第二十条　学校应当与未成年学生的父母或者其他监护人互相配合，保证未成年学生的睡眠、娱乐和体育锻炼时间，不得加重其学习负担。

第二十一条　学校、幼儿园、托儿所的教职员工应当尊重未成年人的人格尊严，不得对未成年人实施体罚、变相体罚或者其他侮辱人格尊严的行为。

第二十二条　学校、幼儿园、托儿所应当建立安全制度，加强对未成年人的安全教育，采取措施保障未成年人的人身安全。

学校、幼儿园、托儿所不得在危及未成年人人身安全、健康的校舍和其他设施、场所中进行教育教学活动。

学校、幼儿园安排未成年人参加集会、文化娱乐、社会实践等集体活动，应当有利于未成年人的健康成长，防止发生人身安全事故。

第二十三条　教育行政等部门和学校、幼儿园、托儿所应当根据需要，制定应对各种灾害、传染性疾病、食物中毒、意外伤害等突发事件的预案，配备相应设施并进行必要的演练，增强未成年人的自我保护意识和能力。

第二十四条　学校对未成年学生在校内或者本校组织的校外活动中发生人身伤害事故的，应当及时救护，妥善处理，并及时向有关主管部门报告。

第二十五条　对于在学校接受教育的有严重不良行为的未成年学生，学校和父母或者其他监护人应当互相配合加以管教；无力管教或者管教无效的，可以按照有关规定将其送专门学校继续接受教育。

依法设置专门学校的地方人民政府应当保障专门学校的办学条件，教育行政部门应当加强对专门学校的管理和指导，有关部门应当给予协助和配合。

专门学校应当对在校就读的未成年学生进行思想教育、文化教育、纪律和法制教育、劳动技术教育和职业教育。

专门学校的教职员工应当关心、爱护、尊重学生，不得歧视、厌弃。

第二十六条　幼儿园应当做好保育、教育工作，促进幼儿在体质、智力、品德等方面和谐发展。

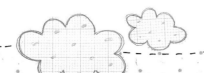

听听儿童安全教育专家是如何推荐这本书的

这本书最大的价值在于，父母和孩子一起坐下来快乐阅读本书的同时，可以帮助孩子掌握应对危险的方法。这本书，可以帮助我们为孩子创造一个充满阳光的、健康的生活环境。我向所有家长推荐这本书。

裴承民

这本书可以帮助孩子培养独立自主的心态和自信。通过书中的故事，孩子可以学会应对紧急情况的方法。这本书不是直接给出如何行动的答案，而是通过愉快的情景表演，让孩子自己去思考，找出正确的应对方法。是一本好书。

金泰浩

书中假设了几种孩子可能遇到的危险情况，并设置父母和孩子的互动情境，帮助父母引导孩子自己思考。这本书可以反复阅读，让孩子熟悉情况，直到掌握保护自己的方法。

李允爱

书中展示了生活中可能遇到的多种情况，父母可以和孩子一同愉快地阅读，并进行实景演习。和孩子一同思考，让孩子不知不觉掌握保护自己的方法。

杨善华

学龄前儿童和小学低年级儿童都适合阅读这本书。书中自然地展示了一些危险情况，父母可以和孩子一起阅读本书，通过模拟这些情景帮助孩子掌握应对方法。

崔志英

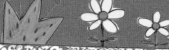

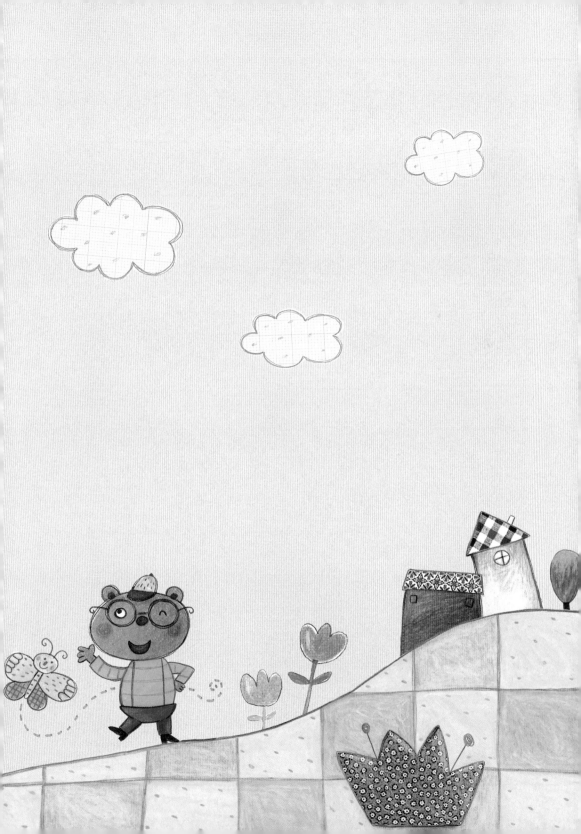

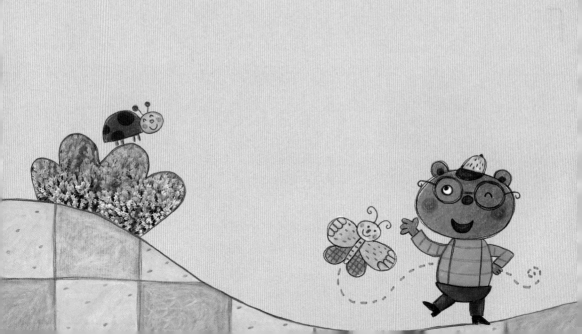

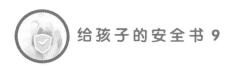

给孩子的安全书 9

心理健康性格好

季 悠 何宜妍 主编

祝北原 著 江秀伟 绘

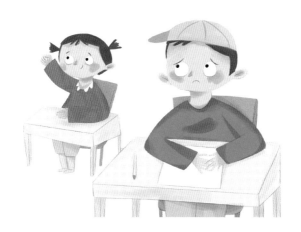

九 州 出 版 社
JIUZHOUPRESS

图书在版编目（CIP）数据

心理健康性格好 / 祝北原著；江秀伟绘 . -- 北京 ：
九州出版社， 2019.11
　　（给孩子的安全书 / 季悠，何宜妍主编）
　　ISBN 978-7-5108-8483-2

　　Ⅰ．①心⋯ Ⅱ．①祝⋯ ②江⋯ Ⅲ．①心理健康－健
康教育－儿童读物 Ⅳ．① G444-49

　　中国版本图书馆 CIP 数据核字（2019）第 273320 号

教会孩子自我保护才能保障其一生安全

亲爱的家长朋友：

你们好！

从孩子们诞生的那一天开始，作为家长的我们就处于各种担忧之中了，而其中最多的是对于各种安全事故的忧虑。生活中，我们常常可以听到很多叮嘱、提醒甚至大声而焦急的呼喊。与其这样，不如让我们从生活中的每一个环节入手，系统地教育孩子吧。同时我们更应该充分重视孩子自我安全意识的培养，教会孩子机智应对各种可能发生的危险。教给孩子自我保护的良好方法，才是其一生安全的保障。

这套丛书，在叙述形式上新颖亲切。结合日常生活实际，从孩子喜爱的各种小故事开始，引导孩子思考，并学会保护自己的方法；其所包含的内容全面有序。家庭、社会、交通、游戏，等等，几乎涵盖了生活中可能遇到的各种情况，并进行了详细的分析，这不仅对孩子，对我们成人也是一次安全知识的学习与扩展；在教育理念上，体现了孩子的心理特点和先进的教育思想，在阅读过程中，我们常常会因书中人物的想法而会心一笑，仿佛那就是我们身边的孩子，让人爱不释手。以此进行亲子阅读，一定会既有趣又有益。

作为一名学前教育工作者，我真诚地希望家长、老师们能带着孩子们一起读读这套丛书，为孩子们创造一个更加安全的生活环境。因为让每个孩子都快乐、健康地成长，是我们共同的心愿！

北京市艺术教育研究会理事
北京空军育翔蓝天幼儿园园长 许丽萍

目录

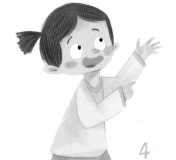
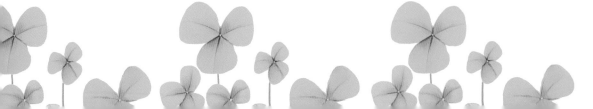

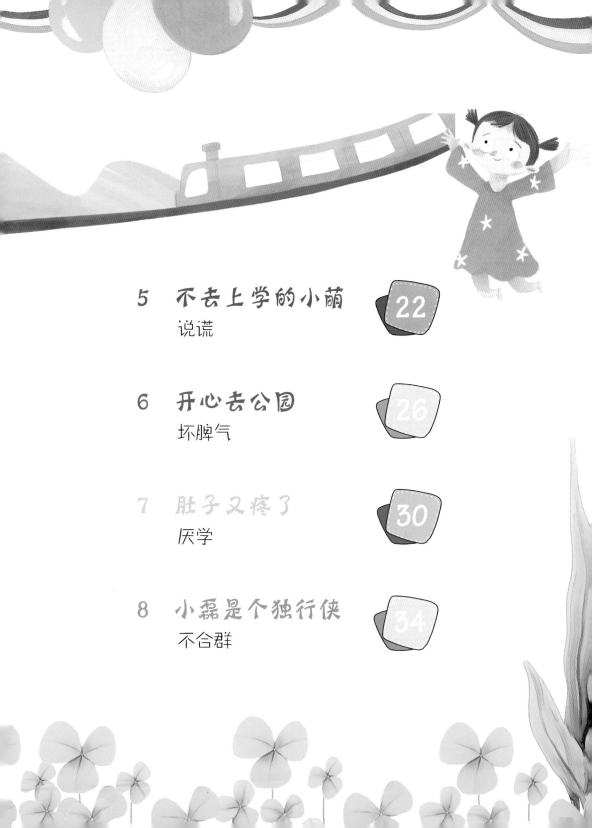

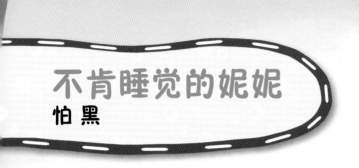

不肯睡觉的妮妮

怕 黑

每天晚上，妈妈给妮妮讲两个睡前小故事，然后关上灯离开，妮妮就自己安安静静地睡觉了。

可最近几个晚上，妮妮就是不肯让妈妈走。好不容易说通了，却往往是妈妈刚走，妮妮就找个理由喊妈妈回来。

这天晚上，睡觉时间已经过了，妮妮还是不肯睡觉，非要缠着妈妈再讲个故事。

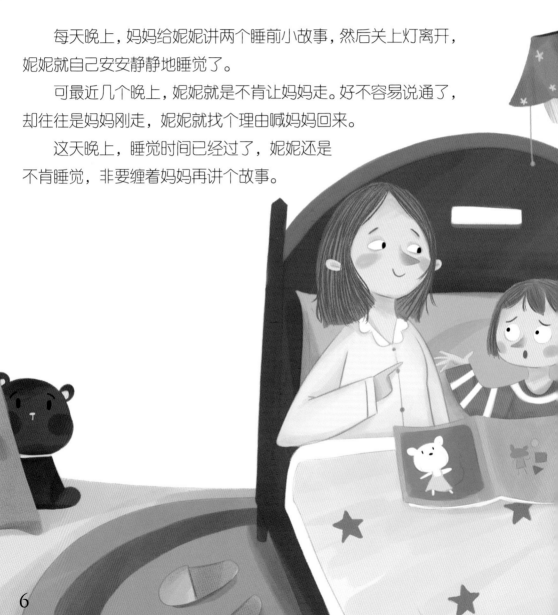

爸爸对妮妮说："你该睡觉了，不能再听故事了。"说完拉着妈妈走出了妮妮的房间，并关了灯。

爸爸妈妈来到了卧室，过了一会儿，突然听到妮妮一声尖叫，接着传来了哭声。

爸爸妈妈吓坏了，一齐冲进妮妮的房间。打开灯，看到妮妮紧紧地抱着被子，缩成一团。

爸爸把妮妮抱进怀里，问："妮妮，告诉爸爸你怎么了？"

妮妮哭着说："我好怕……怕黑。"

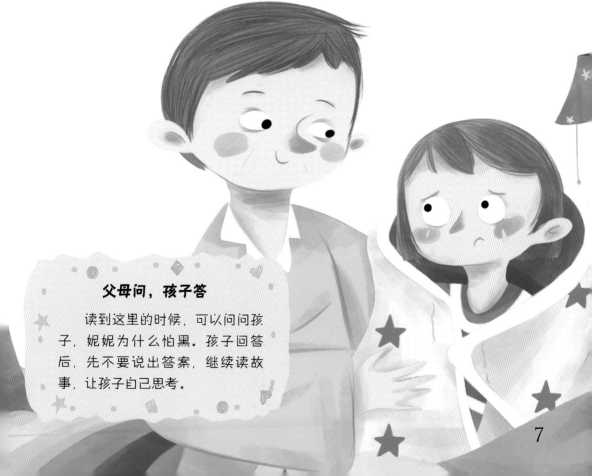

父母问，孩子答

读到这里的时候，可以问问孩子，妮妮为什么怕黑。孩子回答后，先不要说出答案，继续读故事，让孩子自己思考。

爸爸很奇怪："你以前不是一直都自己睡的吗？怎么突然怕黑了？"

妮妮说："小博说黑夜里会有鬼，长长的头发，舌头伸到外面，会欺负小孩。"

爸爸弄明白妮妮这几天为什么总是缠着妈妈了，于是对她说："你看，你自己睡这么久了都没有看见过鬼，对不对？鬼都是大人编出来逗小孩玩的，不是真的。再说了，就算真的有鬼，爸爸也会随时保护妮妮的，所以妮妮不用担心。现在妮妮安心地睡觉，爸爸就在门外保护妮妮，好不好？"

听了爸爸的话，妮妮慢慢安下心来，躺在被窝里，很快就睡着了。

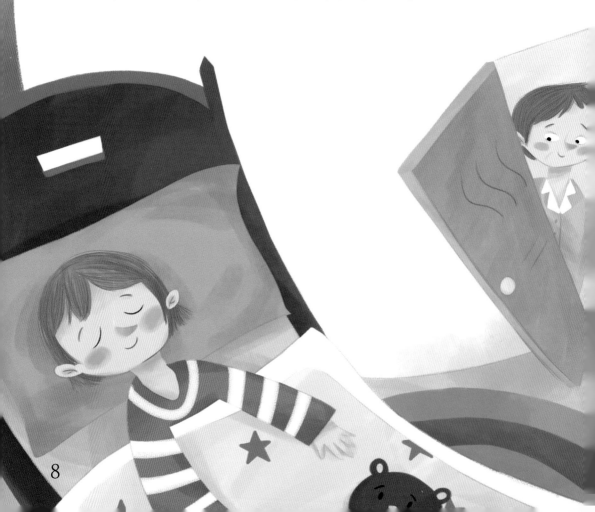

孩子有怕黑的问题，可以这样做：

1. 用正确的方式化解孩子的恐惧，不要用"胆小鬼"之类的语言去训斥孩子。

2. 跟孩子聊聊，他究竟害怕什么。当孩子愿意说出他害怕的东西时，就等于他迈开步伐，开始走在解决问题的道路上了，这也是培养孩子勇敢面对问题的品质。对感到恐惧的事情，不逃避，试着一点一点慢慢适应。

3. 给孩子讲故事时，要有选择性地挑选内容，跟妖魔鬼怪有关的故事不要多讲；不要给孩子看恐怖、怪异的电视节目。

4. 告诉孩子黑暗是怎样形成的，然后陪着孩子面对黑暗，例如，你可以先打开灯，让孩子们看到有光的地方，当关灯没有光的时候，还是一样的东西，所以不用怕。

5. 要让孩子不怕黑，父母的教育很重要，要注意培养孩子健全的人格，当孩子有足够的安全感、主体感时，对外界刺激就会产生恰到好处的反应，而不是产生恐惧等不良情绪了。

6. 作为孩子，当你对一件事情感到恐惧的时候，不要藏在心里，一定要告诉爸爸妈妈。

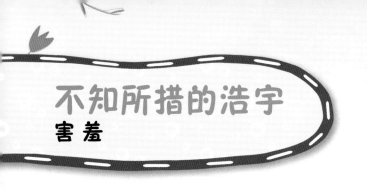

不知所措的浩宇

害 羞

晚上吃饭的时候，妈妈跟浩宇说："明天社区组织亲子活动营，妈妈带你去，有很多叔叔阿姨和小朋友哦。"

浩宇高兴又紧张。他听别的小朋友说过，亲子活动营很好玩，好多爸爸妈妈和小朋友一起做游戏，还有奖品呢。可是他还一次都没去过，不知道自己能不能得到奖品，要是得不到奖品，别的小朋友不会笑话自己吧?

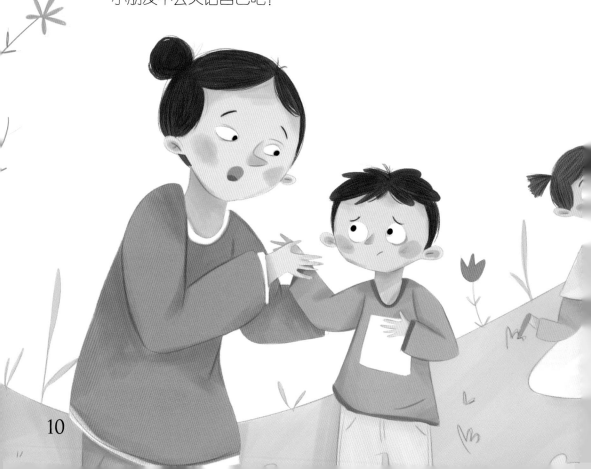

第二天一大早，浩宇提前来到活动营的场地。

人很多，小朋友们有的在一起玩游戏，有的自己摆弄着玩具，也有的跟爸爸妈妈在一起。

浩宇走到一伙玩沙包的小朋友旁边看了一会儿，又远远地瞄了一眼一个玩小汽车的小男孩，再去儿童单杠那里看看。有个叔叔在单杠旁边靠着，浩宇赶紧离开了。妈妈说："活动开始还有一会儿呢，你怎么不去跟小朋友玩？"

浩宇红着脸说："我去了，没有人跟我玩……"

妈妈往四周看了看说："你要主动点。"

父母问，孩子答

读到这里的时候，可以问问孩子，遇到这种情况会怎么办。孩子回答后，先不要说出答案，继续读故事，让孩子自己思考。

过了一会，活动开始了，主持人宣布第一个活动是踩气球。

踩气球的规则是每个家庭一个大人一个孩子，每人每只脚上绑两个气球，大家去踩别人脚上的气球，时间到了之后谁脚上剩的气球多，就算赢了。讲完规则，妈妈捏捏浩宇的小手，说："加油，一定要赢哦。"

旁边全是人，浩宇很紧张，主持人宣布开始之后，他突然变得不知所措，愣愣地站在那里，别人跑过来踩气球，他都不躲开。

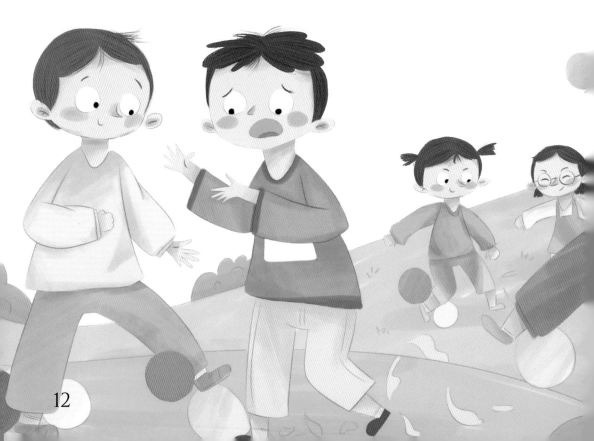

孩子害羞，可以这样做：

1. 不要给孩子贴标签，在孩子多次表现出害羞的行为时，许多家长会认为自己孩子是害羞型的，当着孩子的面，对别人说"我家孩子太害羞了"，这会让孩子产生错误的认知，产生自卑的心理，在害羞的标签下，觉得自己就是害羞的，养成了害羞的习惯。

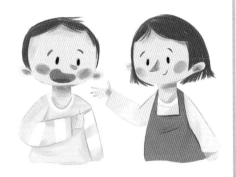

2. 多带孩子参加一些活动，教会孩子主动打招呼，融入同龄人群中，比如参与小朋友的游戏，可以先预热，从介绍自己开始，再去跟其他小朋友说话："我可以和你们一起玩吗？"若孩子不敢，可以陪同孩子一起先加入游戏，有安全感了，自然就敢于说话了。

3. 和谐、温暖的家庭氛围有助于降低孩子的害羞情绪。用积极正向的方式教养孩子，不要贬损孩子的害羞。多关注孩子好的一面，不要总是盯着差的那面。

4. 有的家长自己就会害羞和内向，这就无形中给孩子一种暗示，同时让孩子以为这就是正常的交流方式，所以我们要让自己大方一点。

5. 多用赞美的语言鼓励孩子表达自己的看法，培养孩子的自主能力，鼓励孩子多做事，要勇于尝试。

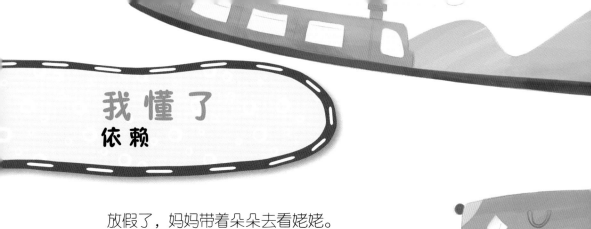

我 懂 了
依 赖

放假了，妈妈带着朵朵去看姥姥。

火车上，一个阿姨逗朵朵玩："小姑娘，你这是要去哪里啊？"朵朵瞪了阿姨一眼，扭过头去不再看她。

妈妈说："朵朵要有礼貌哦，阿姨跟你说话，你要好好回答。"朵朵把头藏在妈妈怀里，小声说："就不。"

一路上，好几个人来跟朵朵玩，朵朵都躲着。妈妈起身活动，打开水，她都紧紧地跟着。

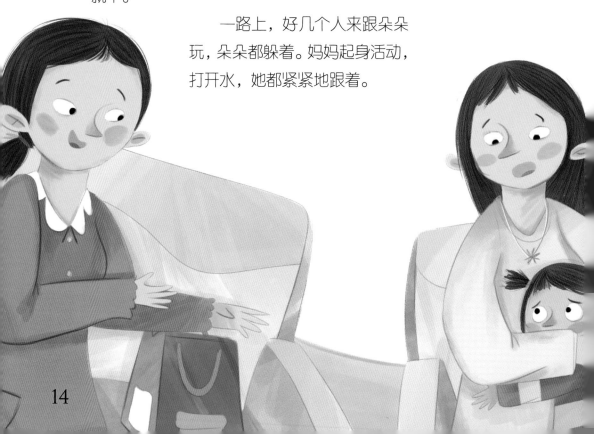

终于到姥姥家了。妈妈说："朵朵，现在你可以自己去玩一会儿了。"
朵朵答应了，可是却一步都不肯离开妈妈，还是妈妈走到哪里她就跟到哪里。

姥姥说："朵朵都是大姑娘了，该有自己的朋友了，上次来时跟你一起玩的小丽还记得吗？前两天她还说想你了，你去找她玩吧。"

朵朵使劲摇头，说："我不去，我要跟妈妈在一起。"

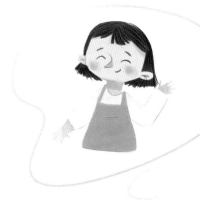

父母问，孩子答

读到这里的时候，可以问问孩子，遇到这种情况会怎么办。孩子回答后，先不要说出答案，继续读故事，让孩子自己思考。

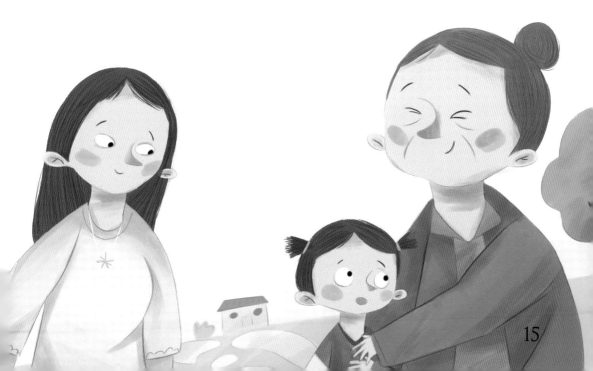

姥姥抱起朵朵，问："朵朵是不是爱妈妈呀？"

朵朵点头，说："我爱妈妈，妈妈对我可好了。"

姥姥耐心地说："妈妈对朵朵这么好，朵朵是不是也应该让妈妈放心呢？"

朵朵说："怎样让妈妈放心？"

姥姥说："朵朵一天天长大，妈妈希望朵朵可以自己的事情自己做，有自己的朋友……当然，只要朵朵需要，妈妈一直都会在朵朵身边的。"

朵朵想了想，笑着说："我懂了，我去找小丽玩。"说完，蹦蹦跳跳地跑出了院子。

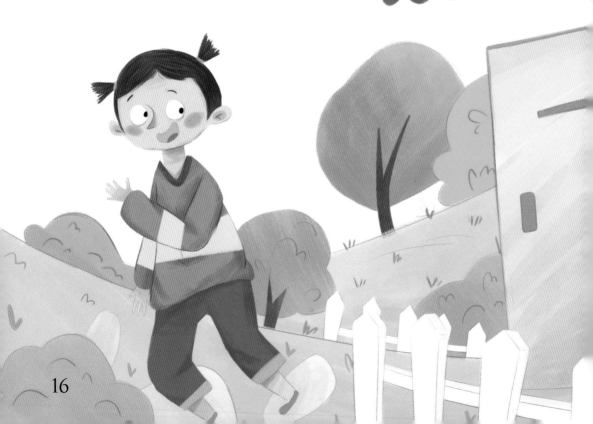

孩子过分依赖父母，没有独立精神，离开父母后，容易感到手足无措，缺乏主见，不会积极行动，不敢负责任，性格懦弱，这会成为孩子将来事业成功的一大障碍，对生活也会造成不良的影响。

有过度依赖的问题，可以这样做：

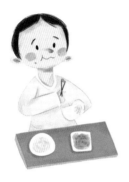

1. 锻炼孩子的社交能力，学会交新朋友，多跟小朋友一起玩耍。

2. 减少孩子过度依赖你的机会。减少孩子黏人的机会，直到孩子可以独立。

3. 家长应该增强孩子的自信心，鼓励孩子自己做事，积极培养孩子的自主性。父母在孩子成长的过程中要试着去培养孩子的独立性，那些力所能及的小事应该让他独立去完成，如穿衣、吃饭、睡觉等，哪怕完不成，也不是选择替他去做，而是鼓励他，引导他，直到他可以独立完成为止。

4. 父母宠爱孩子要把握分寸，不要变成了溺爱，结果让孩子性格要么很霸道，要么很依赖。

5. 培养孩子的主见性，假如一个很小的选择题，就让孩子自己做主，并要承担自己选择的结果。从这些无关紧要的小事开始培养孩子的主见性。

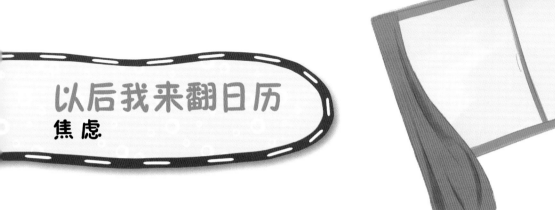

以后我来翻日历

焦虑

睿睿这两天显得很烦躁。

吃晚饭的时候，妈妈把一块花菜放在睿睿碗里，睿睿吃了一口，一下扔到地上，大声说："不好吃！"妈妈赶紧夹块肉过去："来，吃这个，这个好吃。"

吃完饭，睿睿到门外去玩了。姥姥对爸爸妈妈说："睿睿这是看你们要走了，他焦虑，不高兴。你们以后没事别总回来了。"

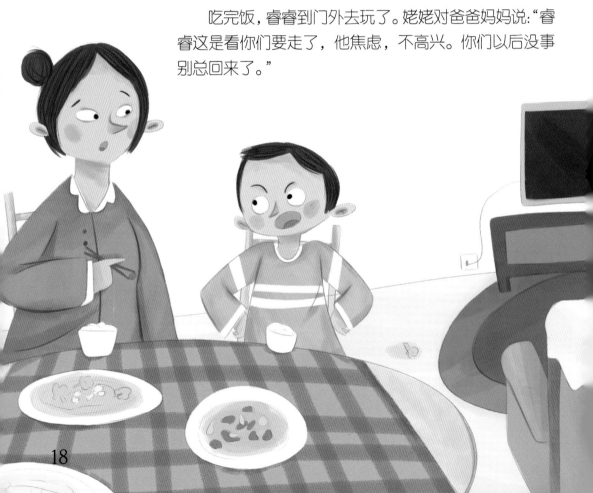

"不许，不许，不许！"睿睿哭着喊，原来他躲在门口偷听大人们说话呢。

　　姥姥把睿睿抱过来，对爸爸妈妈说："我看你们还是跟睿睿说实话吧，你们这样今天突然回来了，明天又偷偷走了，睿睿心里一点底都没有，心情能好吗？"

　　爸爸认真地想了一下，觉得姥姥说得对，于是抱过睿睿，问："睿睿已经是大孩子了，是不是？"

　　睿睿歪着头想了想，说："是的。"

父母问，孩子答

　　读到这里的时候，可以问问孩子，睿睿为什么不高兴。孩子回答后，先不要说出答案，继续读故事，让孩子自己思考。

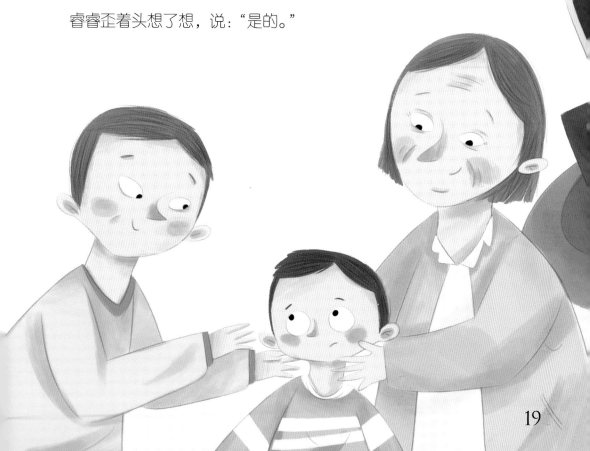

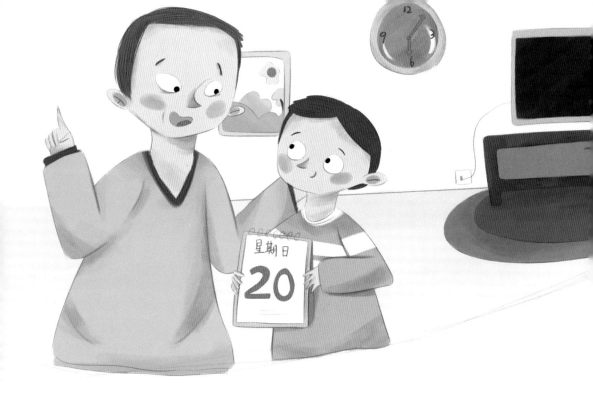

星期日
20

　　爸爸说："爸爸有事要跟你商量一下。爸爸妈妈都非常爱睿睿，可是我们都有很重要的工作，非常忙，没有时间照顾睿睿，只能让姥姥姥爷来照顾。不过，爸爸妈妈到了假期就会赶回来看睿睿的。以后你可以每天翻一页日历，当翻到红色的时候，爸爸妈妈就一定会回来看你，你说好不好？"

　　睿睿想了想，从爸爸怀里下来，跑到挂日历的地方，伸着小手一页页翻动起来，很快就翻到了红色的一页，睿睿开心地说："那以后每天我都来翻日历。"

　　姥姥说："好，以后翻日历的工作就交给睿睿了，睿睿可不能忘记哦。"

　　一家人都开心地笑了。

对因分离而有焦虑情绪的孩子，家长可以这样做：

1. 三岁以内的孩子不建议跟妈妈分开，这是儿童建立安全依恋的关键时期，离开妈妈容易让孩子有被抛弃感，会觉得自己是不好的。

2. 无论多大的孩子，如果必须分开，父母都要给孩子确定的信息，为什么要离开，以及什么时间会回来，并遵守承诺，让孩子感受到爱和尊重。

3. 要允许孩子对分离表达焦虑，并接纳孩子的这种焦虑，焦虑是一种情绪，情绪会自然地来，也会自然地消失，当焦虑被充分表达以后，就会自然缓解。

4. 家长要学会表达爱，孩子并不害怕分离，害怕的是分离以后就不被爱了。

5. 如果不能和父母在一起，在条件允许的情况下，还是要让孩子有一个稳定的照顾者，经常更换照顾者会加重孩子的不安全感。

6. 避免过度补偿，平时对孩子如何，在分离重聚后也如何就好，如果过度补偿就会让孩子觉得分离是父母欠他的,他有理由无理取闹。

不去上学的小萌

说谎

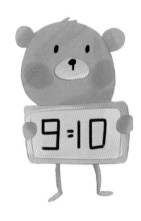

最近这段时间，小萌早上不愿起床。

今天说这儿不舒服，过上两三天又说那里不舒服，只想待在床上，不想起来。

爸爸妈妈看她有些难受的样子，就让奶奶陪着她，没让她去上学。

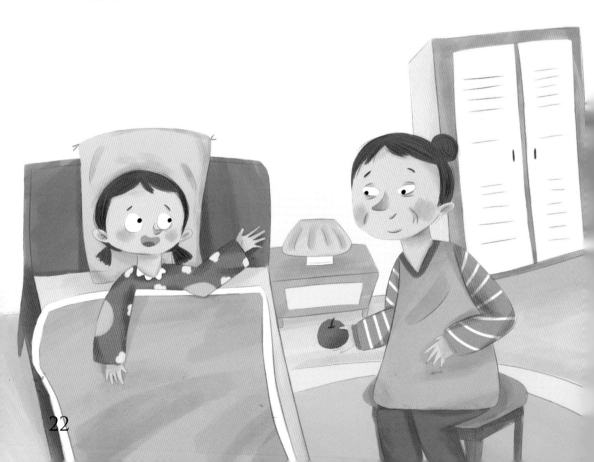

22

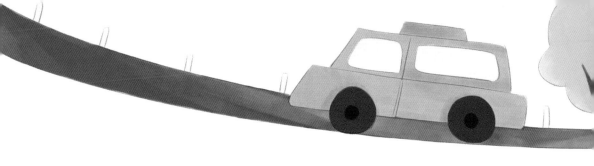

这天，小萌又说自己不舒服了。妈妈就向单位请了假，带她去医院。

小萌不情愿地跟妈妈去了医院，医生检查后，说看不出她得病了，一切都很正常。

妈妈把情况跟医生说了一下，医生告诉她："我看孩子可能是装病，不想去上学。这样的情况我遇到过。"

父母问，孩子答

读到这里的时候，可以问问孩子，小萌为什么装病。孩子回答后，先不要说出答案，继续读故事，让孩子自己思考。

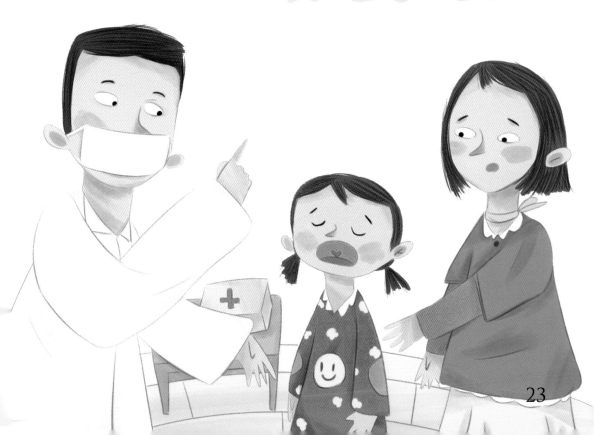

回到家中，妈妈让小萌坐在那里，轻声对小萌说："小萌，告诉妈妈，你是不是没有不舒服？你是不是不想去学校，才说自己不舒服的？"

小萌看着妈妈，慢慢点了点头。

原来，有天早上，爸爸肚子疼，奶奶和妈妈都劝爸爸别去上班了，在家歇一歇。小萌看到后，就觉得生病好，自己可以待在家里不去学校了。

"小萌，你这样说谎是不好的，以后有什么事，都要告诉爸爸妈妈。"

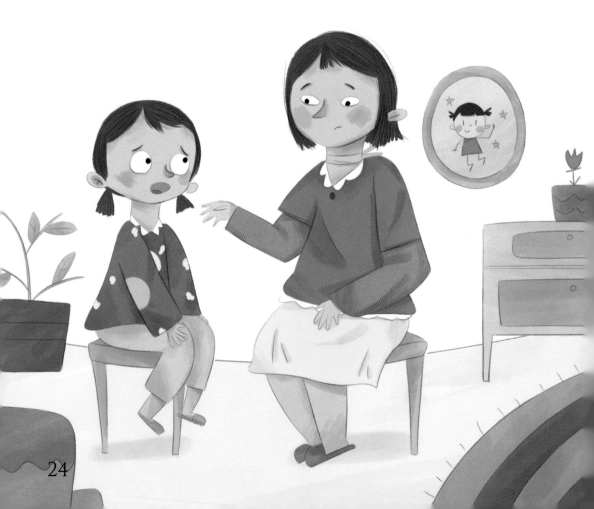

应对孩子撒谎，可以这样做：

1. 当孩子出现撒谎行为后，父母首先要冷静下来，认真分析孩子撒谎行为背后的真正原因，这样才能有针对性地纠正孩子撒谎的不良习惯。只有理智地面对孩子的撒谎行为，孩子才会信任父母，才会勇敢地向父母敞开心扉。

2. 平时家长要多鼓励孩子。当做一件事的时候，如果孩子说的情况都完全属实，家长就可以利用这次机会奖励孩子一下，让孩子对于说真话这件事有一个好的反馈。

3. 在孩子说谎这件事发生之后，家长不要对孩子批评太多，而是温和地对孩子说出自己的想法。让孩子知道说谎是不对的，其实说出实话也没什么大不了的，给他更多的鼓励和安慰。

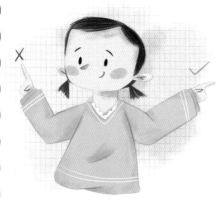

4. 孩子容易模仿，因此家长要树立榜样，不要在孩子的面前说谎。要想孩子做一个诚实的人，父母要以身示范，让孩子多积累正面的思想经验，就不怕他会长成一个不诚实的人。

5. 平时我们要和孩子多沟通，多去了解孩子，了解他们的想法。让孩子能和父母融洽相处，无话不谈，这样孩子遇到什么事就会主动和父母谈，而不是不敢说了。

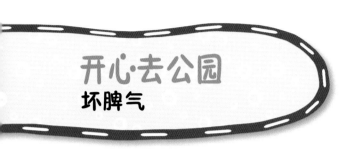

开心·去公园
坏脾气

今天是周末，爸爸妈妈要带小宝去公园玩。

妈妈去叫小宝起床。小宝气呼呼地说："不起，不起，我还没睡够呢。"

妈妈说："我们说好了今天要去公园玩的啊。"

"我不管，反正我要睡觉。"小宝拉过被子蒙住头。

爸爸假装生气地说："赶紧起床，不然我们今天就都待在家里，哪里都不去。"

小宝想到公园里那些好玩的游乐设施，还有可爱的小动物，还是爬了起来，可脸上老大不高兴地说："人家还没睡够嘛。"

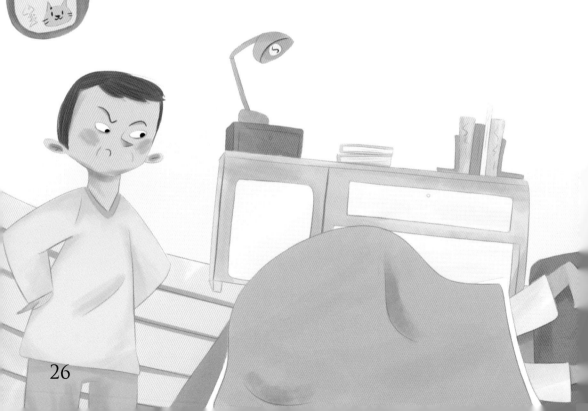

26

妈妈见小宝起床了，赶紧帮小宝穿衣服，小宝却把妈妈拿过来的背带装摔到地上，跺着脚喊："我不要穿这个，丑死了。"

　　洗脸的时候，又说妈妈把他的脸都擦疼了。妈妈精心准备的小点心，小宝也一口都不吃，一副不开心的样子。

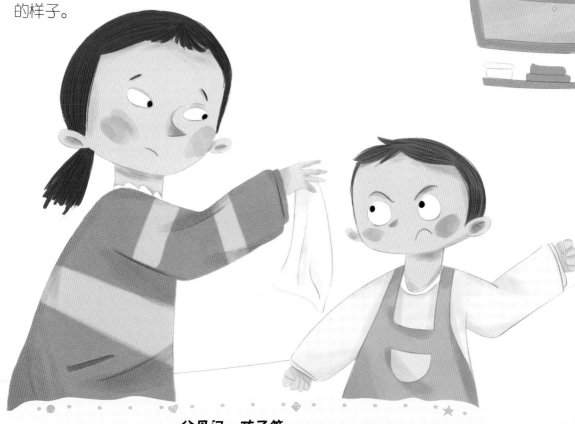

父母问，孩子答

　　读到这里的时候，可以问问孩子，小宝的做法好不好。孩子回答后，先不要说出答案，继续读故事，让孩子自己思考。

27

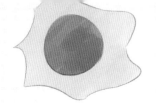

妈妈走过去抱起小宝，让小宝坐在自己腿上，耐心地说："小宝，妈妈知道你困，不开心，没关系，妈妈不怪你，你想什么时候去公园都可以。"

妈妈轻轻抚摸小宝的头，安静地陪着小宝。过了一会儿，小宝平静下来，心情好多了，他跟妈妈说："妈妈，小宝答应了今天去公园玩，不该不起床。"

爸爸见了，过去抱起小宝，说："那现在咱们去公园好不好？"

"好。"小宝开心地说。

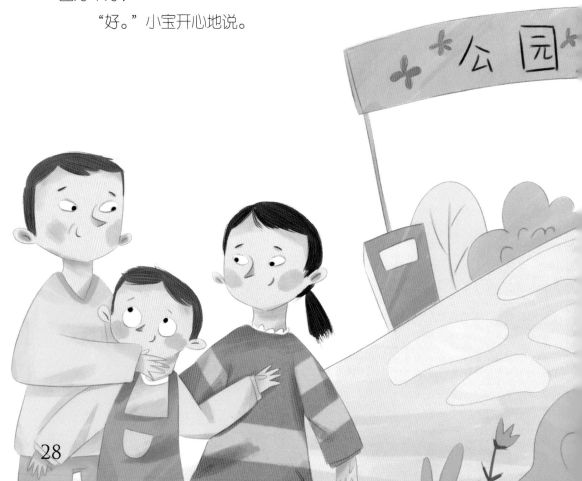

孩子脾气不好，可以这样做：

1. 父母要有宽容的态度，要稳住自己的情绪，给孩子做一个好的表率。

2. 多和孩子谈心，弄明白孩子发脾气的根本原因，找到解决方法，更进一步走进孩子的内心。

3. 可以转移孩子注意力，让宝宝慢慢忘记不开心的事。

4. 要冷静沟通，不要在气头上跟孩子讲道理，等孩子平静下来再去和他慢慢沟通。

5. 让孩子说出自己的感受。每个人在成长的过程中都会遇到挫折，从而引发消极的情绪反应。如果负面情绪持续积压，会影响孩子的心理以及生理健康。

6. 不要一味顺从孩子，一味顺从容易让孩子我行我素，增长坏脾气，导致孩子的任性。

肚子又疼了
厌学

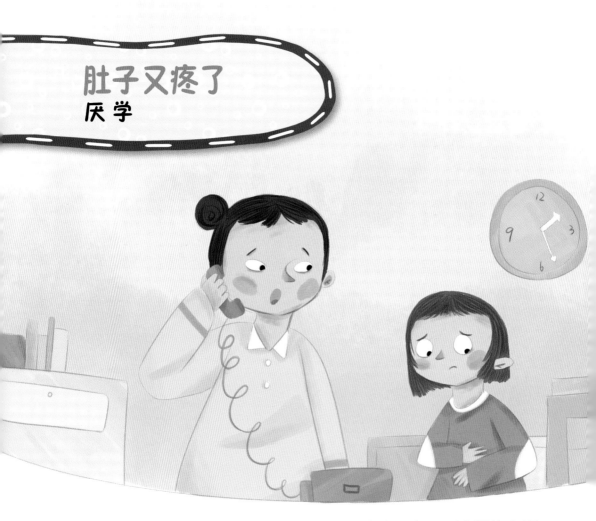

　　小薇妈妈接到老师打来的电话，说小薇肚子疼，无法坚持上课，让家长赶紧过去。

　　妈妈赶到学校，然后带小薇去医院看医生。

　　这种情况已经发生好几次了。不过，每次到医院检查，都没查出什么问题，之后很快就好了。可一开始孩子明明疼得满头大汗的，不是假装出来的。

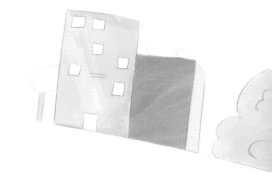

　　这回也一样，医生认真做了检查，还是没有找到病因。

　　爸爸赶到了医院，看到小薇苍白的小脸，也很心疼，一面抱着小薇，一面跟妈妈询问情况。

　　在爸爸妈妈说着病情的时候，小薇感觉肚子慢慢不疼了。她小声跟妈妈说："妈妈，我肚子不疼了，咱们回家吧。"

　　检查没什么结果，孩子也说自己好了，两人只好带着小薇回了家。

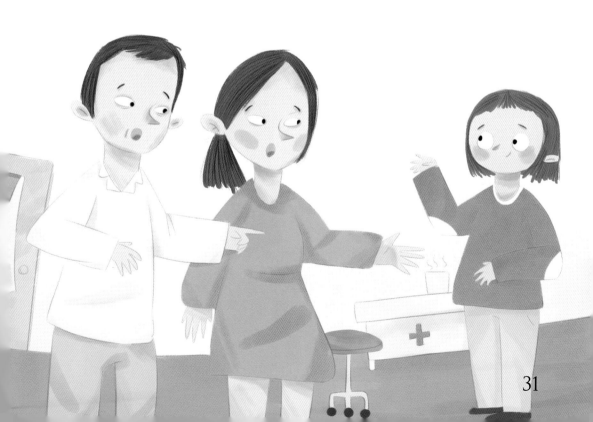

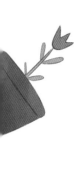

到家之后，爸爸问："小薇，在肚子疼之前，你有没有发生什么事情？有没有喝冷水，或者剧烈运动什么的？"

小薇低着头，过了一会儿才小声说："没。就是我们数学卷子发下来了，我的成绩……不太好，我一着急，肚子就疼起来了。"

原来是这样。妈妈搂紧小薇，说："成绩重要，可是身体更重要。薇薇是个懂事的孩子，以后只要你努力，爸爸妈妈不强求你考高分，好不好？"

小薇看看妈妈，又看看爸爸，开心地说："那我以后再也不用担心上学，不用担心考试了。"

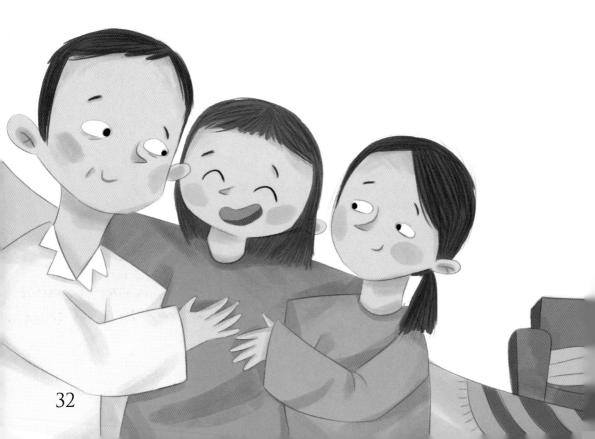

如果孩子对成绩、对上学等感到焦虑厌烦，又不知道怎么说，有时候就会通过症状表现出来，比如说肚子疼、头疼等。

孩子厌学，可以这样做：

1. 要和孩子建立良好的亲密关系和信任关系。家长要耐心跟孩子交流，鼓励孩子表达真实感受，接纳孩子的情绪，让孩子在沟通中感受到爱和关注。

2. 家长不单纯强调学习，而是让孩子全面发展，强调孩子的优势，让孩子自信十足，感受学习和挑战的乐趣。

3. 很多孩子厌学是因为学习不好，总是受到批评，家长不能总是用分数来比较，多看到孩子的闪光点和进步，不断地鼓励认可。

4. 了解孩子厌学的原因，家长不要给孩子太多的压力，要调动孩子的兴趣，找到帮助孩子学习的有效方法，帮助孩子克服学习中的具体困难。

5. 对有厌学情绪的孩子，要帮助孩子调整好情绪，增强学习的信心和动力。

小磊是个独行侠
不合群

周五放学前，班主任来到教室，对同学们说："明天放假，大家一起去郊游好不好？"

"好！"同学们异口同声地喊道，接着就开始叽叽喳喳讨论着，教室里一下子热闹起来。

只有小磊一声不吭。他喜欢一个人待着，不常跟大家一起玩，可是又不能说自己不去，就静静地坐在那儿不说话。

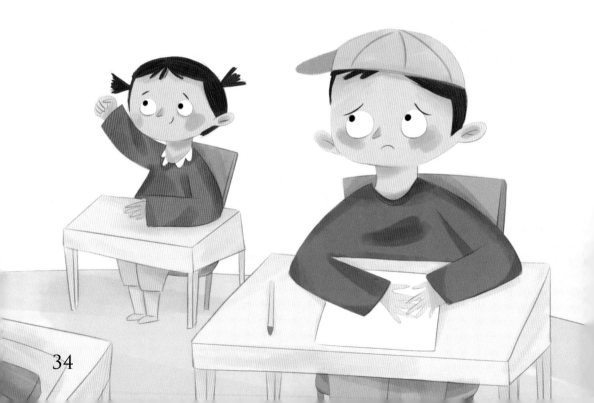

第二天，同学们都兴高采烈地早早来到学校门口集合。小磊最后一个赶到，看上去不大开心。

看到小磊闷闷不乐的样子，老师问道："小磊怎么了？"

小磊摇摇头，不说话。旁边有个同学说："小磊是个独行侠。"

到了目的地，是一个有山有水的地方。老师说："咱们先自由活动一会儿，要注意安全。"孩子们答应着，就三五成群地散开来，有的去爬山，还有的在草地上玩，开心极了。

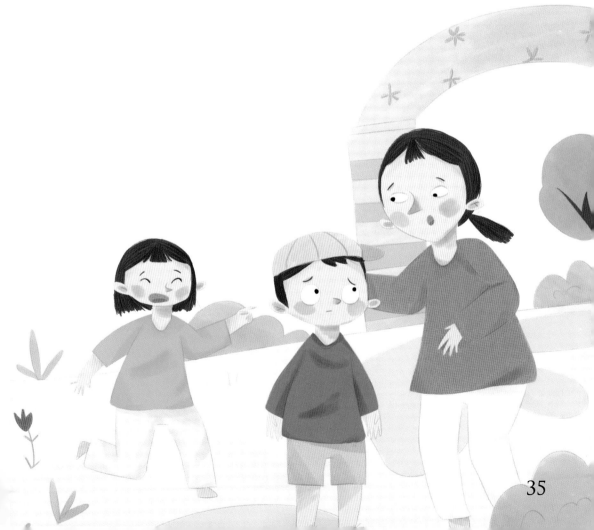

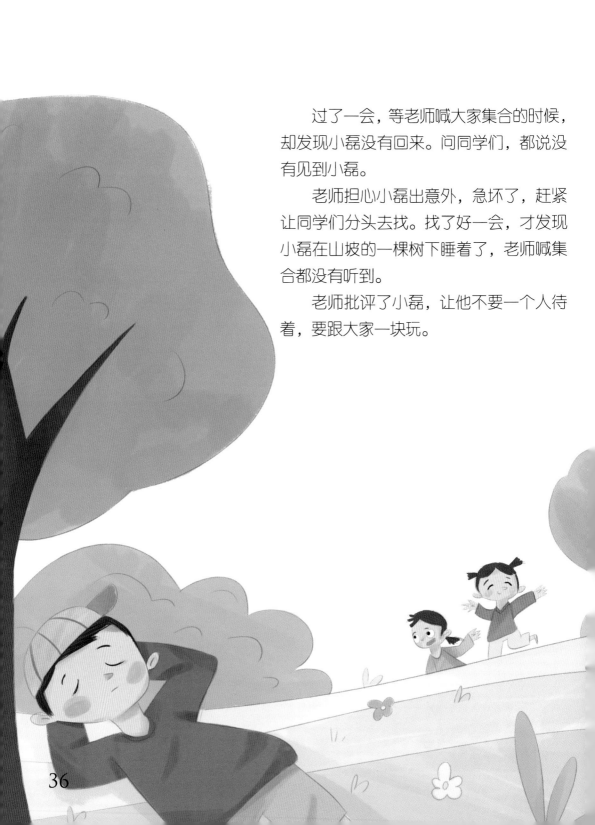

过了一会，等老师喊大家集合的时候，却发现小磊没有回来。问同学们，都说没有见到小磊。

老师担心小磊出意外，急坏了，赶紧让同学们分头去找。找了好一会，才发现小磊在山坡的一棵树下睡着了，老师喊集合都没有听到。

老师批评了小磊，让他不要一个人待着，要跟大家一块玩。

孩子如果较长时间不和小朋友一起游戏、经常独处，以及被别的小朋友孤立等，都可以称为"不合群"。孩子如果总是不合群，就会因为缺乏和同伴的交往，产生孤独、执拗、任性等不良心理，这将不利于智力发展和情感健康。

如果孩子不合群，可以这样做：

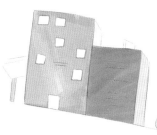

1. 家长们主动与孩子进行沟通交流，孩子才会愿意与家长们与他人进行沟通交流。

2. 开拓孩子的视野，多带孩子外出旅游。丰富多彩的户外活动可以使孩子眼界开阔，兴趣大增，增强孩子的身体素质和各方面的能力。

3. 培养孩子的合作能力。父母可以交给孩子一些单独一个人难以完成的任务，鼓励孩子与别人合作完成，或向父母求援完成，增加他与别人交往的机会。

4. 鼓励孩子参加各种集体活动，多参加体育活动。参加体育活动，有利于提高孩子的身体素质，有利于培养兴趣，也有利于提高交际能力。

5. 教给孩子一些社交技巧，着重培养孩子的语言表达能力，让孩子学会清晰地表达自己。如果孩子会说，说得好，那么孩子就会比较有信心，与人交际成功的几率也会变大。

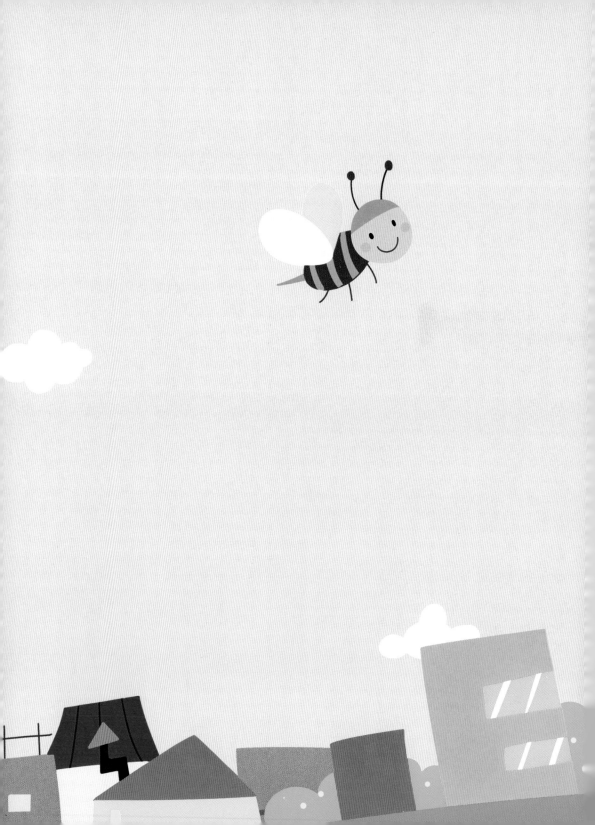

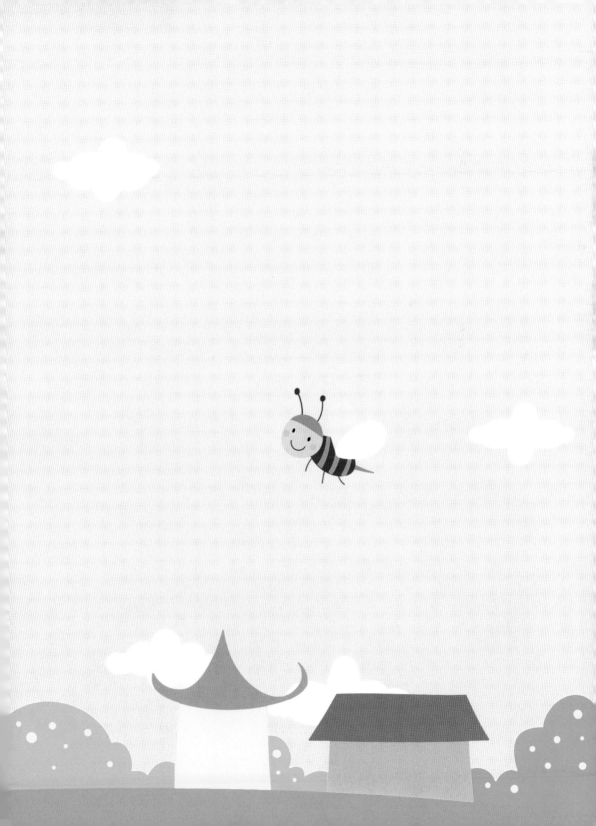

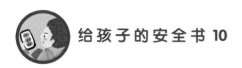

给孩子的安全书 10

安全上网不沉迷

季 悠 何宜妍 主编

荆 洲 著 江秀伟 绘

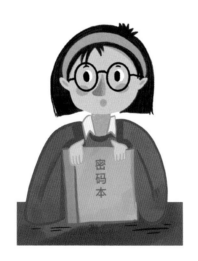

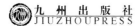

九州出版社
JIUZHOUPRESS

图书在版编目（CIP）数据

安全上网不沉迷 / 荆洲著 ；江秀伟绘 . -- 北京 ：
九州出版社，2019.11
（给孩子的安全书 / 季悠，何宜妍主编）
ISBN 978-7-5108-8483-2

Ⅰ．①安… Ⅱ．①荆… ②江… Ⅲ．①互联网络－安
全教育－儿童读物 Ⅳ．① TP393.4-49

中国版本图书馆 CIP 数据核字 (2019) 第 273277 号

教会孩子自我保护才能保障其一生安全

亲爱的家长朋友：

你们好！

从孩子们诞生的那一天开始，作为家长的我们就处于各种担忧之中了，而其中最多的是对于各种安全事故的忧虑。生活中，我们常常可以听到很多叮嘱、提醒甚至大声而焦急的呼喊。与其这样，不如让我们从生活中的每一个环节入手，系统地教育孩子吧。同时我们更应该充分重视孩子自我安全意识的培养，教会孩子机智应对各种可能发生的危险。教给孩子自我保护的良好方法，才是其一生安全的保障。

这套丛书，在叙述形式上新颖亲切。结合日常生活实际，从孩子喜爱的各种小故事开始，引导孩子思考，并学会保护自己的方法；其所包含的内容全面有序。家庭、社会、交通、游戏，等等，几乎涵盖了生活中可能遇到的各种情况，并进行了详细的分析，这不仅对孩子，对我们成人也是一次安全知识的学习与扩展；在教育理念上，体现了孩子的心理特点和先进的教育思想，在阅读过程中，我们常常会因书中人物的想法而会心一笑，仿佛那就是我们身边的孩子，让人爱不释手。以此进行亲子阅读，一定会既有趣又有益。

作为一名学前教育工作者，我真诚地希望家长、老师们能带着孩子们一起读读这套丛书，为孩子们创造一个更加安全的生活环境。因为让每个孩子都快乐、健康地成长，是我们共同的心愿！

北京市艺术教育研究会理事
北京空军育翔蓝天幼儿园园长　**许丽萍**

目录

 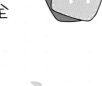
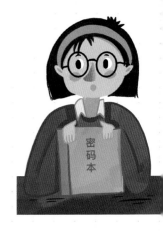

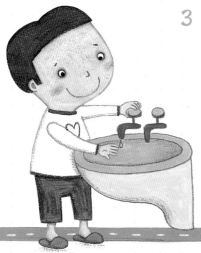

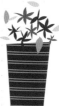

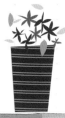

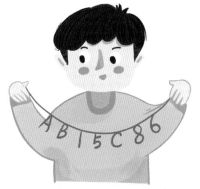

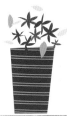
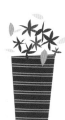
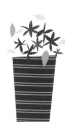

不愿吃饭的果果

沉迷游戏

放假了，果果总待在自己的房间里，不像以前那样，放了假几乎每天都出去找小朋友们玩。

这天晚上，妈妈做好了饭，爸爸叫果果吃饭。

爸爸打开果果的房间门，看到他正低头坐着，手里拿着一个手机。他正玩手机游戏呢，都玩了一下午了。

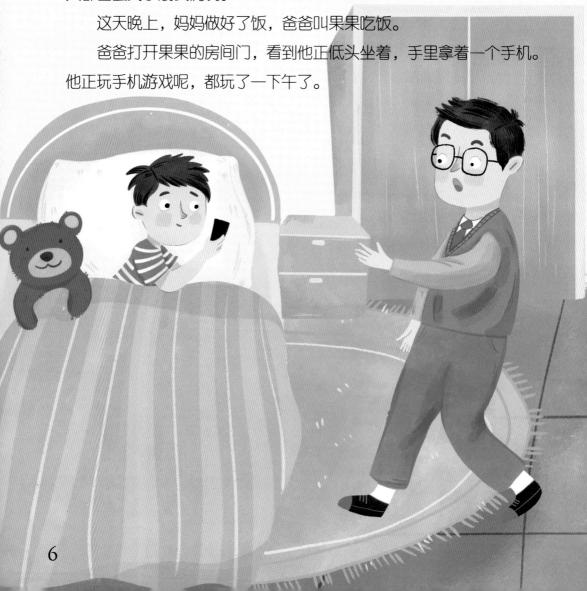

"果果，吃饭了，别玩游戏了。"爸爸说完，离开了他的房间。

"哦。"果果答应了，但半天也没有从他房间走出来。

爸爸又去叫他，他答应着，却还是不出来。

爸爸走过去，从他手中要过手机，把他拉到饭桌旁。

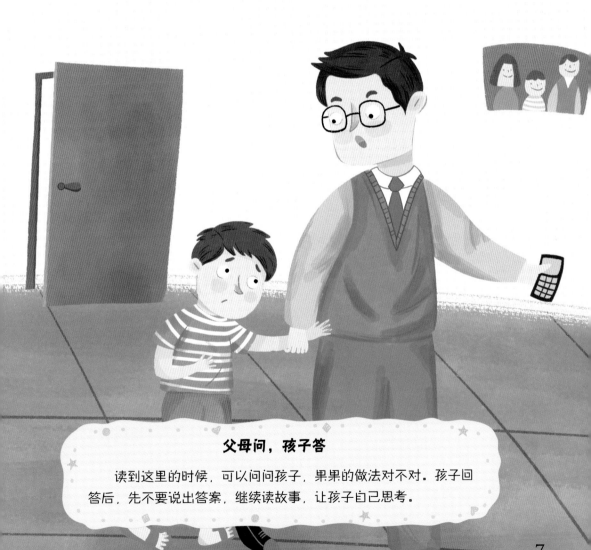

父母问，孩子答

读到这里的时候，可以问问孩子，果果的做法对不对。孩子回答后，先不要说出答案，继续读故事，让孩子自己思考。

果果很生气，赌气不吃饭。

爸爸温和地说："快吃饭，吃完饭教你做个手工，比手机游戏还有趣。"

"什么手工？"

"做帆船。"

等吃过饭，爸爸把雪糕棍拿出来，粘在一块儿作船底，并用一张彩纸折叠成帆。果果看了，很快有了兴趣，就帮手一块做。过了一会，一个漂亮的手工帆船就做好了。

果果看着帆船，很高兴的样子。

"是不是比游戏有趣？"

"是。明天我要拿给朋友们看。"

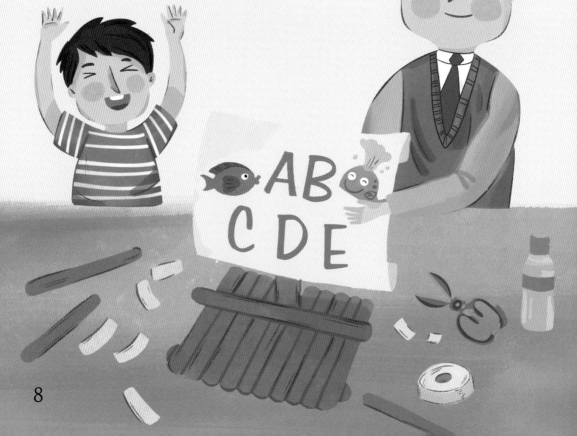

1. 不让孩子痴迷手机和电脑游戏，可以和孩子约定规则，像在什么时间段，或者是什么情况下，是可以玩游戏的，以及每天玩游戏不能超过多长时间等。

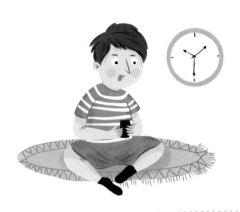

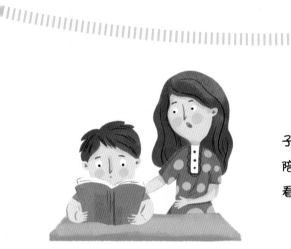

2. 转移孩子的目标，家长带着孩子去做做手工，去逛逛动物园，或是陪孩子读几本故事书，带着孩子出去看电影。

3. 父母以身作则，不要在孩子面前玩游戏。游戏有吸引力，如果看到家长玩游戏，孩子也会抢着玩。

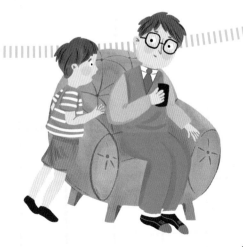

奇怪的中奖短信
来历不明的信息

妈妈给小哈买了一个普通的按键手机。

小哈很不开心，他想："你们都在用智能手机，上网、聊天多方便，为什么给我这么过时的手机呢？现在谁还用这种老人机，简直难看死了，我才不用。"

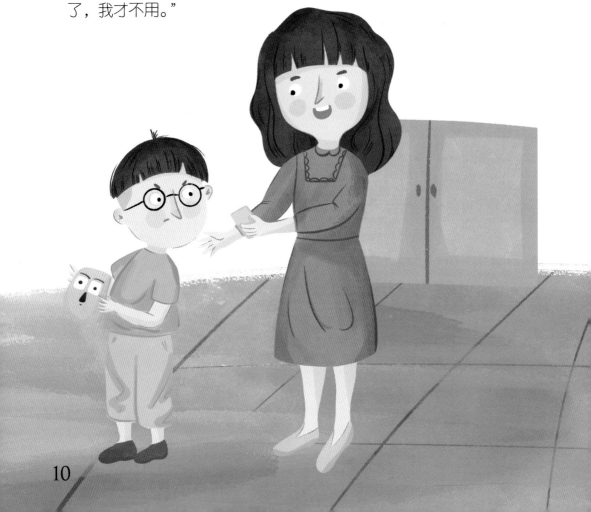

10

这天，小哈正在做作业的时候，突然收到一个短信。

他很好奇，谁给他来短信呢？除了爸爸妈妈，知道他手机号码的人没有几个。

短信的内容是：恭喜中奖，请打开链接，填写你的身份证号码、银行账号、联系方式，便于我们联系你……

小哈点击短信里的链接网址，网址没能打开。

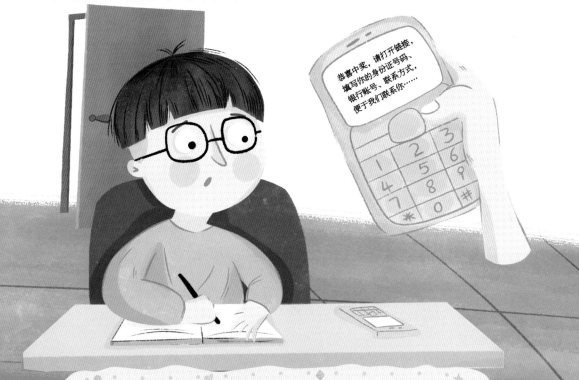

父母问，孩子答

　　读到这里的时候，可以问问孩子，遇到这种情况要不要点开短信里的网址。孩子回答后，先不要说出答案，继续读故事，让孩子自己思考。

晚饭的时候，小哈把这事告诉了妈妈。

妈妈说："这样来历不明的短信有危险，不要打开链接地址填写信息，一旦填写了，个人信息就泄露了，银行账户信息也可能被盗。智能手机有流量可以上网，如果是你用的话，更不安全。"

小哈听了，才明白妈妈为什么给他买普通的手机。

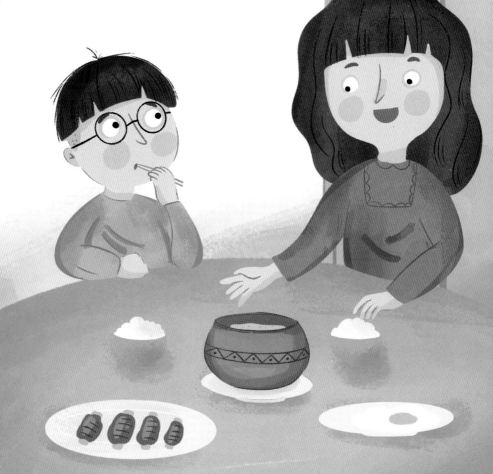

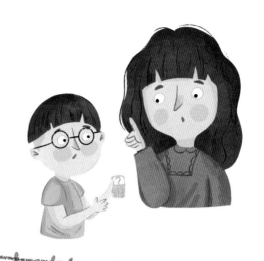

1. 不要相信收到的中奖短信，遇到这种问题，及时告诉家长进行处理。

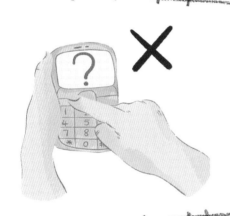

2. 不要打开来历不明的链接，不要随意填写自己的个人信息，避免个人信息泄露或手机中毒。

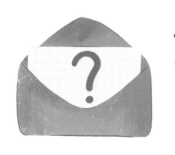

3. 不要随便打开来历不明的电子邮件，更不要打开其中的链接，要直接删除。

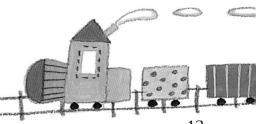

13

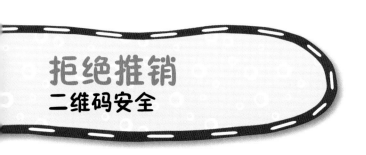

娜娜放学之后，没有让爸爸来接，而是自己背着书包，独自坐地铁回家。

地铁门口有一个座位，她就靠门口位置坐下了。

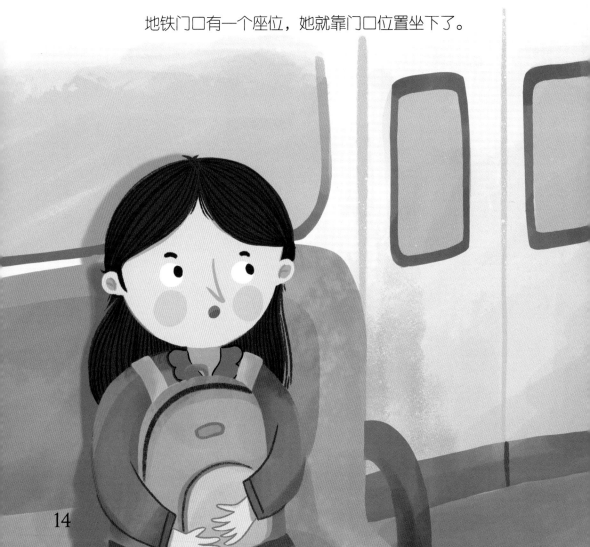

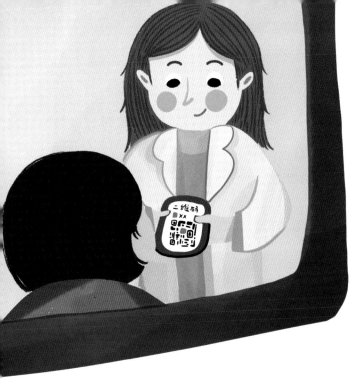
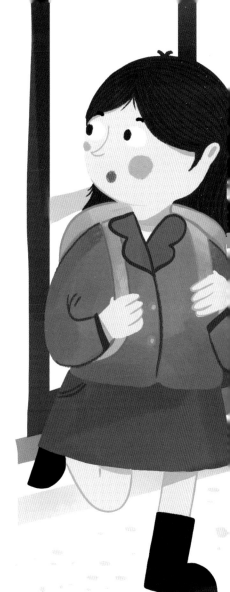

这时地铁到站，门一开，上来一个阿姨。

她打量了一下四周，然后掏出手机，调出自己的微信二维码，对着坐在娜娜旁边的人，指着自己的手机说："我正在创业，在宣传自己的产品，能不能扫码关注一下？"

父母问，孩子答

读到这里的时候，可以问问孩子，遇到这种情况该怎么办。孩子回答后，先不要说出答案，继续读故事，让孩子自己思考。

娜娜缩了缩身子，生怕那位阿姨也找她扫码。正在这时，地铁到站了，娜娜从座位上一跃而起，赶紧下车回家。

　　娜娜把地铁上发生的事情告诉了爸爸。爸爸说："遇到这种推销的情况，你要拒绝。陌生人的二维码，或是街头出现的二维码，你也不要轻易就扫一扫。"

　　娜娜点点头说："我知道了。"

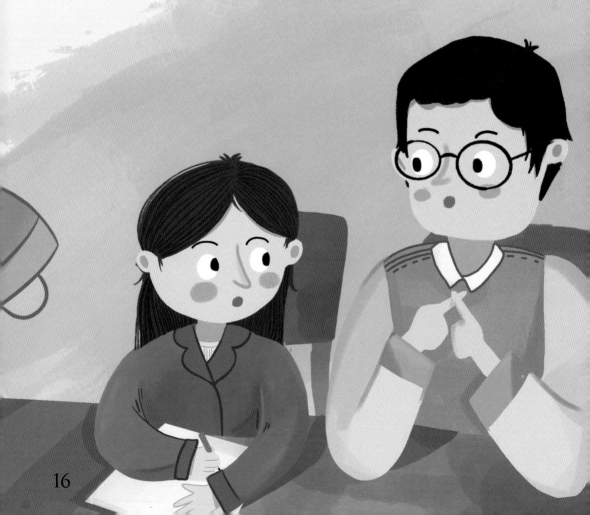

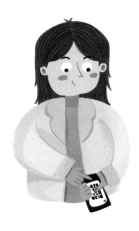

1. 不要随便扫描他人用来推销的二维码，免得被打扰或是陷入推销陷阱。

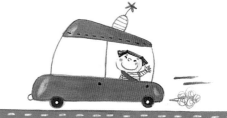

2. 陌生人的微信二维码不要轻易扫描，以免收到不好的信息或是相关身份信息泄露。

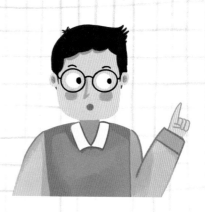

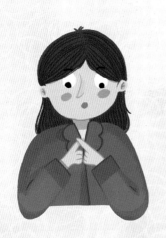

3. 拒绝请求添加微信的陌生人，是我们的正当权利，不要害怕，也不要觉得对不起人家。

不要随随便便"喜欢"
观看网络视频

奇奇喜欢看小视频。

这天，妈妈接奇奇放学回家。在车上，奇奇拿起妈妈的智能

手机，熟练地打开小视频 APP，一个一个看起来。

看到好玩的，奇奇常笑得合不拢嘴。

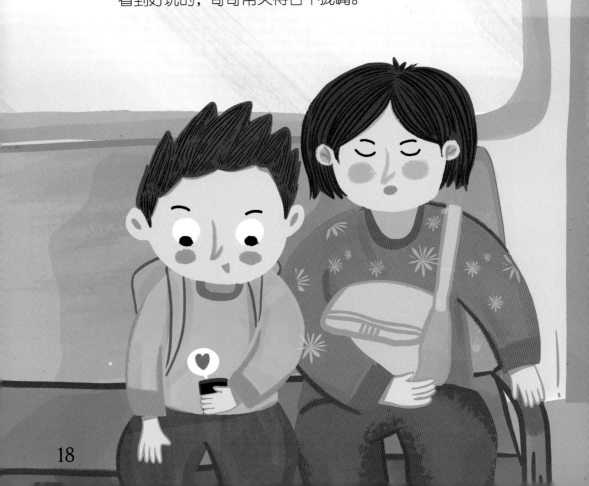

这时，他看到视频画面旁边一个写着"喜欢"的小图标。

他想："这个视频很好玩，确实很喜欢，就点一下吧！"

没想到，点开之后出现了一个画面，让他选择五元、十元、五十元……这是怎么回事呢？

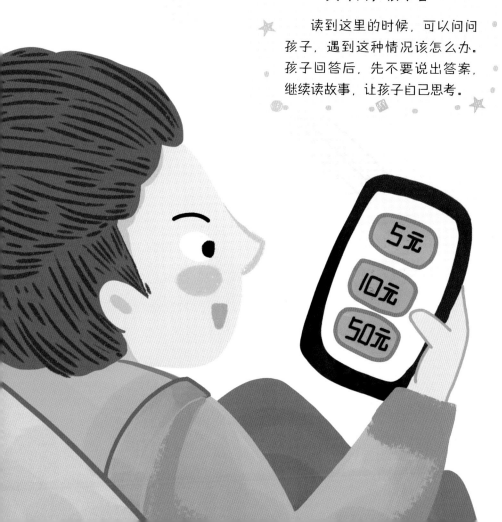

父母问，孩子答

　　读到这里的时候，可以问问孩子，遇到这种情况该怎么办。孩子回答后，先不要说出答案，继续读故事，让孩子自己思考。

奇奇问妈妈怎么回事。

妈妈一看，这不是给别人打赏吗？

她告诉奇奇，这是要给别人钱，小朋友千万不要随便支付。接着又从奇奇手中拿过手机，说："车上看手机，对你的眼睛不好，还是别看了。"

和爸爸妈妈一起练习

- 告诉孩子，在车上看手机视频对眼睛的危害。
- 父母精心挑选适合孩子观看的内容，并且无法在平台上充值打赏。

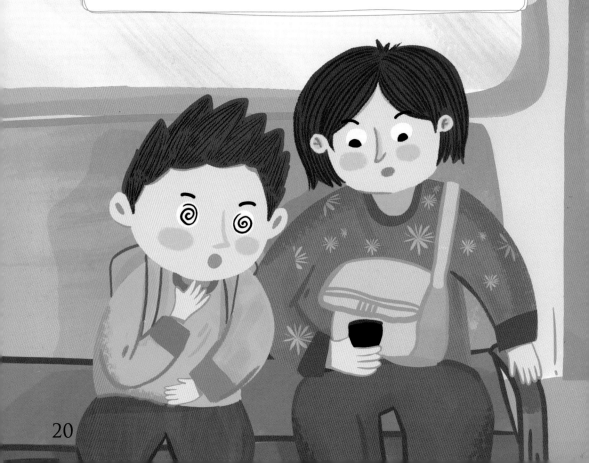

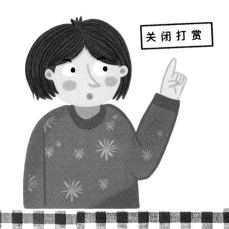

关闭打赏

1. 儿童观看手机视频时，不要使用支付功能进行打赏。

2. 使用手机观看视频，要注意保护视力，不要时间过长。

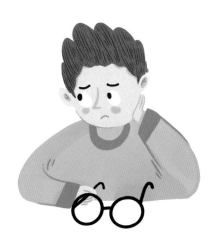

⚠ 未满十八周岁不得观看

3. 看视频要选择积极健康、适宜儿童的内容。

苗苗的网友
网友见面

这周六的上午，刚上一年级的苗苗对爸爸妈妈一本正经地说："下午我要到电影院见网友。"

爸爸妈妈都有些吃惊，她什么时候有网友了呢？

原来，苗苗一直在用手机和电脑。前段时间，为了方便跟同学联系，她有了自己的聊天软件。平时，爸爸妈妈都没太在意她聊了些什么。

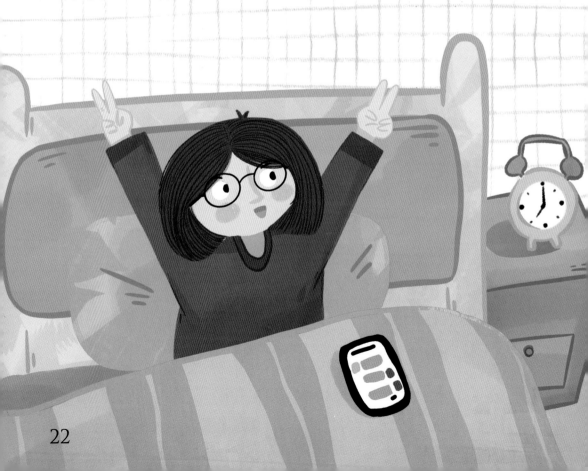

妈妈说："你不能去，太不安全了。万一是坏人，把你拐骗走都有可能。"

爸爸也不同意苗苗去见网友。

苗苗说："没事的，网友是我们班的小双介绍的，她也是一年级的。"

爸爸想了一下说："你去也行，不过爸爸和妈妈要跟你一块去。"

"好吧。"苗苗说。

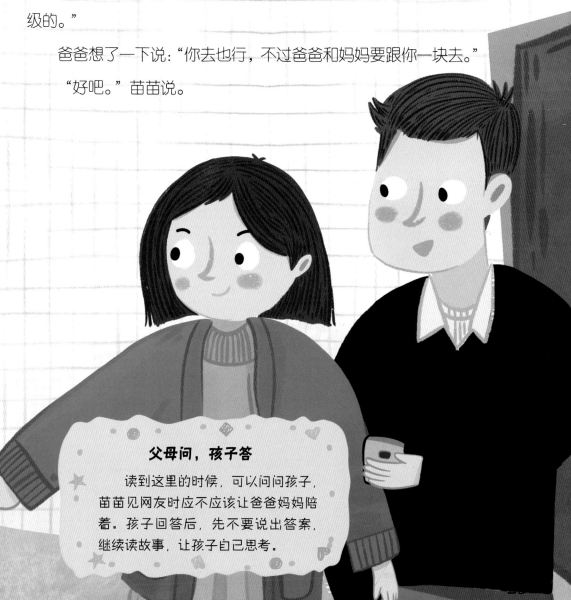

父母问，孩子答

读到这里的时候，可以问问孩子，苗苗见网友时应不应该让爸爸妈妈陪着。孩子回答后，先不要说出答案，继续读故事，让孩子自己思考。

下午，爸爸妈妈和苗苗来到了电影院，见到了苗苗的网友。

网友也是个小女孩，年纪看起来跟苗苗差不多。小女孩的身后，是她的家长，他们陪着她一块过来了。

苗苗的爸爸妈妈这下放心了许多。

和爸爸妈妈一起练习

- 告诉孩子，一个人单独去见网友可能有哪些危险。
- 跟孩子一起练习，父母装成网友跟孩子聊天，当问到一些身份信息时，让孩子不要轻易提供或拒绝提供。

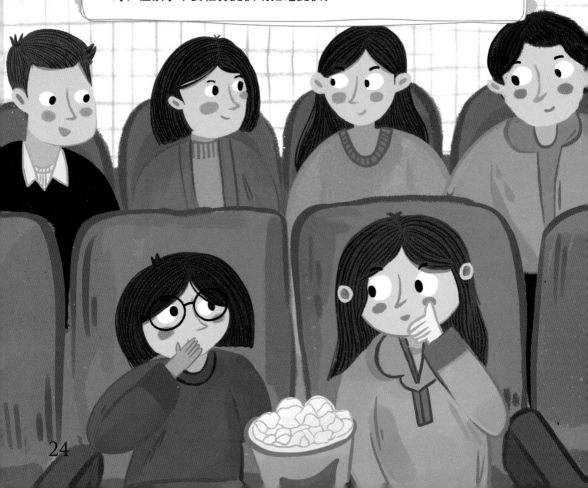

24

1. 不要单独和网友见面。如果要跟网友见面，必须在父母的同意和护送下，或与自己的长辈结伴而行。

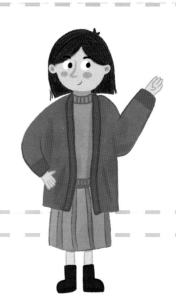

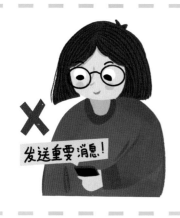

发送重要消息！

2. 不把轻易把自己的姓名、照片、电话、学校名称等身份信息提供给网友。

3. 要有自我保护意识，最好不要随便和网友见面，以免被坏人欺骗。

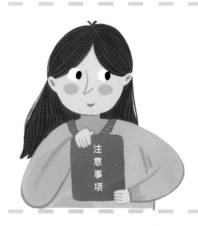

注意事项

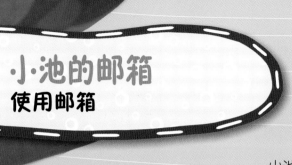

小池的邮箱
使用邮箱

小池放学后对妈妈说，这个周末的作文要发到老师的邮箱里。

第二天晚上，小池写完了作业，想把作业发给老师。

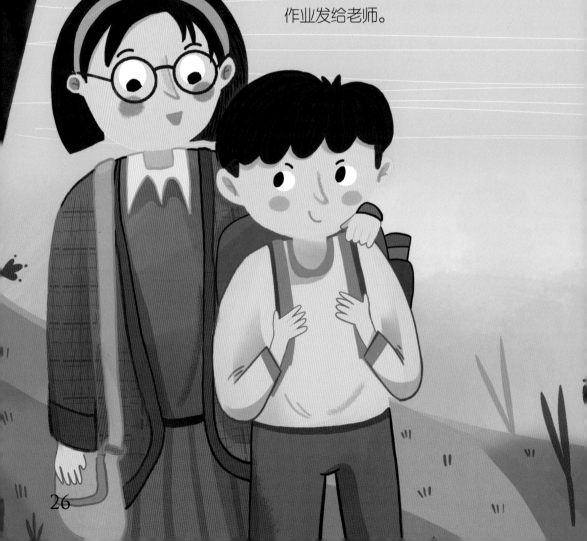

她打开电脑，登录邮箱，但是一直登录不上。

密码不对。小池试了好多遍，急得直冒汗。

很长时间不用邮箱，小池忘记密码了。

小池叫来妈妈，妈妈问她有没有把密码记在笔记本上，小池摇摇头，说没有。

"那现在再重新申请一个邮箱吧。这次可要记住密码。"

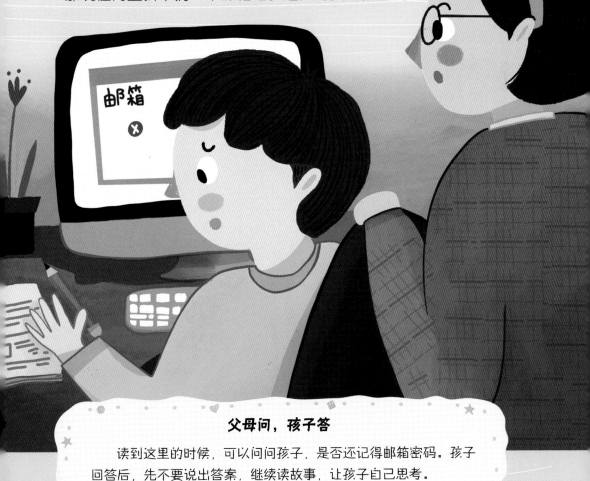

父母问，孩子答

　　读到这里的时候，可以问问孩子，是否还记得邮箱密码。孩子回答后，先不要说出答案，继续读故事，让孩子自己思考。

小池开始重新申请邮箱，先填了自己的用户名，然后设置密码。

妈妈问她："你打算用什么密码？"

"我的生日数字。"小池脱口而出。

"这太简单了，要复杂一点的数字，再加上字母，这样才安全。不然别人就可能猜出你的密码，登录你的邮箱了。"

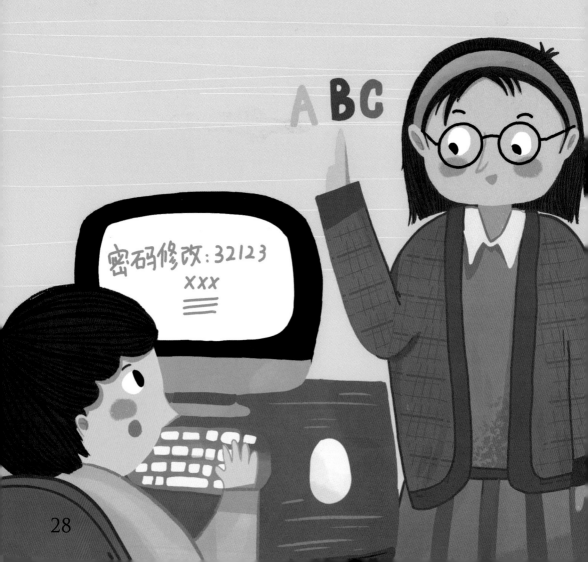

1. 为邮箱设置密码时，密码的组成不要过于简单，像 123456，要有一定的长度。

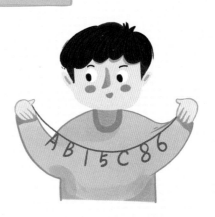

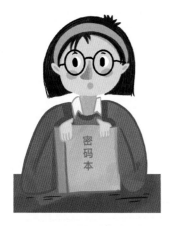

2. 设置好的密码不要随便告诉别人，小心保存记录下来的密码。

3. 对邮件保持警惕，不明邮件不要打开，避免打开不明邮件的附件或点击邮件中的链接。

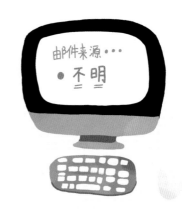

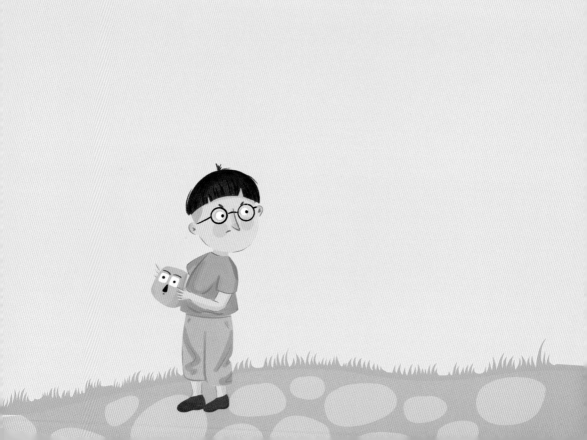

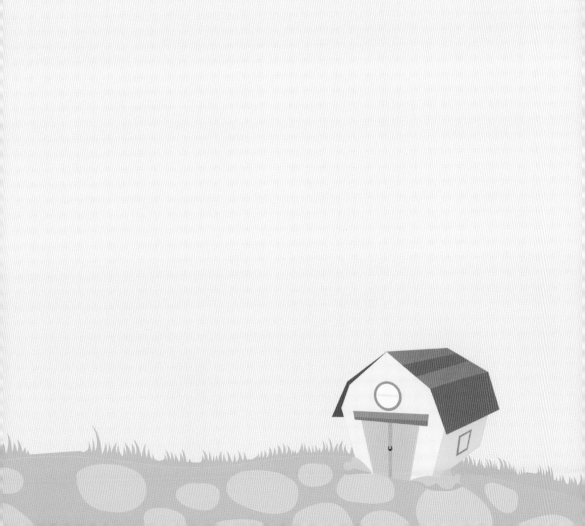

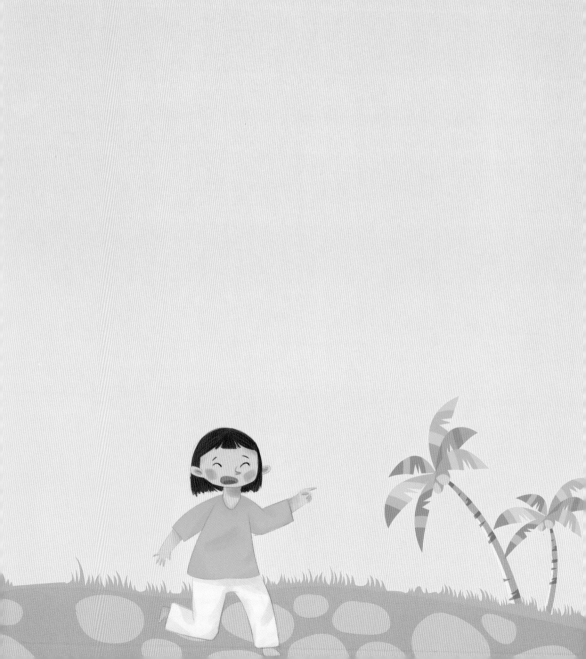

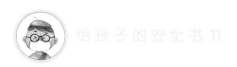
灾害来时要自救

季 悠 何宜妍 主编

荆 洲 著 江秀伟 绘

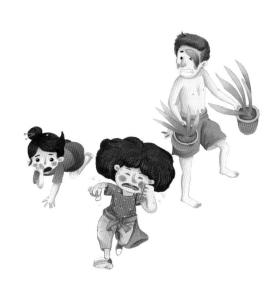

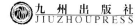
九州出版社
JIUZHOUPRESS

图书在版编目（CIP）数据

灾害来时要自救 / 荆洲著 ; 江秀伟绘 . -- 北京 ：
九州出版社， 2019.11
（给孩子的安全书 / 季悠， 何宜妍主编）
ISBN 978-7-5108-8483-2

Ⅰ . ①灾… Ⅱ . ①荆… ②江… Ⅲ . ①灾害－自救互
救－儿童读物 Ⅳ . ① X4-49

中国版本图书馆 CIP 数据核字 (2019) 第 273325 号

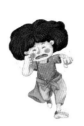

亲爱的家长朋友：

你们好！

从孩子们诞生的那一天开始，作为家长的我们就处于各种担忧之中了，而其中最多的是对于各种安全事故的忧虑。生活中，我们常常可以听到很多叮嘱、提醒甚至大声而焦急的呼喊。与其这样，不如让我们从生活中的每一个环节入手，系统地教育孩子吧。同时我们更应该充分重视孩子自我安全意识的培养，教会孩子机智应对各种可能发生的危险。教给孩子自我保护的良好方法，才是其一生安全的保障。

这套丛书，在叙述形式上新颖亲切。结合日常生活实际，从孩子喜爱的各种小故事开始，引导孩子思考，并学会保护自己的方法；其所包含的内容全面有序。家庭、社会、交通、游戏，等等，几乎涵盖了生活中可能遇到的各种情况，并进行了详细的分析，这不仅对孩子，对我们成人也是一次安全知识的学习与扩展；在教育理念上，体现了孩子的心理特点和先进的教育思想，在阅读过程中，我们常常会因书中人物的想法而会心一笑，仿佛那就是我们身边的孩子，让人爱不释手。以此进行亲子阅读，一定会既有趣又有益。

作为一名学前教育工作者，我真诚地希望家长、老师们能带着孩子们一起读读这套丛书，为孩子们创造一个更加安全的生活环境。因为让每个孩子都快乐、健康地成长，是我们共同的心愿！

北京市艺术教育研究会理事
北京空军育翔蓝天幼儿园园长 许丽萍

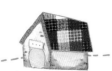

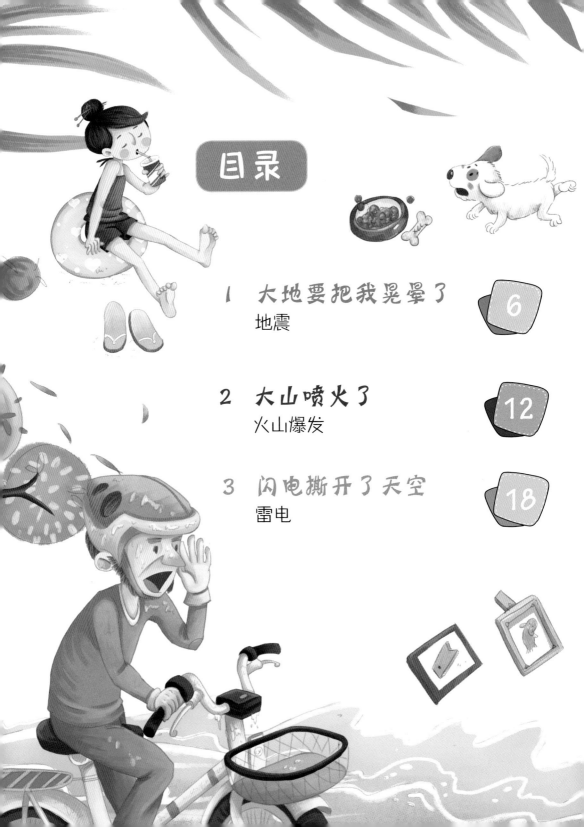

目录

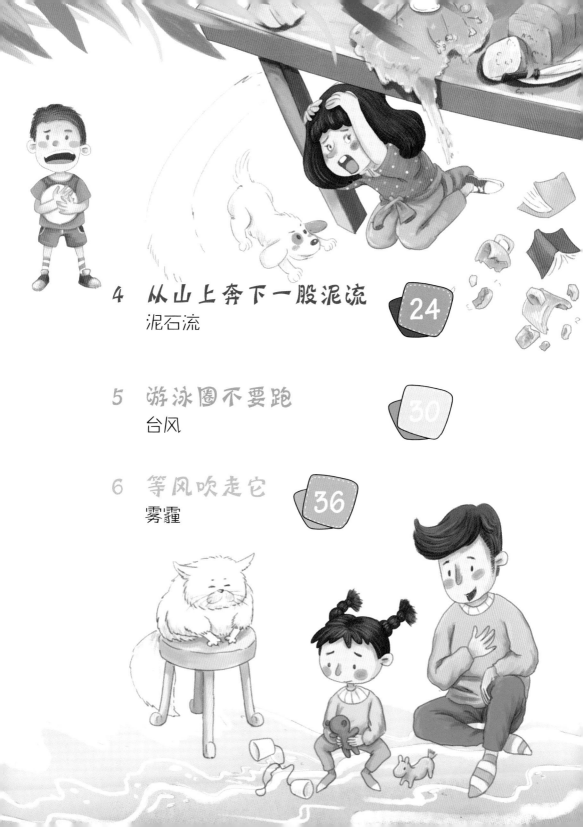

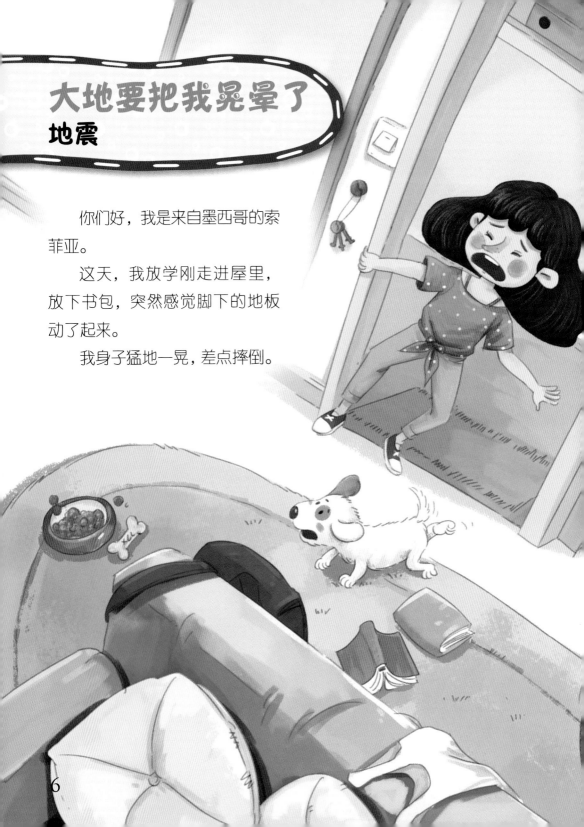

大地要把我晃晕了
地震

你们好，我是来自墨西哥的索菲亚。

这天，我放学刚走进屋里，放下书包，突然感觉脚下的地板动了起来。

我身子猛地一晃，差点摔倒。

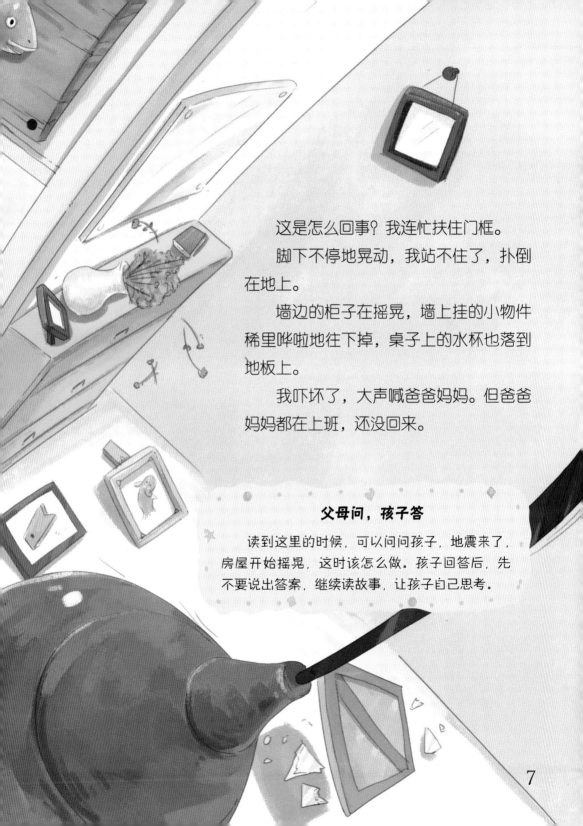

这是怎么回事？我连忙扶住门框。

脚下不停地晃动，我站不住了，扑倒在地上。

墙边的柜子在摇晃，墙上挂的小物件稀里哗啦地往下掉，桌子上的水杯也落到地板上。

我吓坏了，大声喊爸爸妈妈。但爸爸妈妈都在上班，还没回来。

父母问，孩子答

读到这里的时候，可以问问孩子，地震来了，房屋开始摇晃，这时该怎么做。孩子回答后，先不要说出答案，继续读故事，让孩子自己思考。

7

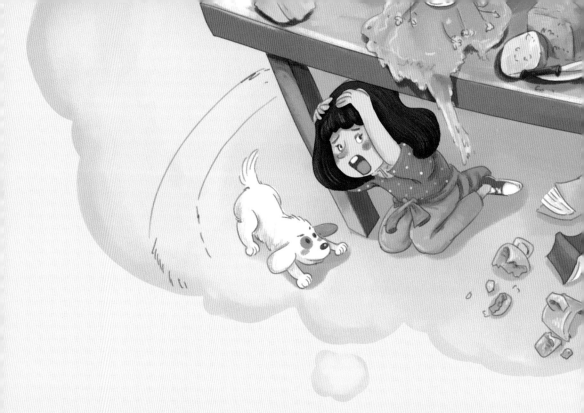

"地震了！地震了！"

外面有人大声地喊着。

我想起爸爸说过的话，地震时，躲到坚固的家具下，要是在平房或一楼，就冲到屋外。

顾不得想太多了，我要赶紧去外面。

我猛地拉开门，一溜烟跑了出去。

我来到马路上，路上已经聚集了不少人。脚下的大地也不再晃了。

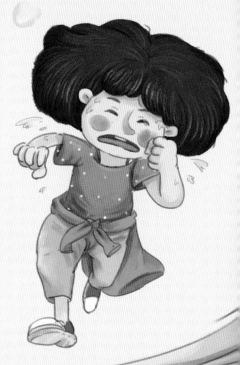

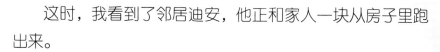

　　这时，我看到了邻居迪安，他正和家人一块从房子里跑出来。

　　我走过去找迪安，发现他的脚受伤了。

　　地震刚来时，迪安不小心摔倒了，脚碰到了地上。

　　他说一开始躲在了书桌底下，地震一停，他爸爸便拉上他跑了出来。

　　我和迪安正说着话，他家的房子突然"轰"的一声倒了，幸好及时跑出来了，不然，迪安就危险了。

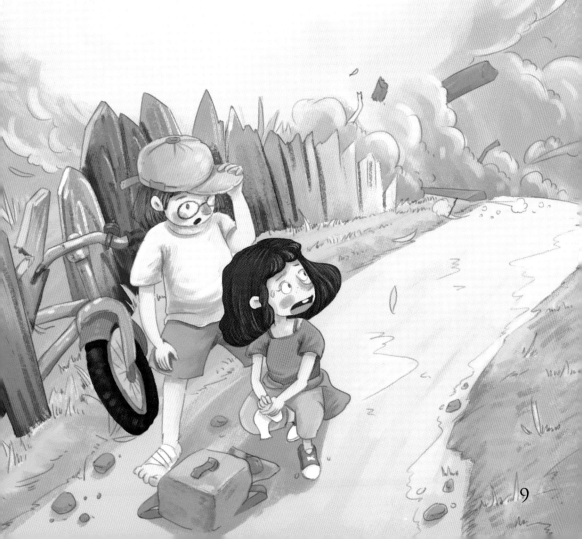

地震发生时要立即灭火

一旦发生地震，如在家里，应立即关闭煤气、炉火，因为地震中的火灾更容易酿成大祸。

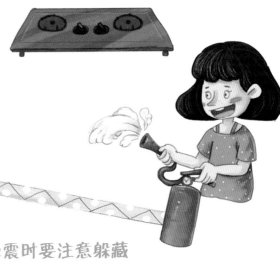

地震时要注意躲藏

地震发生时，如果在家中，应立即抱着头趴到坚固的家具下，可用被子、枕头包着头，但不能堵住鼻子，避免呼吸不顺畅。

地震停止后要立即跑到外面空旷的地方

地面停止晃动后，要立即跑到外面空旷的地方，逃离时要走楼梯，不可搭乘电梯，因为电梯一旦出现故障，人便会被困在里面。来到外面后要远离建筑物、大树等，并抱着头蹲下，不要到处乱跑，避免余震造成再次伤害。

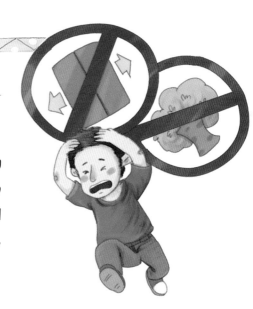

10

自然灾害知多少

为什么会发生地震？

地震是地球内部发生急剧的变动，产生地震波，从而在一定范围内引起地面振动的现象。地球上板块与板块之间相互挤压碰撞，造成板块边沿及板块内部产生错动和破裂，是引起地震的主要原因。中国位于欧亚大陆东南部，东临太平洋，是一个地震灾害严重的国家。

地震自救方法

❶地震时应就近躲避，因地制宜地根据不同的情况做出不同的对策。震后迅速撤离到安全地方，是应急避震较好的办法。

❷避震时应选择室内结实、能掩护身体的家具旁，易于形成三角空间的地方，空间小、有支撑的地方；室外要选择开阔、安全的地方。

❸身体应采取的姿势：蹲下或坐下，尽量蜷曲身体，降低身体重心。

❹抓住桌腿等牢固的物体。保护头颈、眼睛，掩住口鼻。

❺不要跳楼，不要靠近窗户，不要到阳台上去，不要乘电梯。

❻避开人流，不要乱挤乱拥，不要随便点明火，因为空气中可能有易燃易爆气体。

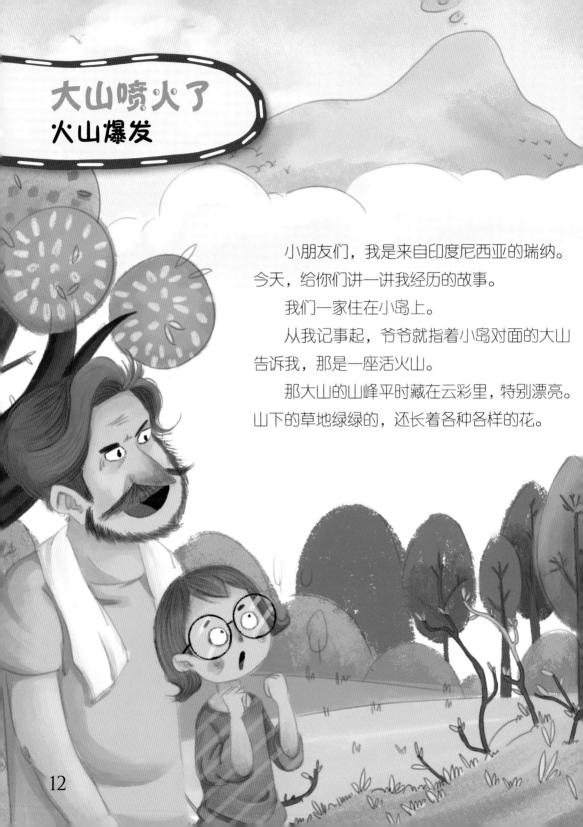

大山喷火了
火山爆发

　　小朋友们，我是来自印度尼西亚的瑞纳。今天，给你们讲一讲我经历的故事。

　　我们一家住在小岛上。

　　从我记事起，爷爷就指着小岛对面的大山告诉我，那是一座活火山。

　　那大山的山峰平时藏在云彩里，特别漂亮。山下的草地绿绿的，还长着各种各样的花。

在我眼里，那座火山是很安静的。

直到有一天，电视上的新闻说，最近火山活动剧烈，请大家密切注意……

这一天放学，校车载着大家走在回村庄的路上。

车上的老师接到一个电话之后，立刻跟司机说："快，我们马上掉头。不能回村里了，直接奔港口。火山开始活动了，我们必须现在就走。"

可是，爸爸妈妈呢？他们怎么办？爷爷怎么办？

父母问，孩子答

读到这里的时候，可以问问孩子，如果火山爆发，会发生什么样的事。孩子回答后，先不要说出答案，继续读故事，让孩子自己思考。

远远的，我看到那座山上面升起一大团"蘑菇云"，遮住了太阳，天一下子变得灰暗了，像暴风雨就要来了。

　　"蘑菇云"越来越大，整个山顶浓烟滚滚。

　　地面在震动，发出轰隆隆的声响。

　　不大一会儿，一股灰色的液体带着红色的火星，从山顶上流出来。

　　空气忽然变得很热，贴在脸上，感觉难受。

　　我们跟着老师来到港口，一艘大船停在那。

　　我见到了爸爸、妈妈和爷爷。在这里，我们是安全的。

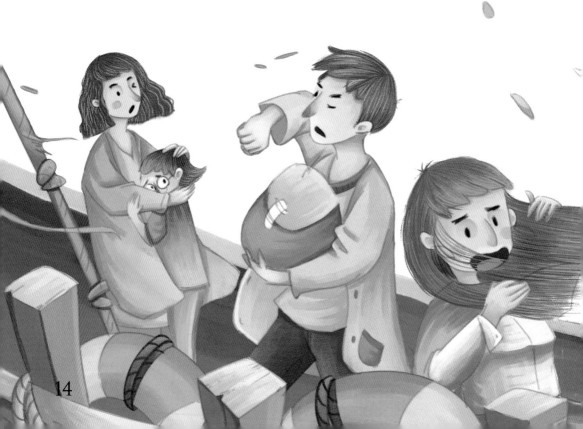

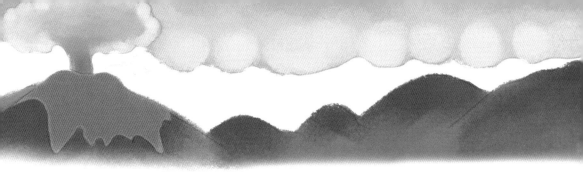

　　天空飘着灰蒙蒙的东西，爷爷说是"火山灰"，我们都
戴上了口罩和眼镜。

　　那些流动的红色液体，不停地向山下流去，一直流进大海。

　　我感觉就像到了世界末日，紧紧抓住妈妈的手。

　　几个小时之后，"隆隆"的响声停息下来。

　　地面还冒着热气，红色液体流过的地方，现在都是一片
灰色。

　　没想到，那座平常看起来很美的山喷起火来这样吓人。

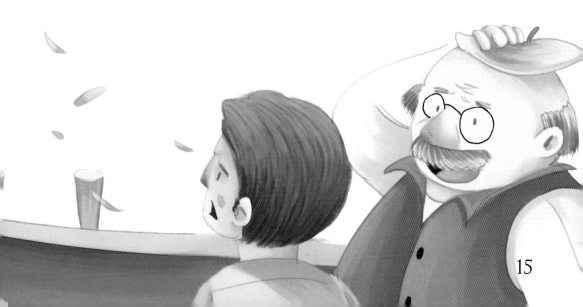

自我救护要点

留心火山爆发的前兆和预警

在火山爆发前，有关部门会通过电视、广播和网络等提前发布预报，告诉大家火山爆发的时间和应对的方法。要留意收听，按照指示展开相关行动。

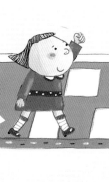

火山爆发之后
减少外出

火山爆发之后要留在室内，用湿毛巾和布将门窗的缝隙都堵住，减少火山灰入侵室内的数量。同时，尽量不要外出，一定要外出的话，要戴好口罩或防尘面罩，或用毛巾、手绢掩住口鼻。

撤离到安全的地方

一旦发现火山爆发的前兆或得到预警，应该跟随大人尽快离开，到安全的地方去。在撤离过程中要听从指挥，不要惊慌。

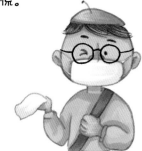

火山爆发前的征兆

❶ 火山或地面发出隆隆巨响。

❷ 火山口有气体冒出或比以前的气体冒出速度加快。

❸ 火山口及周围地区可以闻到刺激性气味，一般是硫磺或硫化氢的味道。

❹ 火山周围的水温会比平时高很多。

❺ 小动物（如猪、狗、猫等）会出现烦躁不安的状况。

火山喷发后如何逃生？

❶ 倘若身处火山区，察觉到火山喷发前的先兆，应立刻离开。

❷ 使用任何可用的交通工具。火山灰越积越厚，车轮陷住就无法行驶，这时就要放弃汽车，迅速向大路奔跑，离开灾区。

❸ 倘若熔岩流逼近，应立即爬上高地。

❹ 切记保护好头部，以免遭飞坠的石块击伤。最好戴上硬帽或头盔，任何帽子塞上报纸团戴在头上，也有保护作用。

❺ 利用随手拿到的东西，即时造出一副防毒面具，以湿手帕或湿围巾掩住口鼻，可以过滤尘埃和毒气。

❻ 戴上护目镜，例如潜水面罩、眼罩，以保护眼睛。

❼ 穿上厚重的衣服，保护身体。

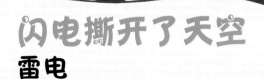

闪电撕开了天空
雷电

大家好，我是冬冬。

在我家楼房附近，有块草地。暑假的时候，我常在这里踢球玩。

有一天，我又来到这里。踢了一会球，我出了很多汗，就坐下来休息。

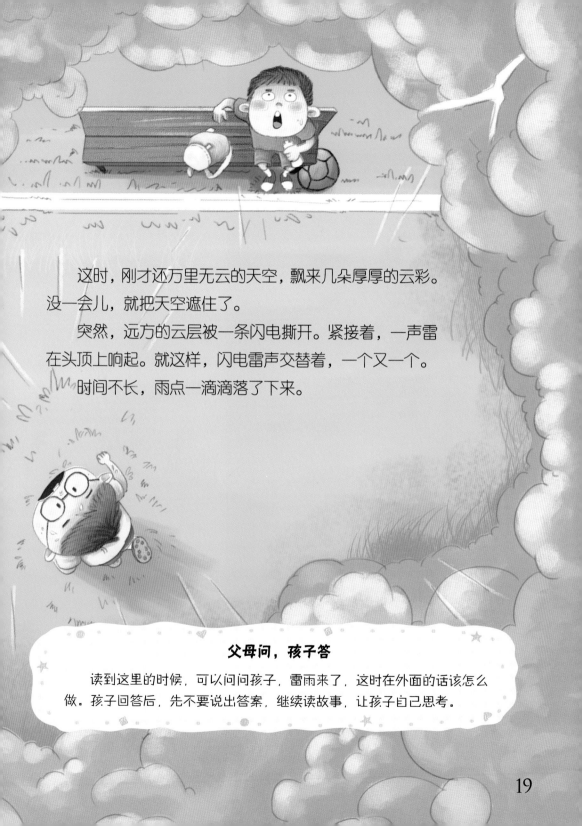

这时，刚才还万里无云的天空，飘来几朵厚厚的云彩。没一会儿，就把天空遮住了。

突然，远方的云层被一条闪电撕开。紧接着，一声雷在头顶上响起。就这样，闪电雷声交替着，一个又一个。时间不长，雨点一滴滴落了下来。

父母问，孩子答

读到这里的时候，可以问问孩子，雷雨来了，这时在外面的话该怎么做。孩子回答后，先不要说出答案，继续读故事，让孩子自己思考。

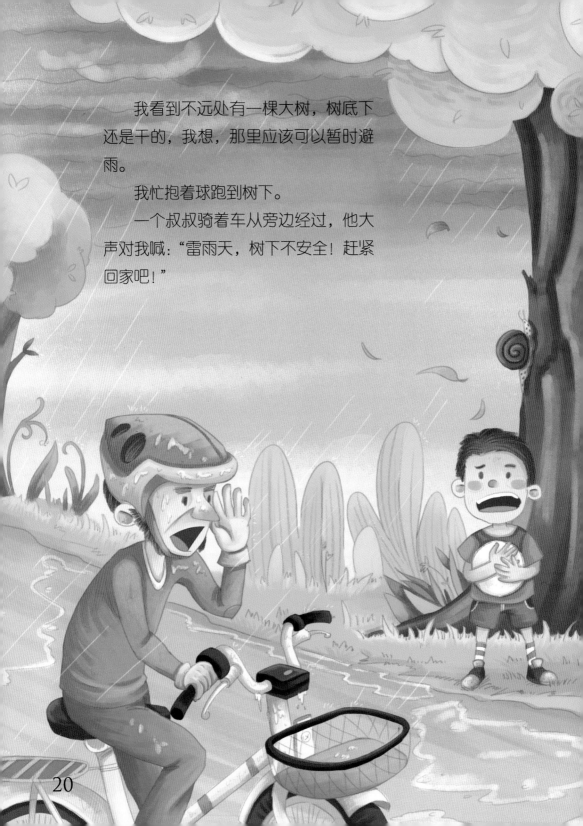

　　我看到不远处有一棵大树，树底下还是干的，我想，那里应该可以暂时避雨。

　　我忙抱着球跑到树下。

　　一个叔叔骑着车从旁边经过，他大声对我喊："雷雨天，树下不安全！赶紧回家吧！"

我听了，一路小跑着往家赶。

我走进我家的房子，屋里很热，并且有点黑。

我问爸爸："好黑呀。怎么没有开灯呢？"

爸爸说："雷电很大，我把灯关了。"

"天这么热，把窗户开开吧。"

"等雷电停了再开。打雷放电的时候要关闭门窗。"

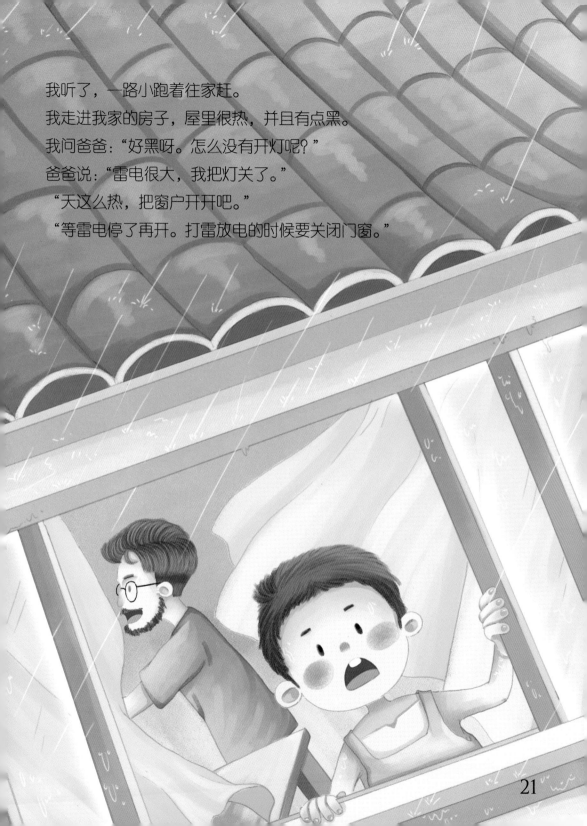

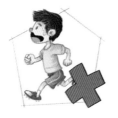
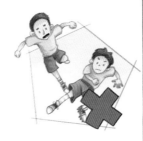

在雷雨天，关好门窗

打雷时，一定要关好门窗，防止雷电直击室内或球形闪电飘进室内。

雷雨天气时，尽量少出门

雷雨天气时，不要到室外参加体育活动，如赛跑、踢球等。

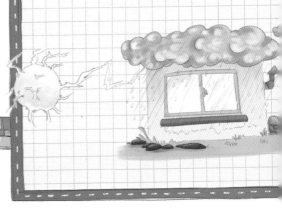

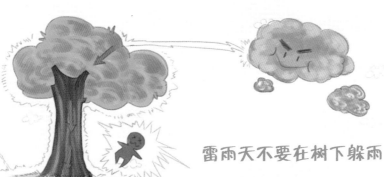

雷雨天不要在树下躲雨

当人体与大树接触，强大的雷电流流经树干时产生很高的电压会把人击倒。就算人没有与大树接触，但雷电流流经大树干时产生很高的电压足以通过空气对人体进行放电而造成伤害。

22

雷电是怎样产生的?

雷电是大气层中出现的伴有闪电和雷鸣的自然现象。由于云层相互摩擦、碰撞而使不同的云层带不同的电,当电压达到一定程度,临近的两片云层就会发生放电现象,产生电花和巨大的响声。

雷电一般产生于对流发展旺盛的积雨云中,因此常伴有强烈的阵风和暴雨,有时还伴有冰雹和龙卷风。

雷雨天的注意事项

❶在雷雨天,人应尽量留在室内,不要外出,关闭门窗,不要靠近窗户,不要使用水龙头,尽可能远离电灯、电话、室外天线的引线等。在没有避雷装置的建筑物内,应避免接触烟囱、自来水管、暖气管道等。

❷不要使用家用电器(如电风扇、电视机、录音机、电吹风、电熨斗等),特别是不要使用太阳能热水器,应该拔掉所有电器的电源插头和电视机的有线插头。

❸雷雨天气时,不要拨打和接听电话;在空旷的地方,不要使用手机,并将手机电源关闭。如遇到雷电,不要惊慌,不要奔跑,最好双脚并拢,双手抱膝就地蹲下,越低越好。

从山上奔下一股泥流
泥石流

小伙伴们，你们好！

我的名字叫二宝，我家住在山脚下的西山村。这里的风景美极了。

春天的时候，山上草色青青，开满鲜花，村边的小河水流不断，清澈见底。

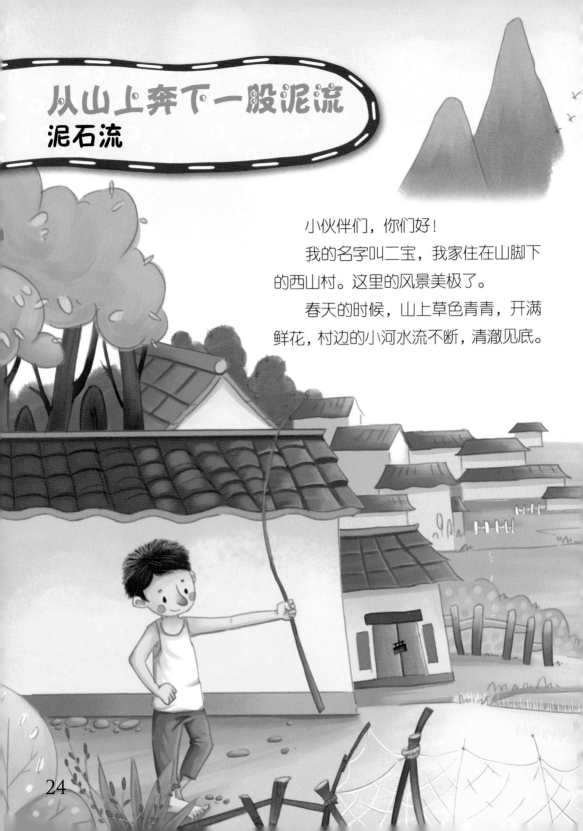

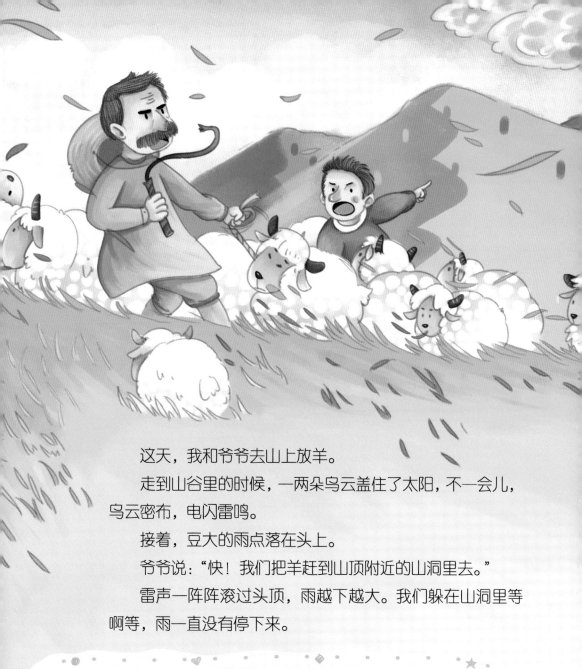

这天，我和爷爷去山上放羊。

走到山谷里的时候，一两朵乌云盖住了太阳，不一会儿，乌云密布，电闪雷鸣。

接着，豆大的雨点落在头上。

爷爷说："快！我们把羊赶到山顶附近的山洞里去。"

雷声一阵阵滚过头顶，雨越下越大。我们躲在山洞里等啊等，雨一直没有停下来。

父母问，孩子答

读到这里的时候，可以问问孩子，下雨的时候在山上可能会遇到怎样的危险。孩子回答后，先不要说出答案，继续读故事，让孩子自己思考。

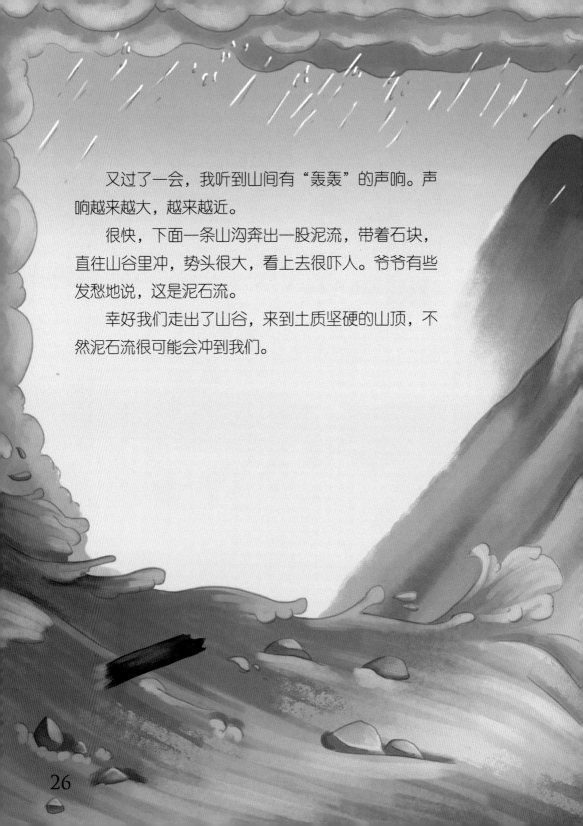

又过了一会，我听到山间有"轰轰"的声响。声响越来越大，越来越近。

很快，下面一条山沟奔出一股泥流，带着石块，直往山谷里冲，势头很大，看上去很吓人。爷爷有些发愁地说，这是泥石流。

幸好我们走出了山谷，来到土质坚硬的山顶，不然泥石流很可能会冲到我们。

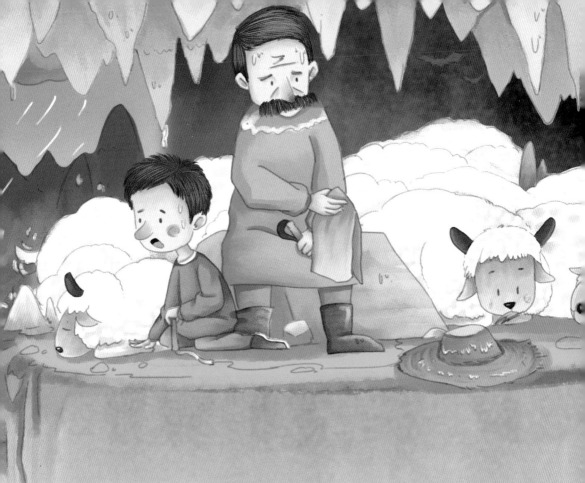

　　远远地，我能看到山下的村庄，却无法下山。

　　面前的路已经变得松软，有些地方还可能会突然垮塌，变成泥石流的一部分。

　　小河里的水没以前清澈了，有的路也被泥土、石块、杂草和树枝覆盖了。雨停之后，我们从山后的另一条路下了山。

　　这次意外真是很惊险，好在那个山洞在山顶旁，是个有利地形，成了我和爷爷的避风港。

泥石流到来之前

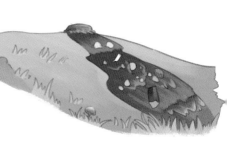

泥石流到来之前，河流会突然断流或水势突然加大，并夹杂着较多杂草、树枝；深谷或沟内会传来类似火车轰鸣或闷雷般的声音。

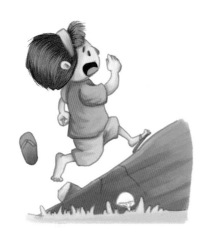

泥石流发生时

碰上泥石流，不能沿沟向下或向上跑，而应向两侧山坡上跑，离开沟道、河谷地带。但注意不要在土质松软、山体不稳定的斜坡停留，应选择在基底稳固又较为平缓开阔的地方躲避。

泥石流过后

暴雨停止后，不要急于返回沟内或山下住地，应等待一段时间；不要在泥石流危险期未过就回发生泥石流的地区，以免再次发生危险。

28

什么是泥石流?

泥石流是指在降水、溃坝或冰雪融化形成的地面流水作用下,在沟谷或山坡上产生的一种挟带大量泥砂、石块等固体物质的特殊洪流。

泥石流运动速度较快,当它途经路桥、城镇、村庄时,常常由于人们猝不及防而造成巨大的生命、财产损失。

泥石流逃生知识

❶ 在山谷中一旦遭遇大雨,要迅速转移到安全的高地,不要在谷底过多停留。

❷ 在山区时注意观察周围环境,如听到异常的响声,看到有石头、泥块频频飞落,向某一方向冲来,表示附近可能有泥石流袭来。

❸ 逃生时要向泥石流卷来的两侧(横向)跑,例如泥石流由北向南或由南向北,要向东西两个方向跑, 绝对不能往泥石流的下游跑。

❹ 泥石流的面积一般不会很大,可根据现场地形向未发生泥石流的高处逃避。

❺ 在山区扎营,要选择平整的高地作为营地,尽可能避开有滚石或大量堆积物的山坡下面,也不要选在谷底排洪的通道,以及河道弯曲、汇合处等。

❻ 遭遇泥石流不要惊慌,赶紧到坚硬的大岩石下蹲着,因为大岩石会挡住从山上滚下的碎石,不至于被砸伤。或者躲避在树林密集的地方,因为碎石滚落遇树就会减速,这样伤害会减小,来不及奔跑时要就地抱住树木。

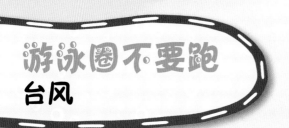

游泳圈不要跑
台风

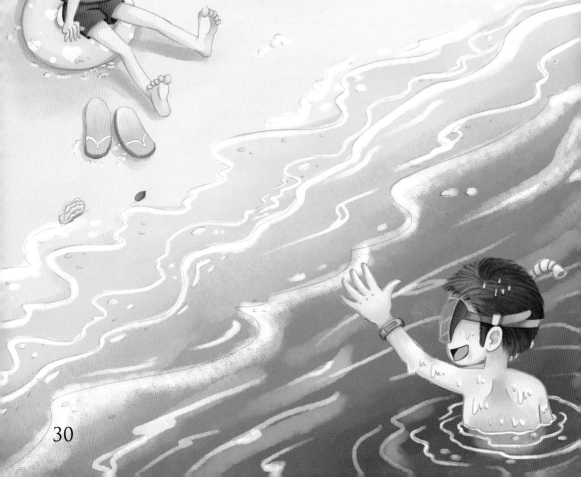

Hi，我是来自南方的阿美，我家住在大海边。

我家院子的铁栅栏外面，长满了高大的树木。

夏天的时候，爸爸常带我去海里游泳，回来时，游泳圈就放在院子里。

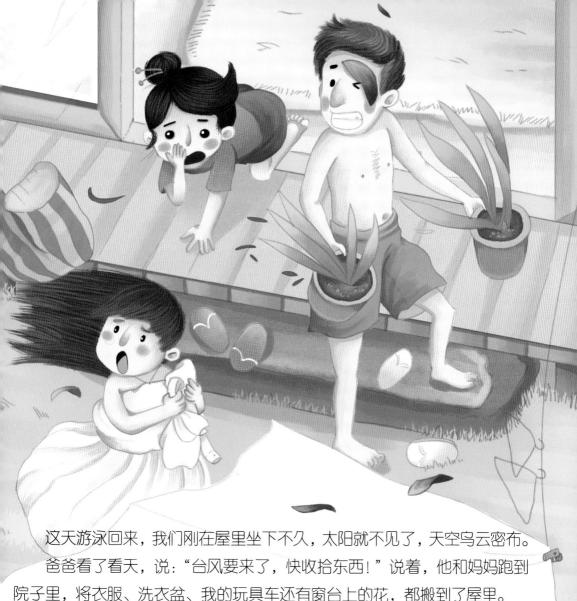

这天游泳回来，我们刚在屋里坐下不久，太阳就不见了，天空乌云密布。

爸爸看了看天，说："台风要来了，快收拾东西！"说着，他和妈妈跑到院子里，将衣服、洗衣盆、我的玩具车还有窗台上的花，都搬到了屋里。

又赶紧关上所有的窗户，还找出蜡烛来，说是万一停电时用。

父母问，孩子答

读到这里的时候，可以问问孩子，为什么台风来之前要把院里的东西都搬进屋里。孩子回答后，先不要说出答案，继续读故事，让孩子自己思考。

31

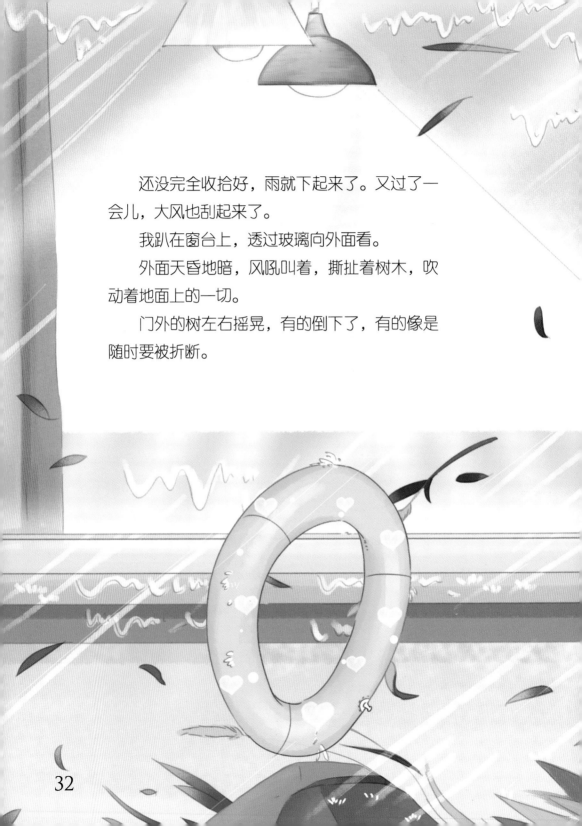

　　还没完全收拾好，雨就下起来了。又过了一会儿，大风也刮起来了。

　　我趴在窗台上，透过玻璃向外面看。

　　外面天昏地暗，风吼叫着，撕扯着树木，吹动着地面上的一切。

　　门外的树左右摇晃，有的倒下了，有的像是随时要被折断。

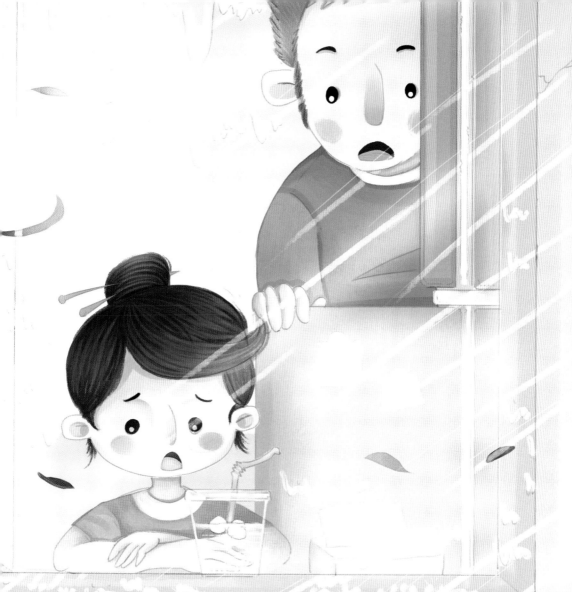

　　突然，我看到我那新的蓝色的游泳圈，被风吹起来，挂到了一旁的铁栅栏上。

　　这是我爸爸刚给我买的，我担心它再被吹起来，刮到外面去，就想跑出去把它拿进来。

　　爸爸拉住我说，这样的台风天太危险，不让我出去。我只好眼睁睁地看着游泳圈，希望风赶紧停下来，不要把它吹走。

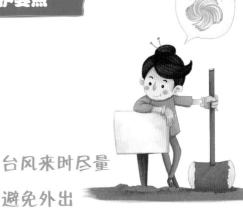

注意媒体预报，了解台风的最新情况

注意收听、收看媒体报道或通过气象咨询电话、气象网站等，及时了解台风的最新情况。不要到台风经过的地区旅游或到海滩游泳、戏水和玩耍。

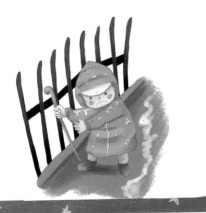

台风来时尽量避免外出

刮台风的时候外出，很容易被坠落的东西砸伤。倘若不得不外出时，要穿好雨衣，戴好雨帽，系紧帽带，或者戴上头盔。行走时，要尽可能抓住墙角、栅栏、柱子或其他稳固的固定物行走，要特别注意落下物或飞来物，以免砸伤。

关紧门窗，搬移窗台或阳台上的花盆以防坠落等

强风会吹落高空物品，易造成砸伤、砸死行人等事故，所以一定要将窗台或阳台上的花盆、玩具等物品搬到室内。为了防止台风来得太猛，将玻璃窗刮碎，应该用胶带或报纸在每扇玻璃窗上贴出"×"形。

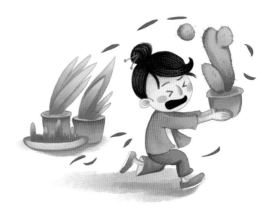

台风是怎么形成的?

台风实际上是一种热带气旋,发源于热带海面。那里温度高,大量海水被蒸发到空中,形成一个低气压中心。随着气压的变化和地球自身的运动,流入的空气旋转起来,形成一个逆时针旋转的空气旋涡,这就是热带气旋。只要气温不下降,这个热带气旋就会越来越强大,最后形成台风。

台风的名字是如何命名的?

为了区分台风,有必要给它们单独取个名字。最早是根据台风的位置(主要是台风中心所处的经纬度)来区分的,但这种办法相当麻烦,往往难如人意。

1941 年,美国出版了《风暴》一书,书中的主角是一个袭击美国的风暴,在小说里取名叫"玛丽亚"。由于小说畅销,用女孩名给风暴命名的做法流行起来。后来因为受到女权主义者的反对,从 1979 年开始,男人名和女人名交替使用。

后来,世界气象组织台风委员会决定,西北太平洋和南海的热带气旋采用具有亚洲风格的名字命名,由台风委员会成员国和地区各自挑选 10 个名字进入名单,制成一个命名表,然后按照排序循环使用。由中国大陆提出的 10 个是:龙王(后被"海葵"替代)、悟空、玉兔、海燕、风神、海神、杜鹃、电母、海马和海棠。

等风吹走它
雾霾

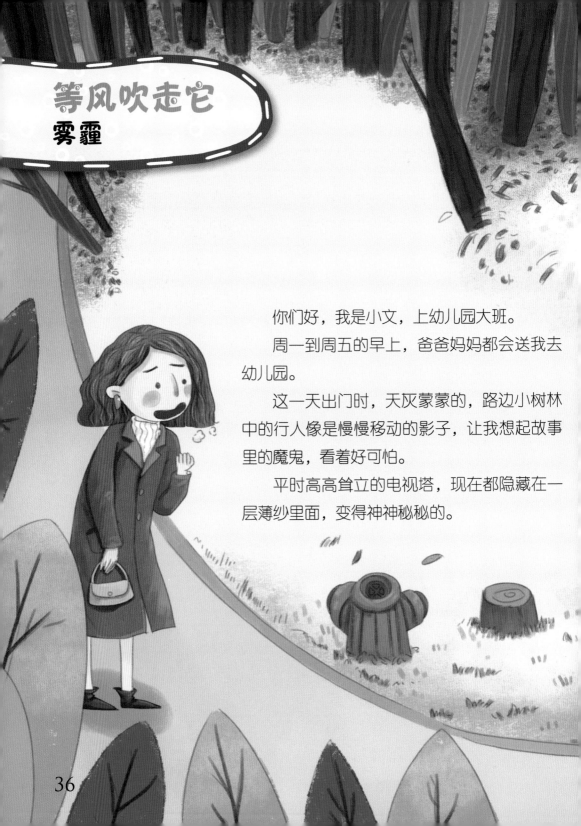

你们好，我是小文，上幼儿园大班。

周一到周五的早上，爸爸妈妈都会送我去幼儿园。

这一天出门时，天灰蒙蒙的，路边小树林中的行人像是慢慢移动的影子，让我想起故事里的魔鬼，看着好可怕。

平时高高耸立的电视塔，现在都隐藏在一层薄纱里面，变得神神秘秘的。

这时，爸爸的手机响了。原来是学校的老师来了通知，今天雾霾红色预警，幼儿园放假了。

听到这个消息，我有些失望，本来今天我想跟幼儿园的小伙伴一块上课、玩耍的。

爸爸说，雾霾是一种有害的东西，看不清楚又摸不着，吸入之后会伤害身体，我们一定要做好防护。

父母问，孩子答

读到这里的时候，可以问问孩子，碰到雾霾天该怎么做。孩子回答后，先不要说出答案，继续读故事，让孩子自己思考。

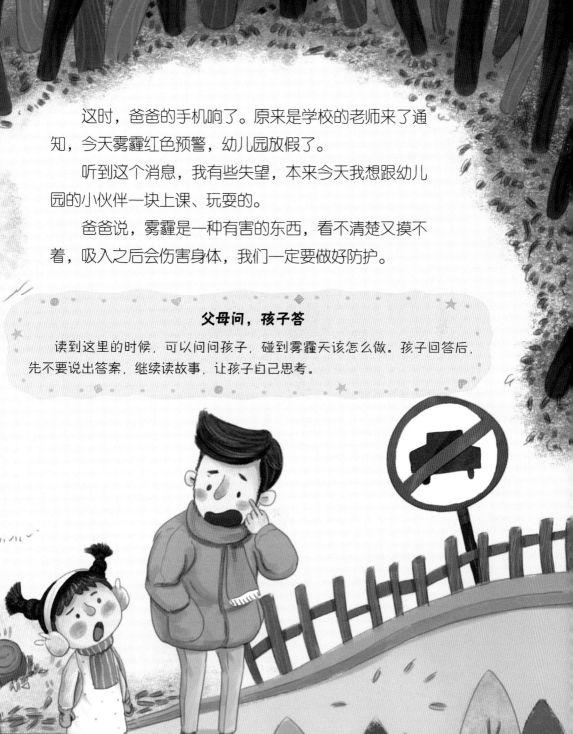

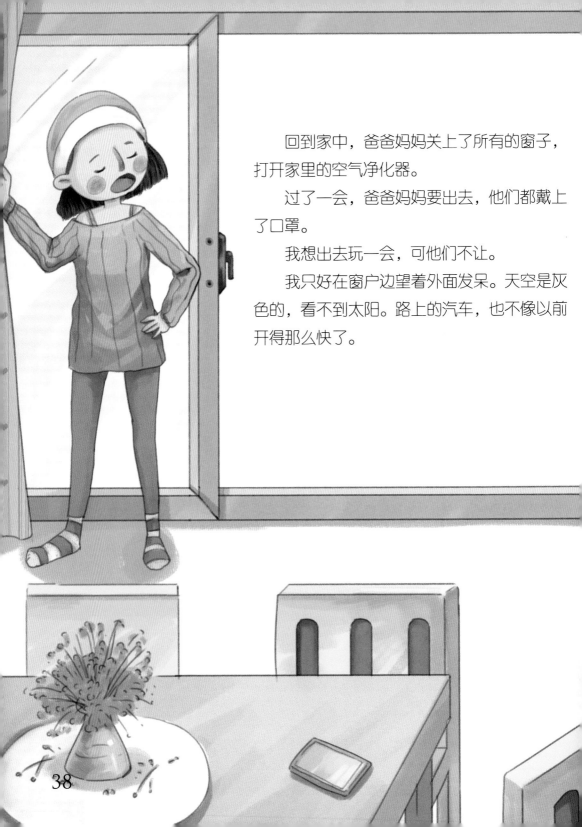

回到家中，爸爸妈妈关上了所有的窗子，打开家里的空气净化器。

过了一会，爸爸妈妈要出去，他们都戴上了口罩。

我想出去玩一会，可他们不让。

我只好在窗户边望着外面发呆。天空是灰色的，看不到太阳。路上的汽车，也不像以前开得那么快了。

这样的天气又持续了两天。

　　这天晚上的天气预报说，有一阵大风会从北方刮来，到时蓝天白云又能和我们见面了。

　　现在的我特别盼望刮风，因为北风可以刮跑空气里的雾霾。我在心里小声说："老天爷，你一定要给我们一些风。"

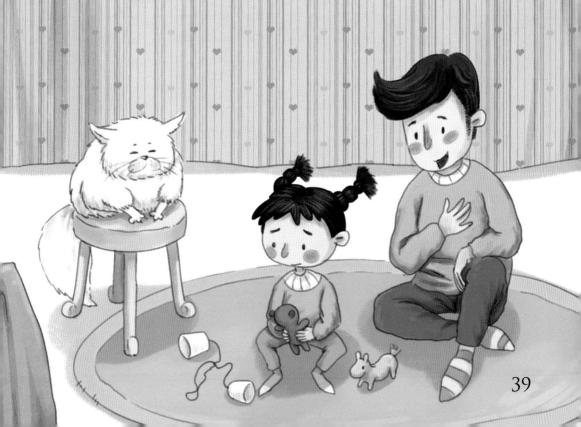

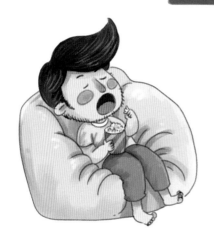

少出门

减少出门是自我保护最有效的办法。另外，在雾霾天气，尽量不要开窗。确实需要开窗透气的话，应尽量避开早晚雾霾高峰时段，可以将窗户打开一条缝通风。

外出戴口罩

如果外出，要戴上口罩，这样可以有效防止粉尘颗粒进入体内。最好不要开私家车，多乘坐公共交通工具，为减少PM2.5做贡献。

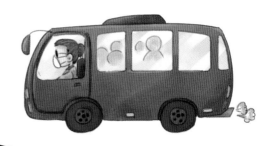

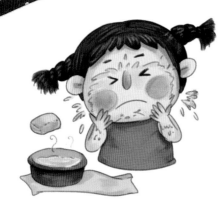

做好个人卫生

出门后进入室内要及时洗脸、漱口、清理鼻腔，去掉身上所附带的污染残留物，以减少PM2.5对人体的危害。洗脸时最好用温水，利于洗掉脸上的灰尘颗粒。

为什么会有雾霾?

雾霾是特定气候条件与人类活动相互作用的结果。高密度人口的社会活动必然会排放大量细颗粒物（PM 2.5），一旦排放超过大气循环的能力和承载度，细颗粒物浓度将持续积聚。此时，如果受静稳天气等影响，极易出现大范围的雾霾。

雾霾天的注意事项

室内篇

很多人喜欢把家里的窗户打开，通风换气，但如果是雾霾非常严重的天气，则最好不要开窗，不然脏空气就会进入室内，很容易就跑到人的身体里。为保持室内空气清新，我们要使用高效能的空气净化器。

外出篇

❶ 限制外出：雾霾天气时，大家要尽量避免户外活动。户外运动需氧量比较大，大口呼吸时有害颗粒物进入身体的量会增多。

❷ 佩戴口罩：如果外出，为避免空气中的有害颗粒从鼻、口侵入肺部，建议佩戴口罩。

饮食篇

雾霾天气，推荐清淡、易消化且富含维生素的食物，多饮水，多吃新鲜的蔬菜和水果，少吃刺激性食物。科学的饮食还可以增强免疫力。

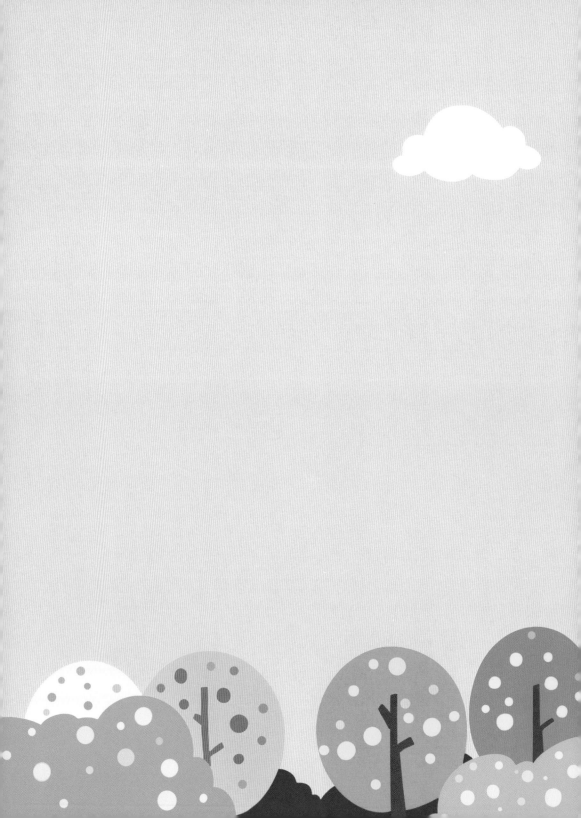

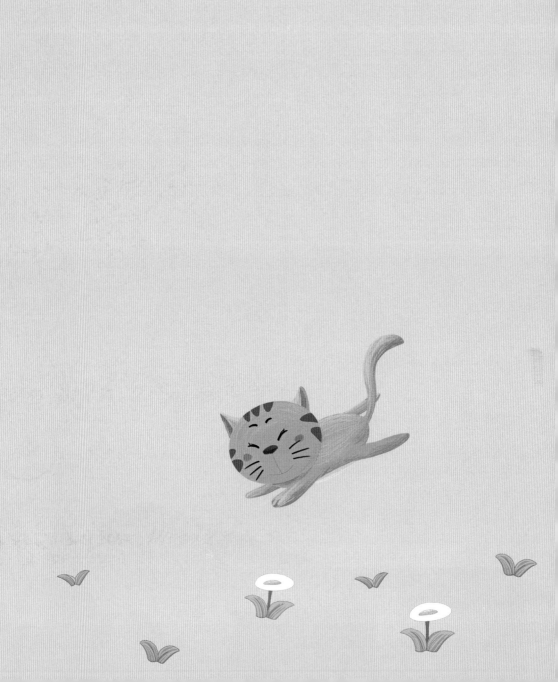

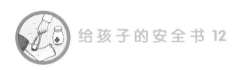
公共场所多注意

季 悠 何宜妍 主编

季 悠 著 何宜妍 绘

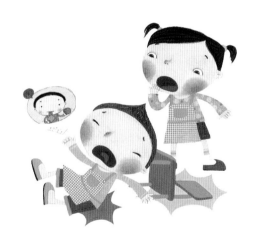

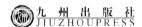
九 州 出 版 社
JIUZHOUPRESS

图书在版编目（CIP）数据

公共场所多注意 / 季悠著；何宜妍绘 . -- 北京 ：
九州出版社，2019.11
（给孩子的安全书 / 季悠，何宜妍主编）
ISBN 978-7-5108-8483-2

Ⅰ . ①公… Ⅱ . ①季… ②何… Ⅲ . ①公共场所－安
全教育－儿童读物 Ⅳ . ① D035.29-49

中国版本图书馆 CIP 数据核字 (2019) 第 273293 号

亲爱的家长朋友：

　　你们好！

　　从孩子们诞生的那一天开始，作为家长的我们就处于各种担忧之中了，而其中最多的是对于各种安全事故的忧虑。生活中，我们常常可以听到很多叮嘱、提醒甚至大声而焦急的呼喊。与其这样，不如让我们从生活中的每一个环节入手，系统地教育孩子吧。同时我们更应该充分重视孩子自我安全意识的培养，教会孩子机智应对各种可能发生的危险。教给孩子自我保护的良好方法，才是其一生安全的保障。

　　这套丛书，在叙述形式上新颖亲切。结合日常生活实际，从孩子喜爱的各种小故事开始，引导孩子思考，并学会保护自己的方法；其所包含的内容全面有序。家庭、社会、交通、游戏，等等，几乎涵盖了生活中可能遇到的各种情况，并进行了详细的分析，这不仅对孩子，对我们成人也是一次安全知识的学习与扩展；在教育理念上，体现了孩子的心理特点和先进的教育思想，在阅读过程中，我们常常会因书中人物的想法而会心一笑，仿佛那就是我们身边的孩子，让人爱不释手。以此进行亲子阅读，一定会既有趣又有益。

　　作为一名学前教育工作者，我真诚地希望家长、老师们能带着孩子们一起读读这套丛书，为孩子们创造一个更加安全的生活环境。因为让每个孩子都快乐、健康地成长，是我们共同的心愿！

北京市艺术教育研究会理事　　许丽萍
北京空军育翔蓝天幼儿园园长

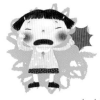

勇敢面对生活中隐藏的安全事故

有什么办法可以让我的孩子不受伤害，安全成长呢？

这是所有父母的愿望。

可是，我们生活的这个世界，是一个隐藏着很多危险的世界，危险随时随处都有可能发生。

在电梯里、儿童乐园里、生日宴会上、超市里……我们的孩子随时都有可能遇到危险，我们却不能时时刻刻都守在孩子身旁。就算孩子片刻不离地待在身边，也难免会因为疏忽而发生意外。就算不疏忽，遇到地震、洪水这样的天灾的时候，照看孩子也会有一定难度。

这本书算是一本指南，教孩子们遇到危险时怎样自保。父母在与孩子一起阅读的时候，也会有所收获。

有些时候，事故的发生是有先兆的，事故的始作俑者也需要做一些准备。如果孩子有一定的相关知识，便可以在事故发生前预测并保护自己。这样的知识，并不是只记在头脑里，而是会成为一种身体的习惯性自然反应。无论何时何地发生状况，都会立即作出正确的反应。

本书还设计了"和爸爸妈妈一起练习"环节，通过父母与孩子模拟事故状况，帮助孩子体验童话般的情景，并学会应对的方法。

希望我们共同创建一个美好的世界，给每一个孩子健康快乐的童年。

童书编辑　裘京吉

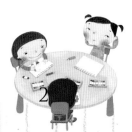
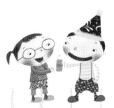
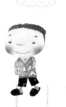
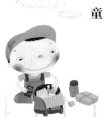

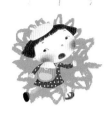

安全的世界，孩子可以自己掌控

一年有 365 天，每天有 24 个小时，父母不可能时时刻刻都跟在孩子身边照顾，所以总是惦记孩子："会不会发生什么事情，遇到什么危险？"

现在的孩子和以前的孩子不同，他们与社会接触更多，并且经常外出。外出的时候，难免会发生各种各样的状况。电梯里和扶梯上经常发生事故；夏天的水边经常发生事故；甚至在幼儿园和小朋友玩耍的时候也可能发生事故。孩子的生活里，几乎到处都隐藏着险情。

在这本书中，我们通过模拟重现孩子生活中可能发生的各种安全事故，教会孩子如何去应对这些危险。以童话故事的方式讲述更加生动有趣，也更能吸引孩子。

父母无法时刻陪在孩子身边，所以孩子要学会自己保护自己。这要求孩子不仅要掌握自我保护的知识，还要能够学以致用。"和爸爸妈妈一起练习"这一环节，帮助父母通过与孩子做游戏的方式，对孩子进行模拟教育。

希望家长和孩子读过这本书后，可以让孩子远离事故，让每一天都充满幸福的笑声。

儿童安全教育机构代表　许亿

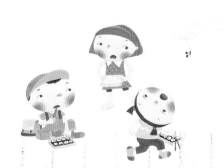

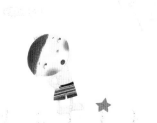

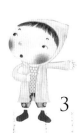

3

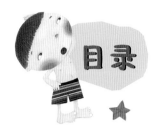

目录

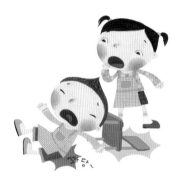
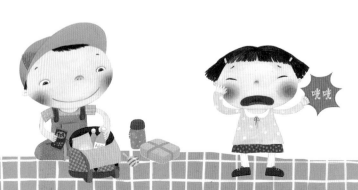

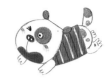

 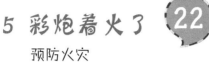
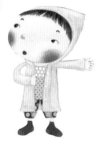

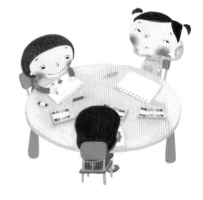

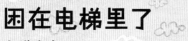

"外面有人吗？妈妈，爸爸！"

晶晶用力敲打着电梯门，可是电梯门依然紧闭，就是不开。

不一会儿，"啪"的一声。

灯灭了，电梯里变得黑漆漆的。

这时，脚下突然传来"咣咣咣咣"的声音，电梯开始往下降落了。

"不要！救命啊！"

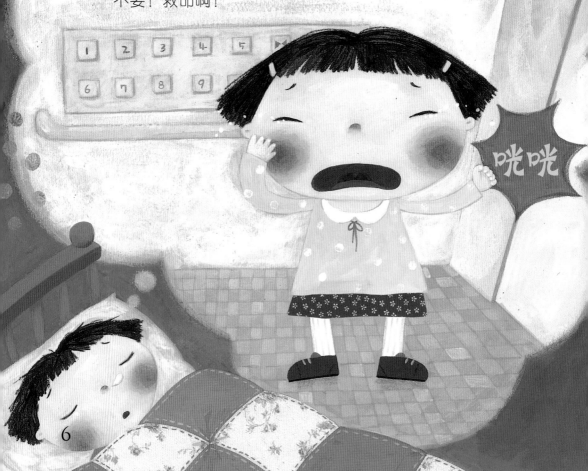

6

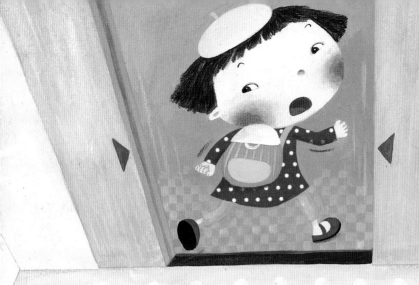

"晶晶，起床啦，再不起来就迟到啦！"

晶晶从噩梦中惊醒，深呼了口气，爬起来开始准备去幼儿园的东西。

吃完饭，晶晶背着小书包，抢在妈妈前面跑进了电梯。

电梯的门缓缓关闭，可是妈妈还没有进来呢。

电梯门关上后，就开始缓缓下降了。

父母问，孩子答

读到这里的时候，可以问问孩子，大人不在的时候，可不可以自己进电梯。如果进去了，想让正在关闭的电梯门重新打开，应该怎么做？

晶晶突然害怕起来。这个场景跟昨天噩梦里的场景好像呀。

"哇——"晶晶张嘴大哭起来。

突然，电梯"咣"的一声停住了。

晶晶慌乱中按了好多楼层的按钮，可是都不管用。

突然，晶晶看到最下面有一个颜色很特别的按钮。

晶晶用力按下了那个按钮。

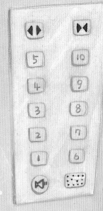

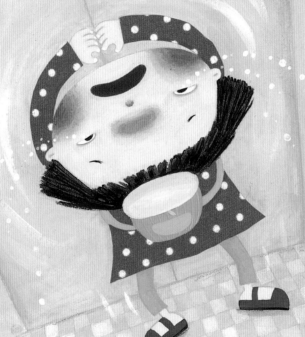

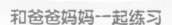

和爸爸妈妈一起练习

- 爸爸妈妈和孩子一起去看看电梯里的开、关按钮分别在什么地方，并动手按一下试试。

- 不同电梯里的紧急按钮位置可能不一样，可以先让孩子熟记几个常用电梯的紧急按钮的位置，并让孩子分别熟记在哪座楼应该坐哪部电梯到几层。

  例如：我们现在是在 323 号楼，应该坐电梯到 4 层停。

不要站在离电梯门太近的地方

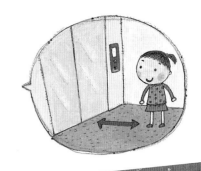

乘坐电梯时，不要站在离电梯门太近的地方，也不要用手触摸电梯门。如果站得离门太近，门开时有可能被后面的人推倒；如果用手触摸电梯门，开门的时候手指容易被夹到。所以在电梯里要尽量离门远一些。

乘坐扶梯时不要踩两边的黄线

乘坐扶梯时，踩到两边的黄线容易夹到脚。身体不要紧贴着扶手，否则衣服容易被夹到电梯里面。特别是夏天，如果被夹到很可能会受伤。所以乘坐扶梯时一定不要踩到黄色安全线，并扶好扶手。

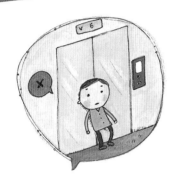

不要倚靠电梯门

电梯门不是特别牢固，不要倚靠电梯门，否则容易导致坠梯，发生危险。

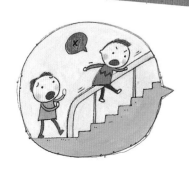

不要在楼梯扶手上滑"滑梯"

在楼梯扶手上滑"滑梯"容易发生危险，有可能摔下去或者撞到下面的人。

9

和姐姐抢秋千
游乐园安全

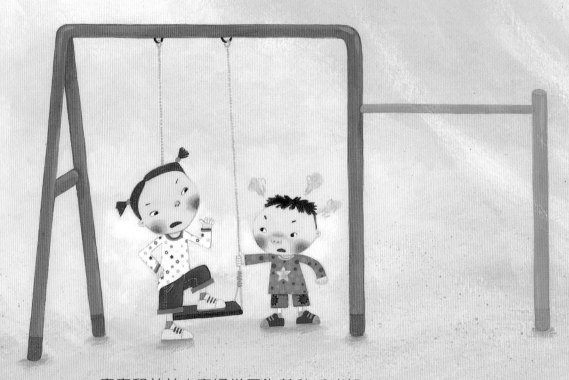

康康和弟弟小宇经常因为荡秋千吵架。

虽然康康平时会让着小宇，但是在游乐园
却一步都不肯让。

"今天我先抢到的，我先玩。"康康说。

小宇撇撇嘴说："不，我要先玩，姐姐你去
玩别的。"

10

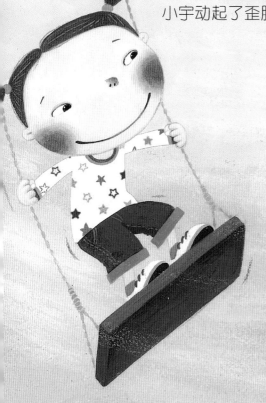
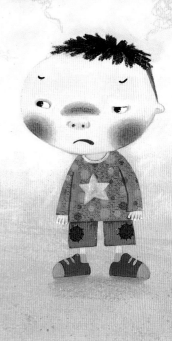

"我不！我先来的，我要先玩。"康康站着便爬上了秋千。

小宇的手一直抓着秋千的绳子不愿意放开。直到康康用力荡起来，小宇才不得不松开手。

"怎样才能让姐姐从秋千上快点下来呢？"小宇动起了歪脑筋。

父母问，孩子答

读到这里的时候，可以问问孩子，如果两个人同时争抢一个秋千，该怎么办。如果别人已经坐在秋千上了，你该怎么办。孩子回答后，先不要说出答案，继续读故事，让孩子自己思考。

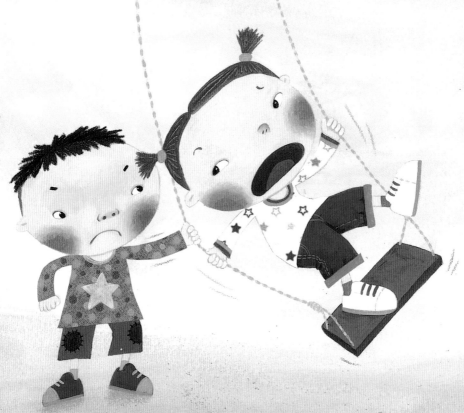

小宇悄悄走近秋千架，突然一下子抓住秋千的绳子。

"咣当——"

康康失去重心，从秋千上摔下来。

小宇原本只是想吓一吓姐姐，没想到姐姐会摔下来。他感到非常不安和抱歉。

和爸爸妈妈一起练习

- 荡秋千的时候，一定要双手握紧绳子坐在秋千上。
- 如果已经有人在荡，要保持一定的距离，在旁边等候。
- 等秋千停稳，秋千上的人下来后，再过去。
- 经过秋千前面和后面的时候，要离远一点，小心被荡起来的秋千撞到。

秋千绳拧成麻花的时候荡起来很危险

　　荡秋千的时候，不要将秋千绳子拧成麻花状。麻花绳解开的时候容易夹到手指。荡秋千时，不要趴着或站着，一定要端正地坐在秋千上。

上滑梯时走阶梯

　　不能从滑梯滑下来的那一面逆向爬上去，滑下来后要迅速起身，以免被后面的人撞到。

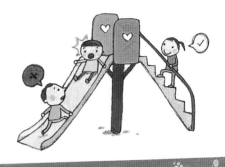

不要从旋转的设施上跳下来

　　从旋转的设施上跳下来是很危险的，可能会摔倒或崴脚。所以不要从旋转的设施上跳下来，更不要钻到旋转台的下面。

玩单双杠要小心烫伤

　　阳光强烈的夏日，单双杠会被晒得滚烫。这个时候要小心，如果不试一试温度就玩，有可能被烫伤。

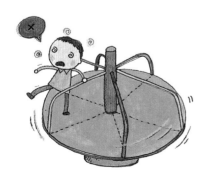

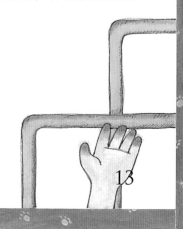

13

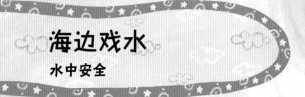

海边戏水

水中安全

终于盼来了快乐的暑假。

小雪一家和京京一起到海边度假。

明媚的阳光、无边的大海、柔软的海滩……

小雪和京京开心极了。

两个人迫不及待地想去海边戏水啦。

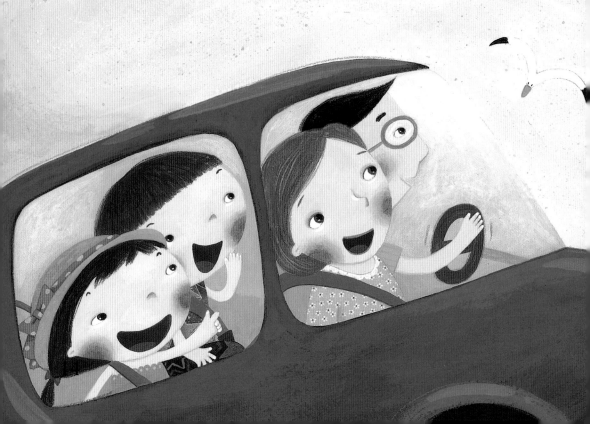

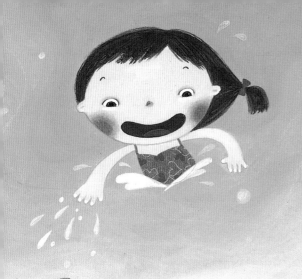

他们迅速换上泳装，只听"噗通"一声，小雪第一个跳进海里。小雪一边在海里开心地玩耍，一边催京京也快点下海。京京却不慌不忙地做起准备运动来。

"一，二，一，二……"

小雪看到京京的样子，笑着说："喂，做什么准备运动啊？不用做啦，快下来。"

其实，京京自己也觉得准备运动有点儿麻烦。

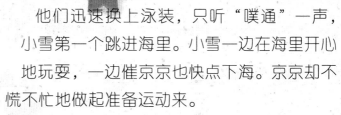

父母问，孩子答

读到这里的时候，可以问问孩子，如果不做准备运动就下海会有什么危险。孩子回答后，先不要说出答案，继续读故事，让孩子自己思考。

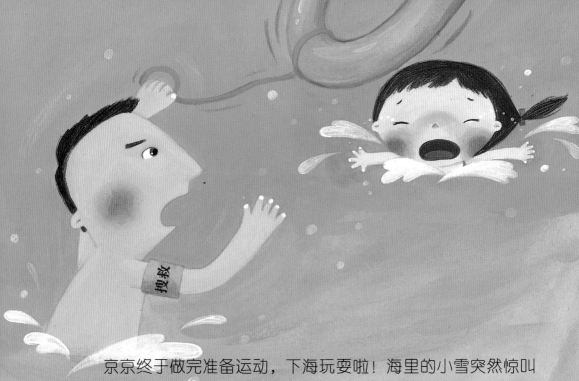

京京终于做完准备运动，下海玩耍啦！海里的小雪突然惊叫起来：

"啊！腿……腿抽筋了……妈妈！妈妈！"

小雪在海里扑腾了两下，就不见人影儿了。

海边搜救队的叔叔听到呼声，急忙跳进海里将小雪救出来。

"下一次，下海之前一定要做好准备运动，知道了吗？"

小雪含着眼泪点了点头。

和爸爸妈妈一起练习

- 有些地方的海水看起来好像很浅，但是实际上可能很深，而且可能会有礁石，所以不能突然跳入海中。不要让孩子去水位到孩子腰部以上的地方玩耍。
- 和孩子一起做准备运动，入水时按顺序让身体浸水。
- 如果发生腿抽筋的状况，要尽量全身放松，让身体平躺在海面上。

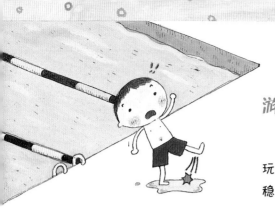

游泳池

游泳池边的地面很滑,所以不要蹦跳玩耍。进入游泳池时按秩序入场,走路要稳当。

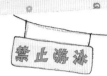

江水和溪水

不要在标有"危险"、"禁止游泳"等警告语的地方游泳戏水。江水和溪水水流湍急,水位不稳,非常危险。在水边扎帐篷过夜也很危险。

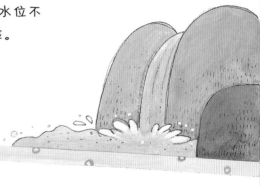

海边

在爸爸妈妈和搜救队叔叔能看到自己的地方玩耍。使用合身的救生衣和游泳圈。在海滩上玩耍的时候,要穿上拖鞋或者鞋子,以免伤到脚。

17

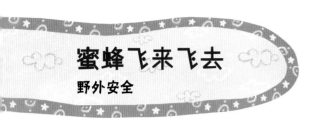

蜜蜂飞来飞去

野外安全

"妈妈，快点快点……"

今天，幼儿园组织春游，小林一大早就起床，检查自己包包里的东西有没有带齐。

包包里有美味的苹果和巧克力，还有小林最喜欢的雪碧。

好了，准备出发！

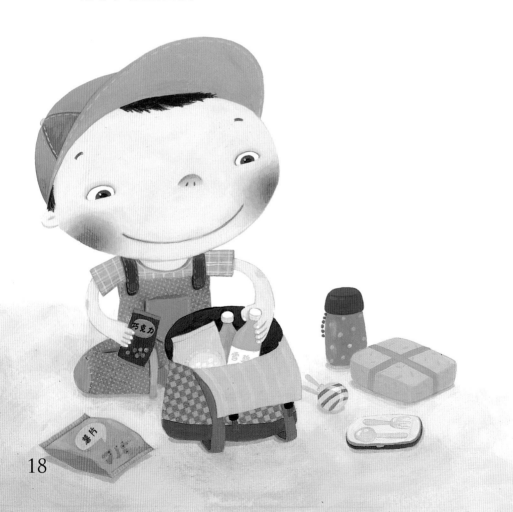

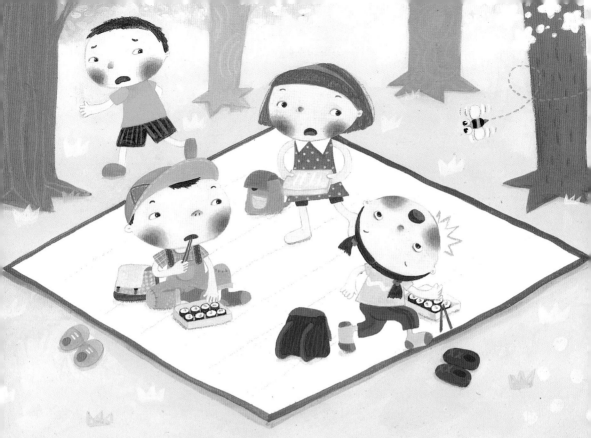

　　小林和小朋友们玩得开心极了。不知不觉，就到了野餐时间。他们找到一处阴凉的地方，铺上野餐布，拿出便当开始吃午餐。

　　可是，不知从哪里飞来一只蜜蜂，"嗡嗡嗡"地绕着他们飞来飞去。

　　小朋友们都挪了挪地方避开蜜蜂。可是小林不但不躲开，反而伸手想去抓蜜蜂。

父母问，孩子答

　　读到这里的时候，可以问问孩子，在外面野餐时，如果有昆虫应该怎么办。孩子回答后，先不要说出答案，继续读故事，让孩子自己思考。

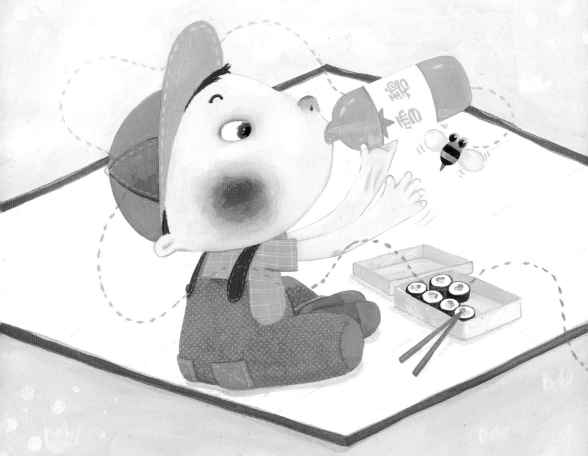

　　蜜蜂没有逃跑，绕着小林飞起来。就在小林打开雪碧瓶盖，咕嘟咕嘟开始喝饮料时，蜜蜂突然朝着小林的手飞过来。

　　幸好老师及时赶过来，拿走了小林的饮料瓶，盖上瓶盖，把小林带到别的地方，小林才没有被蜜蜂蜇伤。

和爸爸妈妈一起练习

● 从杂志上剪下一只小蜜蜂，贴在小木棍上，装作有蜜蜂在孩子周围飞来飞去的样子。并告诉孩子，这个时候不要挥舞胳膊，乱蹦乱跳，要一点一点挪动身体，躲到别的地方去。

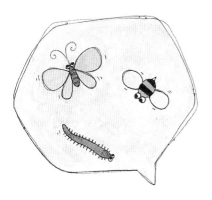

不要在野外吃昆虫喜欢的甜食

可乐等含有大量的糖分的饮料，昆虫非常喜欢，尽量不要在昆虫多的野外吃这样的食物，也不要放在身边以免招来昆虫。

不要碰触野生昆虫

蜈蚣、飞蛾和蜜蜂等野外常见的昆虫可能有毒，不能随便碰。进行野外活动的时候要尽量穿长袖衣服，避免被昆虫可咬。不要倚靠大树，不碰树枝。

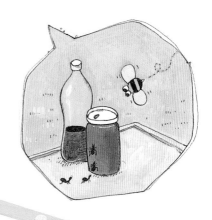

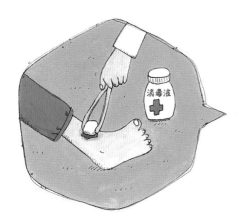

受伤的时候要及时消毒

就算只是很小的伤口，也一定要先消毒接受治疗。

如果忽视身上的小伤口，有可能得破伤风。破伤风非常危险，可能危及生命。

21

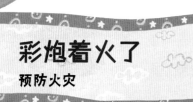

彩炮着火了
预防火灾

波波终于盼来了自己的 7 岁生日。他邀请了很多好朋友，要在家里举办一场生日宴会。

家里摆放了好多气球，还准备了彩炮和彩喷。

"生日快乐，波波！"

朋友们欢呼着，波波开心极了。

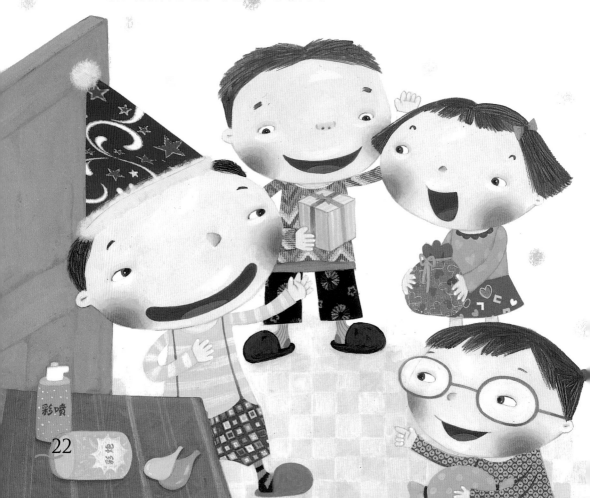

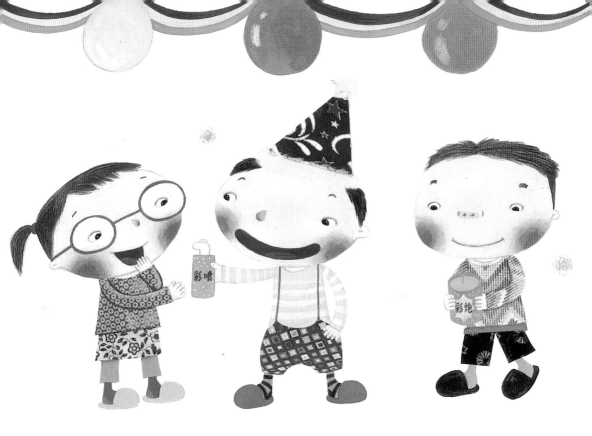

　　波波把宴会用品分给好朋友们。彩炮分给小真，彩喷分给佳佳。小朋友们都特别羡慕拿着彩炮的小真。

　　"怎样才能把彩炮点得轰轰烈烈呢？对了，冲着主角波波点，一定会让波波显得很帅气。"

　　小真听了其他小朋友的话，拿着彩炮走近波波。

父母问，孩子答

　　读到这里的时候，可以问问孩子，彩炮应该冲着什么方向点。
孩子回答后，先不要说出答案，继续读故事，让孩子自己思考。

23

生日蛋糕上的蜡烛点燃了，波波鼓起嘴刚要吹蜡烛。

"砰——"

随着一声巨响，小真冲着波波点燃了手里的彩炮。

幸好波波正弯着腰吹蜡烛，躲过了彩炮，彩炮里的彩芯朝着窗户飞过去。可是彩炮的皮却突然起火了。

说时迟那时快，妈妈及时发现，迅速将火扑灭。

真是惊险极了！

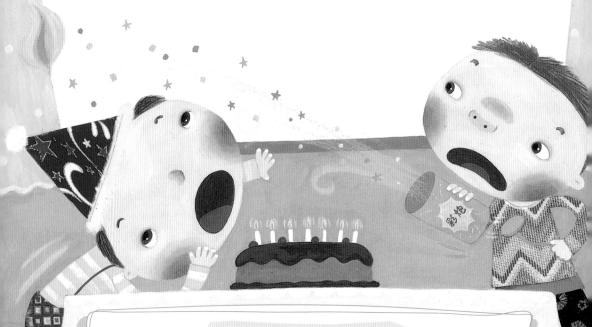

和爸爸妈妈一起练习

- 和孩子一起练习起火时怎样拨打 119 求救。教会孩子要一边大喊 "着火了" 一边拿起电话拨打 119。这时候妈妈可以扮演消防队员。

  孩子：我家住在 ×× 路 ×× 小区 ×× 楼 ×× 层，现在客厅起火了，请快来帮忙。

- 在容易起火的地方放置灭火器，并告诉孩子灭火器的位置和使用方法。

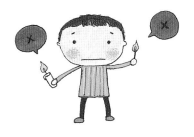

不玩火

不玩火柴和打火机，不玩火，不模仿大人吸烟。灭火后要确认火苗是否完全熄灭，是否会复燃。生活中有很多易燃物，一定要小心！

彩炮要在特定的场所燃放

爆竹、彩炮要在特定的场所燃放。爆竹非常危险，不能冲着树、汽油、纸张多的地方放，更不能冲着人放。

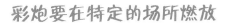

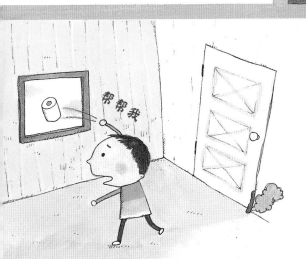

着火时如果被锁在家里，不要随便打开房间门

着火的时候如果被锁在家里，要大声呼救。把东西从窗户扔出去，让别人知道房间里还有人。如果外面有浓烟，不要随便打开房间门，用袜子等物品堵好门缝，以免烟雾进入。

25

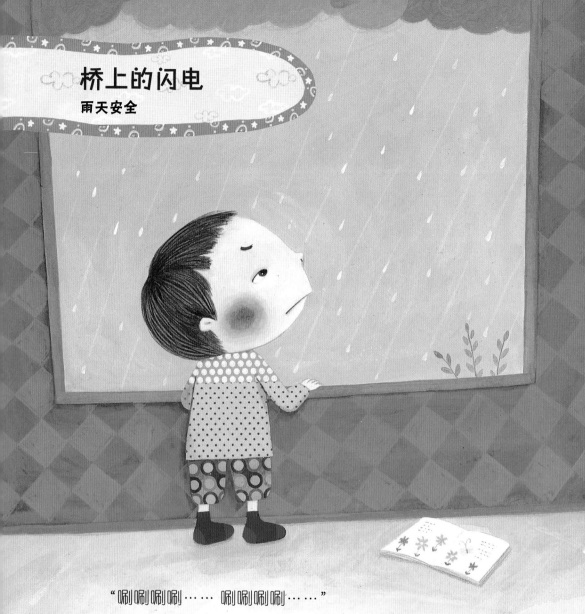

桥上的闪电

雨天安全

"唰唰唰唰……唰唰唰唰……"

窗外的雨还在下，小强一个人在家里生闷气。

雨已经连下好几天了，小强一直憋在家里不能出去玩。

从昨天开始，连幼儿园都不能去了，因为雨下得太大，道路被冲毁了。

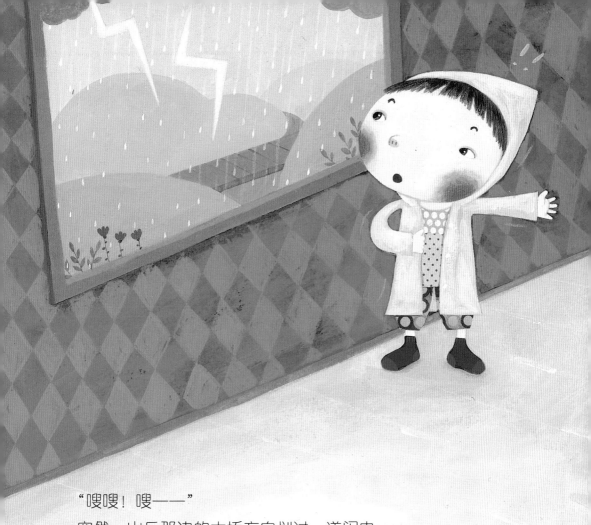

"嗖嗖！嗖——"

突然，山丘那边的木桥方向划过一道闪电。

好像有外星人乘着闪电来到地球一样。

"嗯，一定是外星人在木桥那里着陆了，去看看？"

可是外面雨太大了，小强还是有些犹豫。

父母问，孩子答

读到这里的时候，可以问问孩子，外面下大雨的时候出门会怎样。孩子回答后，先不要说出答案，继续读故事，让孩子自己思考。

27

小强出门去了，雨下得真大呀！
河水上涨，都快把桥面淹没了。
小强做了个深呼吸，打算走到桥上去。
还没等抬脚，突然；一道闪电划过，落到桥上。
"轰隆隆隆！"
小强吓坏了，头也不回地逃回家去。

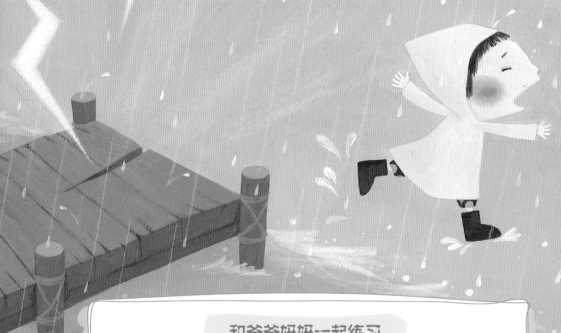

和爸爸妈妈一起练习

● **和孩子练习，打雷的时候应该怎样做。**

——拔掉电话和家用电器的电源。

——与电灯和电器保持 1 米以上的距离。远离窗户和门口（告诉孩子家中哪
些地方是安全的）。

——关好窗门。

——妈妈模仿打雷的声音，引导孩子打雷开始后 30 秒内转移到安全场所。

雨天不要触摸电线杆

触摸电线杆有可能触电，所以不要触摸信号灯或者电线杆，也不要靠近。

雨天不要独自外出

雨天不要独自外出。如果只出去一会儿，要穿好雨衣和雨靴。不要走被水淹没的路，更不要走没有走过的路。不要在树下避雨，外出时用的雨衣雨伞，最好颜色鲜亮醒目，以引起过往行人、车辆的注意。

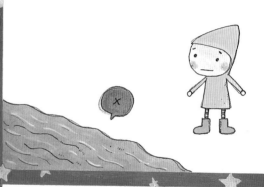

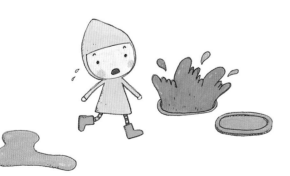

雨天走路避开水坑

雨天的时候，地上会出现积水，走路时要避开这些积水。不要靠近路边的下水道井盖，因为可能会有水喷出来。

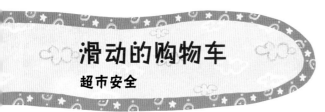

滑动的购物车

超市安全

有一天，小捣蛋鬼兵兵跟着爸爸去超市。

兵兵最讨厌去超市了，因为在超市里不能骑自行车，也不能穿旱冰鞋。

"兵兵，爸爸去一下洗手间，你在这里等我。"

"好的。"

可是，爸爸刚去洗手间，兵兵就待不住了，不一会儿，就跑到玩具区去玩了。

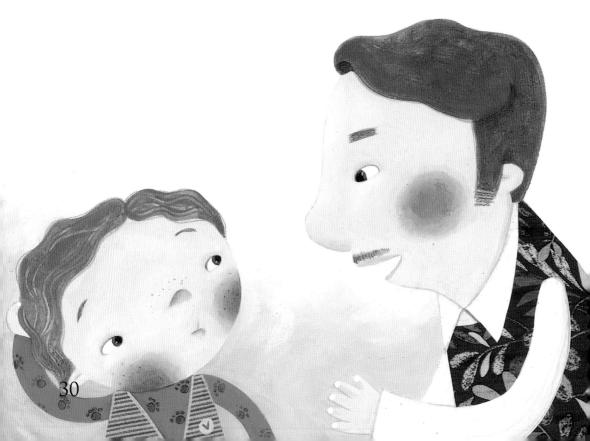

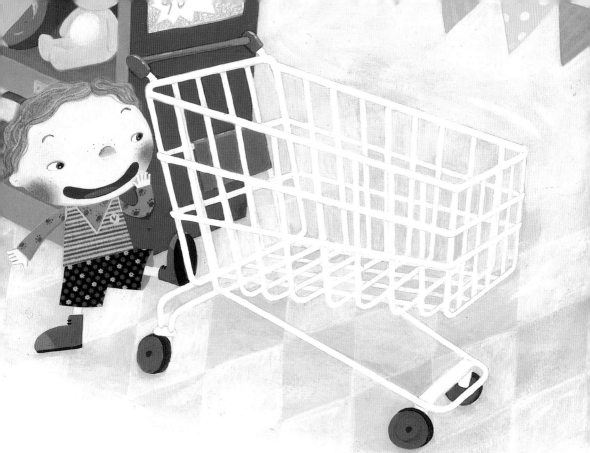

兵兵看了一会儿货架上的玩具，很快就没新鲜感了，又厌烦起来。

"唉，真没意思。"

就在这时，兵兵眼前一亮，发现面前正停着一辆购物车，不知道是谁买完东西后没有把购物车放回原处。

"咦，这个一定很有意思。"

兵兵围着购物车转了一圈儿，然后一脚蹬上去……

父母问，孩子答

读到这里的时候，可以问问孩子，爸爸妈妈不在身边的时候，应该怎么做。孩子回答后，先不要说出答案，继续读故事，让孩子自己思考。

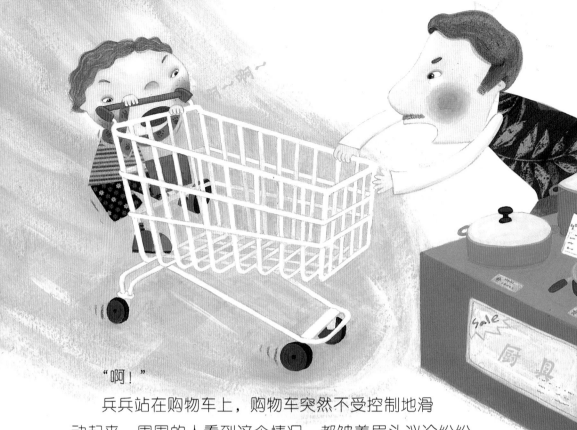

"啊！"

兵兵站在购物车上，购物车突然不受控制地滑动起来。周围的人看到这个情况，都皱着眉头议论纷纷。兵兵可不管别人说什么。

"哎呀！"

兵兵和购物车突然冲向一个陈列台。

多亏陈列台的叔叔反应快，一把抓住了购物车。

兵兵吓坏了，再也不敢玩购物车了！

和爸爸妈妈一起练习

• **用玩具车练习。**

——将玩具车用力推一下，让孩子看看玩具车翻倒的样子。

——告诉孩子超市的购物车翻倒会很危险。

——告诉孩子，脚被购物车的轮子压到也会受伤。

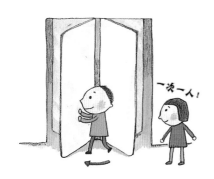

不要去够高处的东西

不要随便去够高处的东西，否则可能会被高处的东西掉落砸伤。

走旋转门不能拥挤

走旋转门的时候要注意安全，不要好多人一起挤进旋转门，也不能用手推自动旋转门。

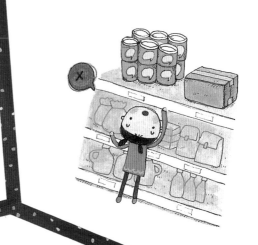

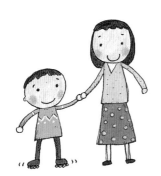

不要在人多的地方穿有滑轮的鞋子

在人多的地方穿有滑轮的鞋子容易失去重心跌倒，也容易撞到其他人，非常危险。如果要穿有滑轮的鞋子，一定要拉着妈妈的手，在人少的地方穿。

33

调皮的薇薇
幼儿园安全

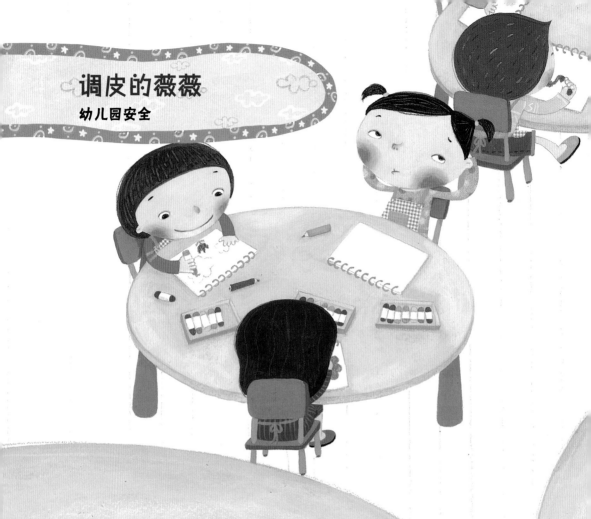

薇薇是哆来咪幼儿园幸福班的小朋友。

瞧，幸福班正在上美术课呢。可是薇薇的心思却不在画画上，她正忙着东张西望呢。

同桌小艺画了一棵大树；后面的小勇画了一幢漂亮的房子。

只有薇薇面前的画纸上还是一片空白。

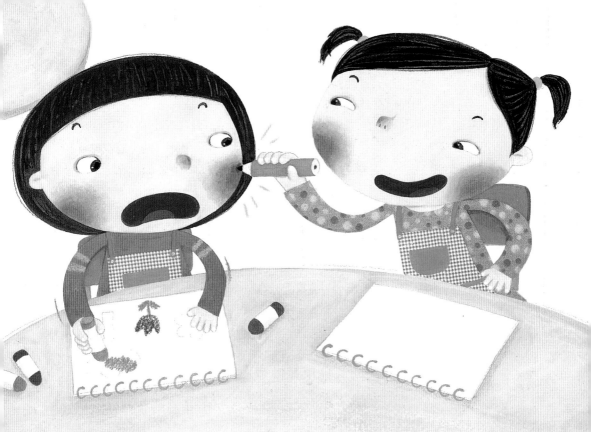

"小艺，你看我！"

听到薇薇的叫声，小艺抬起头，薇薇手中的画笔笔尖正好划在她脸上。

小艺生气地哭起来。薇薇看到小艺哭了，反而咯咯地笑起来。

"真好玩，真好玩。还有什么好玩的事情呢？"

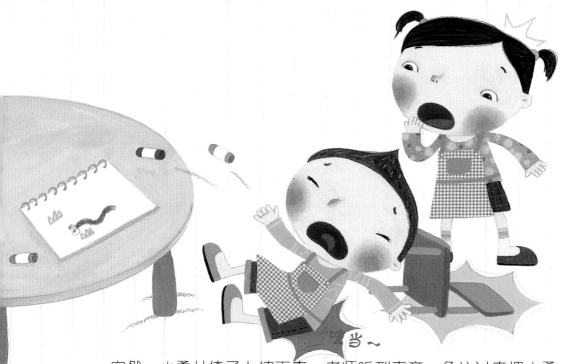

　　突然，小勇从椅子上摔下来。老师听到声音，急忙过来把小勇扶起来。

　　"薇薇，薇薇她拉我的椅子。呜呜——"

　　"薇薇，你为什么要拉小勇的椅子？"

　　"就是……觉得好玩……"

　　"这种玩笑很危险，有可能会让小勇受伤！万一伤到头怎么办？"

　　"对不起。小勇，对不起。"

　　薇薇也吓到了，她向老师和小朋友们保证，再也不开让人讨厌的玩笑了。

和爸爸妈妈一起练习

- 把玩具娃娃放在门后，用力开门，让孩子看到玩具娃娃被挤压后摔倒的样子。告诉孩子不要突然用力开门，非常危险。
- 告诉孩子，打开一扇关着的门之前要先敲门。
- 妈妈拿着剪刀尖锐的那一面将剪刀递给孩子，再让孩子模仿同样的动作把剪刀递回来。

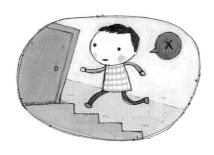

不跑跳打闹

不在教室和走廊跑跳打闹，以免磕碰到。不在幼儿园的校车附近打闹，不在楼梯上打闹蹦跳。下楼梯的时候不要把手放在裤兜里，以免摔倒碰伤脸。

吃果冻要嚼碎

吃东西要细嚼慢咽。吃果冻的时候尤其要注意，不能狼吞虎咽，要嚼碎再咽下去。

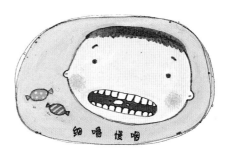

要小心纸张

纸张边缘过于锋利，也会割伤手指，要小心。如果被割伤，要清洗伤口后涂上药水。不要舔有颜色的纸张，上面有对身体不好的化学药剂。

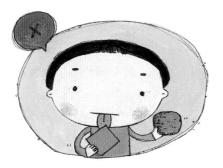

不要拿尖锐的东西玩耍

不要拿笔尖和剪刀等东西和朋友开玩笑。将剪刀递给朋友的时候，要握住尖锐的一面，将剪刀递给朋友，以免割伤对方的手。

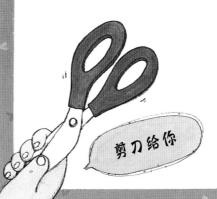

37

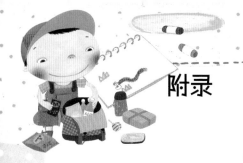

附录

电梯安全守则

1. 直梯

- 电梯门打开时，要放轻脚步缓慢进入电梯。
- 不随便按电梯内的楼层按钮。
- 不在电梯内打闹蹦跳。
- 电梯门有可能突然打开，不要倚靠电梯门。
- 当电梯突然停止或者停电的时候，不要慌张，按下紧急按钮等候帮助。
- 如果电梯卡住的时候门开了，不要马上出来，要确认外面情况安全后再出来。
- 发生火灾或遇到地震等非常情况的时候，不要乘坐电梯。

2. 扶梯

- 乘坐扶梯时要扶好扶手。
- 站在扶梯阶梯的黄色安全线内。
- 乘坐扶梯时靠右侧站立。
- 不在扶梯上跳跃打闹。
- 不要将头和胳膊伸出扶手外，容易碰伤。
- 小心衣角，注意不要让扶梯夹住衣服。
- 不要转身和后面的朋友说话。

游乐设施安全守则

1. 秋千

- 秋千停稳后再上。
- 抓紧秋千的绳子。
- 别人荡秋千时不要站在周围，也不要从前后经过。
- 荡秋千时端正地坐在秋千中间，不要站在上面或趴在上面。
- 抓紧秋千的绳子，秋千荡起来时不要跳下来。

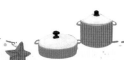

2. 滑梯

- 上滑梯时要扶好。
- 排队按顺序滑下来，不要推拉前后的人。
- 不要从滑梯斜坡逆向上滑梯，一定要从阶梯上。
- 每次只滑一个人。
- 不趴着或站着滑下来。
- 滑下来后要迅速起身离开，以免被后面滑下来的人撞到。
- 不背着书包滑滑梯，不拿着玩具滑滑梯。

3. 摇晃的游戏设施

- 不站在摇晃的游戏设施上，也不要在上面打闹蹦跳。
- 两手紧抓扶手。

4. 旋转的游戏设施

- 不要从旋转的游戏设施上跳下来。
- 不在旋转的游戏设施上和朋友打闹。
- 不要让游戏设施突然高速旋转。
- 不要在游戏设施高速旋转时突然使其停住。
- 不钻到旋转的游戏设施下面。

5. 格子爬梯

- 爬的时候手要抓牢。
- 下雨天或者阳光强烈的时候不要玩格子爬梯。
- 不躺在格子爬梯上。
- 不倒挂在格子爬梯上。
- 不在格子爬梯上蹦跳玩耍。
- 下来的时候慢慢下，不要跳下来。

6. 吊梯

- 一次只过一个杠。
- 身体悬空前一定要抓牢杠，不要跳跃后再抓杠。
- 从起始点上吊梯。

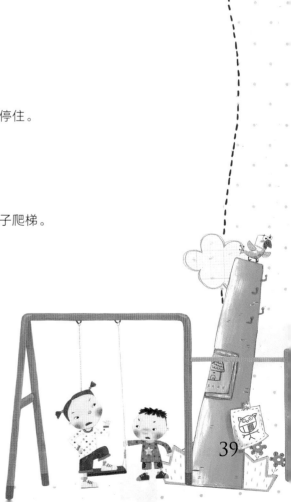

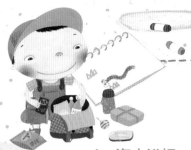

水中安全守则

1. 海水浴场

- 不向别人扔沙子。
- 沙子中可能藏有尖锐的东西（如玻璃碎片、塑料碎片等），所以尽量穿着鞋子在沙滩上行走。
- 在可游泳区域游泳，不在波浪大的地方游泳。
- 不赤脚爬岩石，不在岩石上打闹。
- 阳光强烈时要在阴凉处活动。
- 下海前要做好防晒措施，涂好防晒霜。
- 独自一人时不要游太远。
- 不在水位高于自己的海域游泳。

2. 室内游泳馆

- 不在游泳池里蹦跳打闹。
- 初学者不在水位高于自己腰部的地方游泳。
- 下水和出来的时候走正规阶梯。
- 不跳水。
- 不推朋友入水，不开可能有危险的玩笑。
- 进出游泳馆时开关门要小心。
- 不带玻璃杯或玻璃瓶进入游泳馆。
- 不在游泳池里小便或吐痰。
- 入水前先打湿身体适应水温。
- 佩戴游泳帽和游泳镜。

3. 小溪河水边

- 不在水流湍急的河里游泳。
- 如果鞋子等物品掉进河里，一定要告诉大人，让大人帮忙打捞。
- 在河里游泳时，如果感到水温过凉，要立即出水休息。
- 不在临近河边的地方搭帐篷。
- 游泳初学者或小孩在河里游泳时要使用游泳圈。
- 下水前先观察水是否干净清澈。

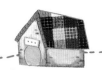

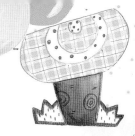

防火安全守则

1. 室内
- 电器不用时要断开电源。
- 不在一个插座上同时使用多个电器。
- 插拔插头时要握住绝缘部分。
- 不让电线穿过门缝。
- 电暖气下面不要放置电线。
- 手湿的时候不要碰触电器。
- 不玩火柴、打火机、蜡烛等。
- 暖炉附近 1 ~ 2m 处不要放置易燃物，不在暖炉周围打闹。
- 食用油油桶附近不放置易燃物，不放置可产生高温的电器。
- 外出前关闭暖炉。

2. 室外
- 不在野外空地和山上点火。
- 不玩火柴和打火机。
- 不在树枝、油、纸多的地方点蜡烛。

幼儿园安全守则

- 不投掷积木等坚硬的玩具。
- 玩具玩过之后放回原处。
- 不在教室内玩球。
- 不爬高。
- 上下楼梯时扶好扶手，遵守秩序。
- 不拿着刀和剪刀等尖锐物品开玩笑。
- 不将橡皮等小东西塞到鼻子里。
- 烫的食物要吹凉后再吃。
- 不对正在吃东西的朋友开玩笑。
- 不用筷子或叉子戳别人。

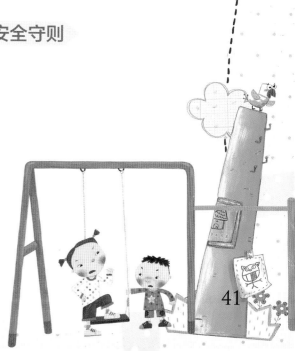

41

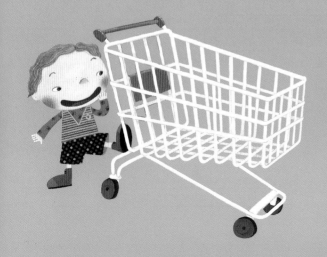